安徽医科大学文化简史

朱梅福　惠继荣　俞传芳　编著

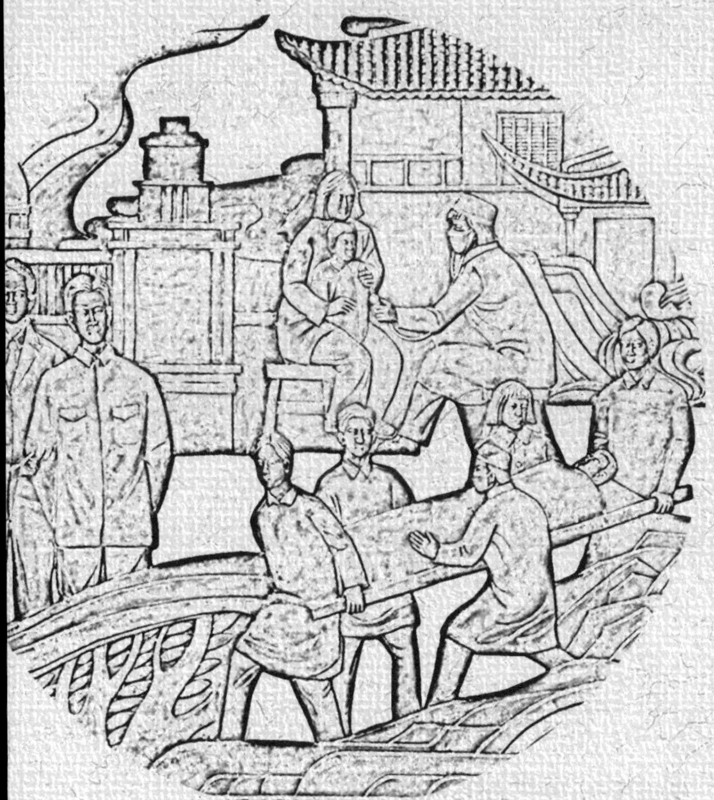

时代出版传媒股份有限公司
安徽科学技术出版社

图书在版编目(CIP)数据

安徽医科大学文化简史 / 朱梅福，惠继荣，俞传芳编著. --合肥：安徽科学技术出版社，2020.10(2022.10 重印)
ISBN 978-7-5337-8292-4

Ⅰ.①安…　Ⅱ.①朱…②惠…③俞…　Ⅲ.①安徽医科大学-文化史　Ⅳ.①R-40

中国版本图书馆 CIP 数据核字(2020)第 180123 号

安徽医科大学文化简史　　　　朱梅福　惠继荣　俞传芳　编著

出 版 人：丁凌云　　选题策划：王菁虹　　责任编辑：王菁虹
责任校对：沙　莹　　责任印制：梁东兵　　装帧设计：王　艳
出版发行：安徽科学技术出版社　　http://www.ahstp.net
(合肥市政务文化新区翡翠路 1118 号出版传媒广场，邮编：230071)
电话：(0551)63533330
印　　制：合肥创新印务有限公司　　电话：(0551)64321190
(如发现印装质量问题，影响阅读，请与印刷厂商联系调换)

开本：710×1010　1/16　　印张：17　　字数：223 千
版次：2022 年 10 月第 3 次印刷

ISBN 978-7-5337-8292-4　　定价：56.00 元

序 言

文化是一个国家、一个民族的灵魂。

党的十八大以来，以习近平同志为核心的党中央高度重视社会主义文化建设，将中华优秀传统文化作为构建和强化实现中华民族伟大复兴、构建人类命运共同体的强大精神力量重要源头之一。在党的十九大报告中，习近平强调："文化是一个国家、一个民族的灵魂。文化兴国运兴，文化强民族强。没有高度的文化自信，没有文化的繁荣昌盛，就没有中华民族的伟大复兴。"大学，作为一种独特的文化机构，集文化的传承与创造于一体，在长期实践的基础上，经过自身的发展、历史的积淀和外部环境的影响，必然逐步形成一种独特的大学文化。这种独特的大学文化一旦形成，便是这所大学的"基因"和"灵魂"所在。

回望安徽医科大学近百年历程，肇始黄浦，辗转三地，四易其名，弦歌不辍。一代代安医人听党指挥跟党走，与党和国家、与民族和人民同呼吸共命运；弘毅担当，精医报国，康民济世；始终初心不忘，把爱国精神深深融入血脉，不断探索医学科学高峰，大力弘扬医者仁心的崇高精神；担当了安徽现代医学教育和医疗卫生事业的拓荒者、孕育者、引领者，形成了生生不息的安医文化。绵延近百年，生动地展现着中华民族的精神和气节。

这部《安徽医科大学文化简史》，镌刻着安徽医科大学近百年的发展历程和辉煌印记，积淀着学校的办学理念和精神价值，体现着一代代安医人的初心和使命。从“追寻济世救民、精医报国的传统文化”“谋求民族独立、人民解放的革命文化”“砥砺大国良医、护佑生命的学术文化”的大视野大格局中，领略了近百年安医独特的历史命运、文化传统、发展脉络，凝聚了一代代安医人精医报国、服务社会的时代担当和家国情怀，坚定了安医人更深厚的文化自信。

不忘本来才能开辟未来，善于继承才能更好创新。安徽医科大学第八次党代会立足于百年未有之大变局，立足于高等教育的大变革和大发展，立足于建设国内一流高水平医科大学建设的新征程，在老东南人复兴中华的爱国初心中坚定理想信念，在先贤先辈们救亡图存的革命激情中勇担使命，在一代代安医人生命至上的职业坚守中继续前进，磨砺铸造着“安医精神”，增强了安医文化的生命力、影响力、感召力，赋予了新时代安医人更基本、更深沉、更持久的力量，持续为学校事业发展注入源头活水，为办好人民满意的医学教育提供强大精神支撑。

我想，我们应该借助这本书，讲好安医故事，弘扬安医精神，进一步培根铸魂，以文化人，以文育人。

是为序！

顾家山

二〇二〇年五月二十日

目 录

导论

上篇　复兴中华的爱国初心

追寻济世救民　精医报国的传统文化

中篇　救亡图存的革命激情

谋求民族独立　人民解放的革命文化

下篇　生命至上的职业坚守

砥砺大国良医　护佑生命的学术文化

附录

导论

党的十八大以来，以习近平同志为核心的党中央在推进社会主义文化发展方面，形成了一套具有全局和长远指导意义的大智慧、大战略和大思路，构成了习近平新时代中国特色社会主义思想体系中的一项重要内容。党的十九大又将社会主义文化建设作为新时代坚持和发展中国特色社会主义的基本方略。

习近平同志指出："文化是一个国家、一个民族的灵魂。文化兴国运兴，文化强民族强。没有高度的文化自信，没有文化的繁荣昌盛，就没有中华民族的伟大复兴。"①习近平同志将文化上升到国家和民族灵魂的高度，上升到中华民族伟大复兴的高度，是其对于人类社会发展规律的充分认识，正如他指出的："人类社会每一次跃进，人类文明每一次升华，无不伴随着文化的历史性进步。"②这让我们深刻认识到，安徽医科大学的教学、科研、医疗等，从来就没有独立于文化生活之外。安徽医科大学的全部发展过程，也就是安徽医科大学文化生活不断拓展的过程。据文献介绍，文化研究(Cultural Studies)自 20 世纪 80 年代逐渐开始被世界许多国家理论界所重视并形成研究热潮。安徽医科大学的校园文化研究，也是起步于 20 世纪末，真正拉开帷幕，应该说是从 2003 年学校接受教育部本科教学水平评估开始。本书旨在对安徽医科大学文化研究做一个系统

① 习近平：决胜全面建成小康社会　夺取新时代中国特色社会主义伟大胜利——在中国共产党第十九次全国代表大会上的报告(2017 年 10 月 18 日)。

② 习近平在全国宣传思想工作会议上的讲话(2018 年 8 月 19 日)。

的梳理和介绍。

什么是安徽医科大学文化

本书以《安徽医科大学文化简史》拟名，旨在贯彻落实以习近平同志为核心的党中央关于社会主义文化建设的有关要求精神，研讨安徽医科大学乃至安徽现代医学教育的文化生态及其发展历程。因此，先就两个概念做下解释。

“安医”：狭义的就是指“安徽医科大学”，广义的也可以指安徽省现代医学高等教育。

安徽医科大学原名安徽医学院，1985 年改为现名，其前身是 1926 年创办于上海的私立东南医科大学。1949 年上海解放，为响应党的号召，支援内地建设，学校内迁安徽怀远，1952 年再迁合肥，并由私立改为公立，更名为安徽医学院。至此，安徽省正式有了现代医学高等教育。“文革”中，安徽省的现代医学高等教育有个分分合合的躁动。1969 年，当时的中共安徽省核心领导小组决定，安徽省的 4 所医学院校只保留安徽医学院，将蚌埠医学院、安徽中医学院和芜湖医专并入安徽医学院。同时，安徽医学院在蚌埠和芜湖设两个分院。1974 年，当时的安徽省革委会将安徽医学院蚌埠分院和芜湖分院分别改名为蚌埠医学院和芜湖医学院，又将安徽省医学院校一分为三。1976 年，安徽省革委会批准将安徽医学院内的中医系等分出去重建安徽中医学院，安徽医学院又一分为二。

无论是“四合一”“一分为三”还是“一分为二”，安徽医科大学（原名安徽医学院）都以其深厚的历史、完备的体系和优秀的师资队伍，扛鼎着安徽省的医学高等教育和医疗卫生服务事业。因此，“安医”又有其广义，那就是安徽省现代医学高等教育。本书暂时涉及的只是“安徽医科大学”。

“文化”是中国古老的词汇，不过近代以来，它又吸收了西方学术思想，从而其含义也有了拓展。“文”的本义通“纹”，是指各色交错的纹理[①]；“化”的本义是变、改，化生、造化、化育等[②]。“以文化人”便是中国“文化”这个词汇的最早出处之一。这里的“人”，是理想的人、理想的人性，“人文”就是教化的意思，表达了“以文化人”的意思[③]。而西方的“人文”，其义也为“人性”与“教养”两个意思，和我们不谋而合。

其实，文化既是一种社会现象，又是一种历史现象，是人们长期创造形成的产物，是社会历史的积淀物，是指一个国家或民族的历史、地理、风土人情、传统习俗、生活方式、文学艺术、行为规范、思维方式、价值观念等。我们所谓的“安医文化”，通俗地说，就是安徽医科大学近百年办学历史中，那些能让人为之心颤而生感动且能产生某种内力的人和事。

本书涉及的安徽医科大学乃至安徽省现代医学高等教育的“文化”，拟遵行习近平总书记在党的十九大报告中分析的中国特色社会主义文化：一是“源自中华民族五千多年文明历史所孕育的中华优秀传统文化”，二是“熔铸于党领导人民在革命、建设、改革中创造的革命文化”，三是“社会主义先进文化”的基本思路。将安医过往发展历程对应不同时期，简要分为三个部分：第一，初创时期。这一时期，安医人以复兴中华为已任，筚路蓝缕，历尽艰辛，实践医学救国之路。第二，革命、建设、改革时期。这一时期，先是安医人奋不顾身，投身抗日救亡的革命事业，早期与中国共产党同甘苦共患难，后又在党的领导下，历经血与火的考验，涌现了大批奋战在革命、建设、改革前沿的优秀校友和可歌可泣的先进事迹。第三，早期的学术活动。中华人民共和国成立初期的医学水平，特别是改革开放以来的巨大发展，从“追寻济世救民、精医报国的传统文化”、“谋求民族

---

① 《周易·系辞》：“物相交，故曰文。”

② 《周易·系辞》：“男女构精，万物化生。”《礼记·中庸》：“可以参天地之化育，则可以与天地参矣。”

③ 《周易·彖辞》：“刚柔交错，天文也；文明以止，人文也。关乎天文，以察时变；关乎人文，以化成天下。”

独立、人民解放的革命文化”和“砥砺大国良医、护佑生命的学术文化”三个维度进行探讨。

安徽医科大学文化研究的使命

进入21世纪以来，大学文化建设再次掀起热潮，很多高校都在认真挖掘、梳理、总结自身的文化底蕴、办学历史、发展特色和现实目标，架构新的文化体系，“张目”本校的“大学精神”。老牌的名校尽管其文化体系完备，但与时俱进的时代精神也迫使大学在不断地充实新内容，展示其个性风格。大学本身就是文化建设的集散地，它几乎统领着全社会的文化建设的潮头。可能正因为“身处此山中”才“不识真面目”，也可能是以“文化”自居，这么多年来，大学的大学文化建设远远落后于企业的企业文化建设。企业文化对企业效益有着很大的贡献，大学回过头来借鉴企业文化建设，强调自身的大学文化建设，也是追求“效益”所使然。大学文化建设是社会主义市场经济条件下高校自身发展不可或缺的重要一环。2012年3月，教育部为贯彻国务院2010年颁发的《国家中长期教育改革和发展规划纲要(2010—2020年)》精神，印发了《高等教育专题规划》(以下简称《规划》)，把“加强大学文化建设”作为一个主要任务提出来。《规划》要求“丰富大学文化的内涵，统筹推进精神文化、制度文化、环境文化建设。积极发挥文化育人作用，推动大学文化建设与人才培养有机结合，潜移默化中培养学生的主动精神和创造性思维，掌握前人积累的文化成果，扬弃旧义，创立新知，并传播到社会，延续至后世”。

追求真理是大学文化的鲜明旗帜。大学是以传承、整理、创新知识为己任，是知识的集散地和创造源，必须承担为社会进步提供知识支持这个重任，必须不断追求、不断创新才能体现自身价值。以人为本是大学文化的价值观。大学文化是以人类的未来作为自己建设的对象，充满了对人类命运的终极关怀，充满了对自己民族、对社会、对整个世界的责任意识和使命意识。思想解放是大学文化的坚实基础。大学是产生学术的殿堂,学术活动是大学存在的基础和核心。大学文化理应拒绝一切来自思想观念的禁锢和束缚,它只有不唯上、不唯书、只唯实,始终强调独立人格、独立思考、独立判断、充满自由的学术之风,才能获得发展。严谨求真是大学文化的基本要求。大学的全部活动就是进行人与人、人与社会、人与自然的思辨和对话,这种思辨和对话关乎规律、逻辑和道德,因此它是一个严谨的学术过程。大学文化是这个过程的灵魂,它帮这个过程清洗浅薄、浮躁、虚假和急功近利。批判精神是大学文化的显要特征。学术的特性就是大胆质疑,它必须要超越前人,在整理知识、继承传统的同时,必须要批判鉴别,去粗取精,去伪存真,批判和反批判的碰撞是知识创新的灵感所在。

历史是传统文化特别是人文精神的重要载体。作为人文学科的历史,其教育功能体现在对人类社会的终极关怀上,这一点恰与医学的工作目标相吻合。

历史是教人做人的一门学问,通过对历史人物、历史事件和历史现象的学习,大学生可以逐渐体会到其中蕴含的做人道理。所以,历史虽然不像一些实用学科那样,能够为大学生直接提供某种物质财富或实用技术,但它能够为大学生提供一个可资借鉴的世界,帮助大学生获得一种道德判断、一种价值取向、一种思维方式、一种内在的精神、一种对社会的认识和理解,能帮助启发当代大学生懂得怎样做人、怎样做事、怎样认识自我价值、怎样与人合作、怎样思考、怎样判断、怎样面对人生和社会等。这一切便是隐藏在历史知识背后的深层内涵所在。

安徽医科大学是一所有着近百年办学历史的学校,在安徽省独树一帜。安徽省现代医学高等教育史也就是安徽医科大学的发展史。安徽医科大学的前身是1926年创办于上海的私立东南医科大学,20世纪30年代因受其专业所限,遂改名为私立东南医学院。学院是以郭琦元、张锡祺、汤蠡舟等一批留学日本的知识分子在“科学救国”的感召下,怀着“医学报国”的初衷，毅然回国创办的。郭琦元先生在其创办宣言中指出：“医学为救生强身之学，国家之强弱胥于是系。琦元有鉴于此，不揣绵薄，创立东南医科大学。”他们举教育以兴国，倡教育以新民，求新民以图强，依新民以复兴。办学伊始，他们就高举爱国大旗，立志救国医民、振兴中华。因此，东南医学院一开始便揽有不少医学英才，20 世纪三四十年代，在私立高校中影响很大。在民国时期的 20 多年里，东南医学院培养了大批人才，对普及和推动中国的医学高等教育做出了贡献。特别是在抗战爆发、民族危亡的关键时刻，他们更是把爱国大旗高高举起。当时的社会名流、政要、专家学者纷纷为之题词，褒奖他们为民族的独立、自强和解放而做出的重大贡献。时任中央研究院院长，我国著名的民主革命家、教育家，被毛泽东称为“学界泰斗，人世楷模”的蔡元培先生，分别于 1933 年和 1934 年为东南医学院两届毕业生题词：“好学力行”“造就良医”。1949 年 5 月，上海解放，东南医学院响应党的号召，内迁安徽怀远，1952 年再迁合肥，并改名为安徽医学院，成为我省第一所高等医科院校。

安徽医科大学肇始于上海，起步于怀远，发展于合肥，筚路蓝缕，披荆斩棘，攻坚克难，一路歌行。她沧桑的历史，就是一本厚重的教科书。这里，既有复兴中华的传统文化，又有抗日救亡的革命文化，还有生命至上的学术文化。这和习近平总书记在党的十九大报告中指出的“中国特色社会主义文化，源自中华民族五千多年文明历史所孕育的中华优秀传统文化，熔铸于党领导人民在革命、建设、改革中创造的革命文化和社会主义先进文化，植根于中国特色社会主义伟大实践”高度契合，是培育和践行社会主义核心价值观的重要基石。

随着现代医学模式从“自然人”向“社会人”、从关注疾病向关注健康的转变，我们深切地感受到，医学就是人学，它是最讲求人文精神的。医学的人文精神，是以求善求美、关注人性和关注人的情感为特点。我们感觉到，适应形势发展要求，加强医学生人文素质的培养势在必行。作为医学院校的教师，有义务让医学生在人文素质的前提下，追求医学的人性化。医学生在今后的实践中若能重视情感因素的注入，对其个人发展不仅事半功倍，更有益于医学事业的发展。

人文精神不仅是医学模式转换的需要，更是大学教育的核心，是大学的灵魂所在。黑格尔说，一个民族有一些关注天空的人，他们才有希望；只是关心脚下的事情，那是没有未来的。对安徽医科大学文化的研究目的，就是要让医学生通过安徽现代医学发展史，从文化的维度，启迪心智，培育良知，召唤日渐远去的大学人文传统，重铸大学人文精神，为国家、民族培养造就更多“关注天空的人”。

本书立足于文化传承，以大学文化和安徽省现代医学高等教育发展史为研究对象，通过钩沉挖掘、分析归纳、总结提升，让历史告诉未来，使人本成为常识，让人文引领医学；促进安徽省现代医学高等教育史（安徽医科大学校史）走进课堂，借助其深厚的文化底蕴，开展医学人文教育，提升学生的人文精神，将医学高等教育教学改革推向深入。

大学文化与医学生的人文素质

人文素质，有两个方面的理解：传统的，相对于“神文”；现代的，相对于“科学”。传统的人文素质或说人文精神，属于人文文化范畴，相对于“神文”文化而言。中华民族的传统文化中，几乎没有宗教和神文化。我们祖先所说的“神灵”，那是其祖先的化身，这不同于西方社会的诸神。也就是说，在文化上，中国人很早就将“人”置于中心地位。《左传》里说：“民，神之主也”“民之所欲，天必从之”“天视自我民视，天听自我民听”。连上天都要顺从人的视听，以决定其好恶取舍。因此可以说，中华民族传统文化中存在着一以贯之的人文精神，即以人为核心，融天地万物与人为一体，把人的伦理精神、道德情操的提升与超越放在首位。

现代的所谓“人文素质”，也可称为“人文精神”，是相对于“科学主义”的，是一种对于人的关注的思想，主要是指追求人生真谛的理念态度，即关怀人生价值的实现、人的自由与平等，以及人与人、人与社会、人与自然之间的和谐，等等。有人将这种关怀称为“终极关怀”，是有其重要价值的。科学指向的重点在于如何去做事，人文指向的重点在于如何去做人；科学提供的是“器”，人文提供的是“道”；科学是求真，人文是求善。显然，科学需要人文导向，求真需要求善导向。人文是求善，但人文本身基础不正确的话，可能事与愿违。显然人文需要科学奠基，求善需要求真奠基。

100 多年来，中国一直处于社会转型的新旧交替期。特别是计划经济向市场经济的转型，使得人在社会生活中的地位发生了根本性的变化，我们每一个人正逐步成为主宰自己命运的主体。正因为如此，许多负面影响也不期而至，如个人主义、拜金主义、享乐主义；同时，人类发展不可逆转地进入了高科技时代，而高科技也不可避免地带来了很多的负面效应。面对这些变化，我们有必要重新审视现代化的价值取向，从而积极调整人与人、人与自然、人与环境之间的关系。

因此，从某种意义上来讲，今天，我们的国民，比以往任何时候都更需要全社会的“终极关怀”。也就是说，人文精神的重建、人文素质的培养，迫在眉睫。

医学是最讲求科学精神的。医学的科学精神，是以求真、求实和推崇理性为特点，强调医学知识和技术在医疗过程中的作用，强调尊重医学规律、依循实证方法、遵循规范的程序，强调临床发现的客观性、准确性和效用性。在探索治愈疾病的工作中，医学工作者总是带着科学问题，不断地解决科学问题，为人类健康创造新的知识与技术。医学工作不断地推陈出新，拓展了人类认识疾病的深度、广度，借助于实践的、实验的、逻辑的种种手段去证伪或证实医学知识的真实性、合理性、科学性。医学科学精神使人类对健康与疾病的认识走出了蒙昧的状态，促使生物医学得以蓬勃发展。

医学又是最讲求人文精神的。医学的人文精神，强调尊重患者的情感世界，尊重患者的意愿，依循整体观念，遵照仁术的信条，强调临床的客观感受，追求医学的人性化，重视情感因素的注入。在整个医学过程中，生命的价值和人的感受被置于一个重要地位。医学史的发展揭示了医学的本质特征是人文关怀，医学科学的目的性与人文精神的指向性是完全一致的。英国科学史家斯蒂芬指出，医学是人道思想最早产生的领域。最初的医学不是谋生的手段，也不是一种职业，而是一种仁慈、一种人道关怀，治病救人被认为是施仁爱于人的理想途径。世界第一家医院是古罗马时期的一位慈善家为护理贫病交加的患者，变卖了自己的家产而创办的。中医中，医学被称为“仁术”，誉医生为“仁爱之士”。三国时期的东吴名医董奉对贫苦患者关怀备至，为人诊病不受谢、不收礼、不吃请，只要求治愈者在其门前栽一棵杏树，数年后蔚然成林。杏林，成为象征医学精神的佳话，也成为对医家尊崇的共同语言。因此，西方医学之父希波克拉底认为：“医生应当具有优秀哲学家的一切品质：利他主义、热心、谦虚、冷静的判断、沉着、果断、不迷信。”所有这些正是一个人的人文品格和人文精神的集中体现。

从医学的人文关怀的本质和目标出发，现代医学模式已经从关注“自然人”转向关注“社会人”，从关注疾病转向关注健康。美国罗切斯特大学恩格尔教授在《生物、心理、社会医学模式的临床应用》一书中指出了单纯生物医学模式的片面性，提出了“生物—心理—社会医学模式”。该模式认为对人群健康的综合性影响除了生物因素外，还有心理、社会因素。心理因素对于人体，既有医治和预防疾病的作用，又有致病作用。社会因素也是引起疾病的原因之一，它直接或间接地影响人们的生活方式，进而对人的身心健康产生影响。

实现现代医学模式的转变，呼唤科学精神与人文精神交融。当前，现代医学已经达到了分子水平，诊疗仪器和诊疗手段日新月异，医学工作者的受教育程度也有了大幅提高，可是，疾病并没有被消除，人的健康水平也没有得到与之相对应的改观。随着疾病谱、死亡谱、病因谱、健康谱的改变，“生物—心理—社会医学模式”强调心理和社会因素对人类健康的影响，肯定医学人文精神对健康的意义，为医疗活动中人的回归提供了现实的可能性。

医学科学精神和医学人文精神在本质上是相通的。科学本身并不是目的，其目的是实现对人的关怀，而医学和医疗技术作为与人类生命息息相关的一门科学，更应该是人道主义的体现。在当代，医学科学和医学人文的任何一方面都不可能单独完成现代医学的完整建构。

大学是人格养成之所，是人文精神的摇篮，是理性和良知的支撑。蔡元培在《教育独立议》中指出，教育是帮助被教育的人，给他能发展自己的能力，完成他的人格，于人类文化上尽一分子的责任。因此，我们的教育应该直面灵魂，教育者应该用人文精神之石去点燃受教育者的心灵之火，教给人所应该具有的自由、梦想、尊严和对未来幸福的追求。我们的教育应该促进科学教育与人文教育的融合。科学是立世之基，人文是为人之本，二者共生互动，和而不同。美国教育家赫斯柏认为，完整的教育应包括“学习做事”与“学习做人”两个方面：“学习做事”必须接受科学教育，“学习做人”必须接受人文教育。只有这样，才能使科学教育与人文教育优势互补，使一个人在体力、智力、情绪、伦理各方面的因素有机结合起来，成为一个完善的人。

关怀生命的情怀该如何养育，这既是教师的使命，也是学生自己的责任。安徽医科大学原党委书记李俊说他在台湾慈济大学访问时，看到慈济大学的解剖课上，所有的学生面向标本肃立，齐声朗诵对遗体捐献者的颂词，令他感动不已。他说，这是教育的力量、文化感染的力量。但是，长期以来，社会上重智轻德、重理轻文、重技术轻人文的倾向，使医学院校的人文教育受到影响，教师和学生人文素质薄弱的状况难以得到根本改变。

所谓医学生的“人文素质”，并不是说医学生特有的，只不过说和其他人稍有不同的地方：医学生是要成为医生的。医生这个职业是神圣而又崇高的，它救死扶伤，祛人类之病痛。医生是人类的健康卫士。有人说，医生的服务对象是人，这话说对了一半。从生产要素来说，除了第一、第二产业外，第三产业的生产对象或说劳动对象都是人。医生的服务对象是人，但这是一个特殊的人，是一个身心不健康的人，也可以说是一个弱势群体，是一个处于生死边缘的人，是一个特别渴望人文关怀、特别需要人文关爱的患者。因此，一个患者医疗过程中得到人文关爱的满意度，取决于给他施诊的那个医生的人文素质的高低。

医生的人文素质，当然取决于他自身的人文素养，取决于他在医疗实践中不断提高的自觉和感悟。这就注定了医学生在学习医学知识、掌握医疗技术的同时，不断培养自己的人文素质尤为重要。医学生学的是关于人的知识，人文关怀应是我们的必修课。人文素质的培养，对我们来说，天经地义！

人文素质也好，人文精神也好，人文关怀也好，其核心是人。人文关怀，首先是对生命的关怀、对生命的尊重。没有生命，不能让生命得以延续，那人生价值的实现、人的自由与平等以及人与人、人与社会、人与自然之间的和谐等，都无从谈起。学校“医学与人文大讲堂”的口号是“贯通文理，孕育生命的诚意”。充分尊重生命、理解生命、捍卫生命，正确地认识人生，追求人生价值的实现，尊重并追求人的自由和平等，着力构建人与人、人与社会、人与自然的和谐关系等，都是我们必须拥有的人文素质。

安徽医科大学文化内核

习近平在十九大报告中强调：文化自信是更基本、更深层、更持久的力量。没有高度的文化自信，就没有文化的繁荣兴盛，也就没有中华民族的伟大复兴。为此，必须坚持推动中华优秀传统文化的创造性转化和创新性发展，更好地构筑中国精神、中国价值、中国力量，为人民提供精神家园、精神寄托和精神资源。

文化建设是意识形态范畴的上层建筑，它的特点是，只有开工之欢而无竣工之喜。它的建设永无止境，更不可能一劳永逸。大学文化建设注定是要与时俱进的，它随着大学的发生而发生，随着大学的发展而发展，与大学共存亡。大学文化是由长期的历史沉淀、凝聚、发展而形成的，它和大学的发展一样，是有其阶段性的，但每个阶段的具体任务又是其根本目标的一部分，它不可能不变，但万变不离其宗，因此，它是阶段论和统一论的完美组合。大学文化不同于大众文化或其他社会文化，必须由大学人这个特殊的群体来完成，因此，大学文化在其共性的前提下，更强调其个性。个性的大学文化也就是体现大学特色的大学精神，应该是一所大学特有的哲学思想、价值判断和责任追求，它包含办学理念、育人方针、学术追求、管理模式、育人方式、育人途径、生存方法以及行为准则等。

进入 21 世纪，安徽医科大学的大学文化建设有较快发展，特别是在"十一五"规划中将其放在重要位置，体现了安徽医科大学与时俱进的时代精神。建校 80 年校庆活动一个重大的贡献，就是挖掘、整理、凝练出传承学校文化传统、体现学校办学特色、适应时代发展需求的新校训，它对于安徽医科大学的大学文化建设具有划时代的重大意义。

清华大学教授胡显章认为，"大学文化建设是大学战略规划的重要环节"①，它对于高校健康、和谐、持续发展具有重要意义。大学文化内涵丰富，它既包含一所大学的大学精神，如办学传统、育人理念、办学方针、办学模式、校训、校歌以及由此而形成的校规、校风、学风、师生员工的精神风貌等主观环境，还包括这所大学的大学风物，如全景规划、整体布局以及由此而派生的建筑风格、自然景观、人文景观、典型标志、校徽、校旗等客观环境。

大学文化不同于一般意义上的校园文化，它是大学校园里活的灵魂，最能体现学校的办学理念和办学特色。目前的安徽医科大学在教学质

---

① 胡显章、袁杰涛:《大学文化建设是大学战略规划的重要环节》，见《北京论坛(2006)文明的和谐与共同繁荣——对人类文明方式的思考:"国际化背景下的大学战略规划与战略管理"教育分论坛论文或摘要集》。

量、学术水平、学科发展、硬件设施以及体制机制等方面均取得了快速发展，在向新的目标攀登的过程中，更需要充分发挥文化的凝聚、规范、引导作用，激发全体师生员工的精神动力，引领学校进一步发展。正是基于这样的认识，安徽医科大学党委近年来高度重视大学文化建设，把大学文化建设当作提升学校软实力的全局性工作来抓，把大学文化建设与学校的长远发展目标结合起来，不断强化大学文化建设的内涵，树立师生员工的文化理念，规范师生员工的行为，营造良好的文化氛围，以增强学校的核心竞争力，用大学文化的发展建设来促进学校各项事业全面、协调、可持续发展。

安徽医科大学早在2003年教育部本科教学水平评估时，就着手挖掘大学文化建设资源，着力构建大学文化体系，凝练大学文化精神。十多年来，学校以高度的文化自觉，重视大学文化建设，把大学文化作为提升学校软实力的全局性工作来抓。重点是深入挖掘学校大学文化建设资源，着力构建具有本校特色的大学文化体系。经过全校师生员工长期的深入讨论、研究，目前已基本总结、凝练出学校大学文化建设的理论架构，即以校训为学校大学文化的灵魂，统领大学文化建设；以办学传统和育人理念为学校大学文化建设的基石，构筑学校大学文化的立足点；以校风、教风和学风的"三风"为学校大学文化建设的三大砥柱，彰显学校大学文化的价值追求。

安徽医科大学文化之灵魂：校训。

2006年，学校在准备80周年校庆时，发现了著名民主革命家、教育家蔡元培先生分别于1933年和1934年为东南医学院师生的题词"好学力行""造就良医"。这个题词传承了中华传统文化之精华，是蔡元培先生以一个伟大教育家的睿智和声望，在充分了解东南医学院的基本情况以及医学教育的基本规律后，对东南医学院师生的高度褒奖，这既是对东南医学院的充分肯定，也是对东南医学院的最高期盼，同时还不失为对后世医学之子的谆谆教诲，其内涵丰富，意义深刻。于是，经过全体师生的认定,将其颁布为校训。

“好学力行”“造就良医”,作为题词,具有很强的针对性,虽说是先后两次分别题词,但其思想一以贯之。它是蔡元培先生对医学教育的特殊感悟,是朴素的劝勉之辞。“好学”“力行”是古贤之言,出自《中庸》。“好学”是“致知”的必经之道,强调的是自觉;“力行”是“致知”的升华之本,倡导的是实践。好学并且力行,方能进入“致知”的自由王国,这也正是医学被称为实践教育的一个显著特点。“造就”是锤炼的过程,是方法,上承“力行”并将“力行”具体化。“良医”即医学教育之目标,是德才兼备的人类健康卫士,当以人民利益为上,是一个民族不可或缺的神圣职业。

安徽医科大学文化之基石:办学传统和育人理念。

办学传统:爱国爱民,献身人类健康。在辛亥革命推翻帝制后,“科学”“民主”两面大旗在祖国的上空高高飘扬。面对积贫积弱的旧中国,一大批仁人志士纷纷奔赴海外,寻求救国之道,不久,他们当中的热血精英又纷纷返回祖国,谋创救国之举。一时间,“科学救国”“实业救国”的呼声一浪高过一浪。1926 年,以“医学救国”为初衷的私立东南医科大学应运而生。抗战时期,学校师生奋不顾身投入到抗战的滚滚洪流当中,为抗战胜利做出了极大贡献。学校创始人郭琦元、汤蠡舟等担任中国红十字会救护总队负责人,带领部分热血学生奔赴抗日前线。留在后方的校长张锡祺以眼科医院为掩护,积极开展抗日救亡活动。学生章淦断指血书誓表抗日决心。学生朱仲丽、陈应谦、任国祥等更是直接奔赴革命圣地延安,成为中国共产党领导的多党合作的抗日救亡的中坚力量。抗战精神在学校历史上熠熠生辉。1947 年,在抗战胜利后的“反饥饿、反内战、反迫害”运动中,东南进步学生成立“星火团”,宣传革命理论与进步思想,在校内开展各种爱国活动并积极投入“反饥饿、反内战、反迫害”大游行。1949 年学校响应号召,内迁安徽,支援内地建设。1950 年夏,淮河流域发生洪灾,学校成立了“灾区防治委员会”,组建三个防治大队,分别在怀远、来安、凤阳等地救治患病灾民,贯彻预防为主、治疗为辅的方针,开展卫生防治工作，救治灾民合计 6 万多名，被皖北人民称颂为“共产党和人民政府派来的好医生”。

东南医科大学创办伊始，就以强国健民为其志，以德高艺精为取向，合国情、乎民意。一时间，名师荟萃、人才济济。东南医科大学及后来的东南医学院极为重视医学科研，师生乐于教研，科研成果丰硕，在当时上海医学教育界负有盛名。学校创办的《东南医刊》成为当时国内有名的医药学术刊物，发表了大量高水平的学术论文。东南医学院内迁怀远，由私立改为公立，又迁合肥并改名为安徽医学院后，各项事业发展较快。1955—1966 年的 12 年间，由起步到成长，虽然其间经历了多次大的政治运动，但总体来说，学校坚持在狠抓教学的前提下，克服重重困难，使其医学科研有了长足的进步和发展，其中有不少影响医学界甚至有里程碑意义的重大科研成果，体现着安徽医科大学人艰苦创业、勇于拼搏的进取精神。

育人理念：兴国、奉献、仁爱。东南医学院甫一问世，就面临着血雨腥风：日本帝国主义凌辱中华大地，国民党反动派实行反革命大屠杀，中国人民生灵涂炭，处于水深火热之中，东南医学院在战火中颠沛流离。在爱国主义的大旗下，东南涌现出一批德才兼备的爱国学生。他们以朱仲丽、陈应谦、任国祥、马力等为代表，为了救国救亡，冲破道道封锁线，奔赴革命圣地延安，尔后分别成为八路军和新四军救护队伍中的骨干力量。在白区的“一二·九”以及“反饥饿、反内战、反迫害”等斗争中，他们又不顾个人安危，同上海其他大学生并肩走上街头示威，奔赴北平请愿，为争取解放奋斗不止。

张锡祺先生曾在中国台湾创办光华眼科医院，一心“光我中华”，后又将医院办到上海，成为上海当时唯一一家免费为工农贫苦大众提供就医的医院。张锡祺先生出任东南医学院院长后，他创办的光华眼科医院不仅为热血将士施诊，而且还成为中共地下交通站的联络点，先后接待过陆定一、潘汉年、李克农等许多共产党人，张锡祺先生曾因此两次坐牢。他多次对知己说，医生光医病不行，还要医人、医国。他站在救国救民的高度，将育人放在首要位置。他对学生要求严格，告诫医学生立志为国兴，务求德为先。他曾借古贤之言，劝勉学生明明德、博学、审问、慎思、明辨、笃行，希望师生“正其义不谋其利，明其道不计其功”①。他更是身体力行、为人师表，将医院收入全部贴补学校，宁愿自家食无饱，也要保证学生有其居。

中华人民共和国成立初期，张锡祺先生又发扬光大爱国主义精神：一是将光华眼科医院捐给国家，自己不要一分一毫，再次践行自己的兴国育人之志；二是积极响应政府“面向农村，走向内地”的号召，随东南内迁，率全家来安徽合肥。身为院长的张锡祺医术精湛、德高望重，又是著名的社会活动家，因此被安徽省委和中央领导看中，先后拟请他出任安徽省副省长和去中央主持台盟工作，他坚辞不就。他认为国家新举，百废待兴，首先应是发展教育，唯教育可兴国；办好安徽的医学高等教育，培养人民群众需要的医生，是他矢志不渝的崇高追求。在爱国主义的旗帜下，“兴国、奉献、仁爱”的育人理念日渐形成。

安徽医科大学文化之坚强砥柱：校风、教风、学风。

校风：厚德至善、博学济世。取自《周易》《礼记》《论语》等典籍。厚德源自《周易》：“地势坤，君子以厚德载物。”“厚德”即宽厚仁爱的心性与品德。有道德者，方能承载天下之重任，担负起宏大之事业。强调“厚德”，意在期望师生重视培育高尚的道德情操，以“使道德充裕厚实”为做人的根本。至善，善的极致。《礼记·大学》：“大学之道，在明明德，在亲民，在止于至善。”“至善”者，乃以最高境界为所求，这是医学院校师生必须具备的品德素质。

“博学”源自《论语·子张》：“博学而笃志，切问而近思。”意谓：广博地学习并能坚定自己的志向，及时地请教并能联系起来思考。《中庸》也有

① 《汉书·董仲舒传》。

“博学之，审问之，慎思之，明辨之，笃行之”的论述，意思是说学习是自我修养的第一步。医学强调“厚基础”，“博学”是全体师生的立身之本和成就学业的基础。“博”还意味着博大和宽容，即为学应具有世界眼光和开放胸襟，唯有如此，才能兼容并包，真正做到博采众长。“济世”即济助世人，原义出自《论语·雍也》：“博施于民，而能济众。”悬壶济世是古代颂誉医者、道者救人于病痛，医者仁心，以医技普济众生。“济世”之意既有“健康所系，性命相托”的责任担当，更是“除人类之病痛，助健康之完美”的医学生誓言的高度概括，突出体现了医学院校的价值使命。

“厚德至善”主要体现了对师生道德品质上的要求；“博学济世”则要求师生有高远的精神追求，广泛学习拥有渊博的学识，秉持博学精术救死扶伤、救济苍生。

教风：崇教、乐教、善教。崇教是一种深层次的教育追求，体现的是尊师重教的优良传统，是对教育事业的无限崇尚与敬畏。崇教需要营造全社会全方位关心支持和主动参与教育现代化建设的良好氛围，大力弘扬尊师重教、崇智尚学的社会风尚。崇教还需要教师有一颗敬畏之心。乐教就是以从教为乐，为教育工作本身所具有的乐趣而深深吸引，在教育过程中能够得到内心的极大充实和满足，甚至以苦为乐、以苦为趣，达到物我两忘、沉迷其中的“孔颜之乐”的最高境地。乐教要求营造教师乐教、学生乐学、师生关系和谐、其乐融融的校园精神风貌和文化氛围，是一种很高的境界。孔子曰：“知之者不如好之者，好之者不如乐之者。”孟子曰：“君子有三乐……得天下英才而教育之，三乐也。”乐教是对我国教育传统的继承和发扬，体现的是对教育事业发自内心的热爱，以及乐于奉献、兢兢业业的工作精神。“善教”语出《礼记》：“善歌者使人继其声，善教者使人继其志。”善教有态度和善、诲人不倦的含义，又意为循循善诱、因材施教。乐教与善教是相辅相成的，真正的乐于教人者，一定能够做到热爱学习、与时俱进。如果说乐教是从教的前提，善教则是乐教的必然，也是教师从教的目标。

学风:求真、求精、求新。求真即追求真理,它是指在科学理论与方法的指导下不断地认识事物的本质,把握事物的规律。在我们所说的"求真"中,"求"是寻找、调查、探究,"真"是事实、存在、规律。求真就是要以认真负责的精神、实事求是的态度、科学严谨的方法,查明事实真相,探究现象本质,掌握客观规律,使对事物的认识达到一个全面而理性的高度。

对于医学生来说,求精就是要践行"好学力行"的校训理念,牢记"业精于勤而荒于嬉"的至理名言,勤奋是通往成功的阶梯。真正做到求精,要特别注意细节,注意学习中的细节、研究中的细节、工作中的细节。只要勤奋、努力、坚持,就能克服一切困难,学有所成,成为一个德、智、体、美、劳全面发展的大学生,成为一个弘毅担当、精医报国的白衣天使。求新就是要在学习中、工作中善于发现,勇于创新,敢于破传统、冲禁区、战权威,在自己的科研领域有所发明、有所创造,追寻创新精神和科学精神,做医学科技创新的引领者。

校歌。校歌是学校的一张名片,是体现办学理念、大学精神和学校特色的重要载体,是校园文化的重要组成部分。校歌反映了师生对学校的理解和热爱,对于弘扬学校精神、凝聚师生力量有不可替代的作用。《安徽医科大学校歌》体现了学校"好学力行,造就良医"校训的主题,展示了学校近百年办学历史形成的"爱国爱民,献身人类健康"的光荣传统和"兴国、奉献、仁爱"的育人理念。它进一步提升了学校的品牌形象,扩大了学校的社会影响,增强了校友和师生的凝聚力、自豪感和爱校兴校的意识。

学校校歌歌词征集创作工作自 2009 年 12 月 29 日启动,在校内外引起广泛影响,北京、上海、重庆、厦门、苏州等地社会各界人士纷纷踊跃投稿,共收到校内外稿件 160 余篇,经网上评比、专家评审和专家改稿等步骤,形成征求意见稿,先后历经 2011 年和 2014 年两轮征求意见工作,后又经师生员工和专家的多次修改,汇集了全校师生和校外多位专家的智慧,于 2015 年初形成了集体创作的歌词版本。学校委托著名作曲家舒楠在百忙之中为校歌谱曲,并几易其稿,不断完善,形成了《安徽医科大学校歌》歌曲样片，为全校师生传唱校歌提供了学习的版本。

校歌的内涵和价值。校歌作为反映大学精神风貌和品格的一种艺术表现形式，是一所学校的精神图腾。两千多年前，孔子就将“乐”作为教育的重要内容之一，“弦歌不辍”一直以来是学校生活的写照。在安徽医科大学建校90周年华诞之际，《安徽医科大学校歌》正式发布，这是学校精神文化建设乃至发展历程中的一件大事。校歌开篇背景壮阔大气，突出地域特色，体现校训精神，浓缩了学校近百年发展历史，凝聚着学校的文化传统与精神气质，彰显学校立德树人、为国家和社会培养医学栋梁之材的责任和担当，唱出了安医人的辉煌与梦想；校歌铿锵有力，朗朗上口，大气磅礴，昂扬向上，催人奋进，极富积极向上的青春气息和厚重深远的家国情怀，具有很强的感召力和凝聚力，迅速成为学校师生、校友喜爱和传唱的校园音乐主旋律。

校歌与校名、校徽、校训一样，是学校形象中最直观、最生动、最不可缺少的元素，是学校软实力的表达，是学校重要的文化标志之一。在学校颁布实施的大学章程中已将校徽、校旗、校歌、校庆日纳入学校标识之中，并把校歌作为学校的首要标识。校歌的发布是继校徽、校旗、校训确定之后，学校在形象和理念识别系统建设中取得的又一重要成果。校歌的发布宣示着学校的立校宗旨和办学传统，对内在于自我激励、凝聚人心、鼓舞士气，对外在于自我张扬、展现风貌、广告天下。校歌大大提升了学校大学文化的辐射功能，有助于进一步扩大学校的知名度和美誉度。

实现建设国内一流高水平医科大学的愿景，需要积极、厚重、深远的精神文化作支撑。对广大师生来说，安医人的梦想与校歌的旋律融为一体，校歌的精神守望和文化认同才是真正的努力方向。校歌放飞每一位师生心中的憧憬和梦想，它是独具安徽医科大学特色的一首歌，更是凝聚安医人力量的一首歌。

文化建设：学校发展内驱力

文化是民族的血脉，文化认同构成民族认同的核心。文化自信，是更基础、更广泛、更深厚的自信。文化是发展的软实力，是发展的内驱力。

（一）文化育人：在发展中传承大学文化

“好学力行，造就良医”未成校训先以铸魂，映照出安徽医科大学“爱国爱民，献身人类健康”的优良传统。老东南人深切体会到，“良医”不仅要“好学力行”，而且要通过主客并进、内外结合的认真“造就”才能达到，轻取而不可得。郭琦元、张锡祺、汤蠡舟等创办者们，无一不怀抱“医学报国”和“救民”之初衷，东渡扶桑，忍辱负重，别无他念，精心苦修，学成归国，报效国民。先贤垂范，后世不忘。之后，历届学生仰先贤之志，循学问之道，不仅刻苦学好书本上的理论知识，用理论知识去丰富自己，指导实际工作，而且还认真踏实地去动手操作，用实践能力去升华理论知识，提高自身素质。他们深知，先要学会做人，然后才能成为一个道德高尚的好医生，成为社会的栋梁之材；历任办学者谨记百年大计，教育为本，德育为先，一切为了学生，积极营造浓郁和谐的教学环境，不辜负党和人民的重托，努力办好人民满意的医学高等教育，不断为社会“造就良医”。蔡元培先生的题词，铸就了我们以医报国的职业之魂并形成历久弥新的“爱国爱民，献身人类健康”的光荣传统。

“爱国爱民，献身人类健康”的优良传统，奠定了安徽医科大学“兴国、奉献、仁爱”育人理念的坚实基础。老东南的办学传统如春风化雨润物无声，引领师生内化于心，自觉将个人利益置于民族国家之下。后来的安徽医科大学人更深切体会到，真正的“良医”必以兴国为上，奉献为荣，仁爱为本，由此坚定了“兴国、奉献、仁爱”的育人理念。

“兴国、奉献、仁爱”的育人理念，孕育出安徽医科大学“厚德至善、博学济世”的校风、“崇教、乐教、善教”的教风和“求真、求精、求新”的学风，引领师生践行校训精神，成就学校辉煌。

回眸近百年历史，在“三风”的引领下，全体师生弘扬优良传统，秉承育人理念，践行校训精神，自觉练就当代良医。如20世纪中后期，学校一大批教师深入淮河、长江流域和大别山区，冒着危险，走村串户，精心遏制急性传染病、地方病的暴发流行；把服务老区作为自己责无旁贷的任务，每年组织几十支义务医疗队深入金寨、六安等革命老区访贫义诊，送医送药；特别是在重大抢险救灾的现场，如1998年的特大洪灾，2003年的抗击非典，2008年的汶川大地震以及连年的皖北防治手足口病，等等，每每都有安徽医科大学师生矫健的身影。还有发生在我们身边的，如背着妈妈来上学的“中国好人”金书家，“跪地救人”的在校学生王齐，“创业之星”张许，“心系西藏”的“格桑花”洪波，特别是受中央各大媒体关注的工作大半天未进食、靠喝葡萄糖液补充体力的被誉为“最美坐姿”外科医生陈磊，等等。在良好学风引领下，弘扬优良传统，秉承育人理念，践行校训精神，学校产生了不少国内外知名的杰出人才。

辛勤耕耘几多收获。如今，安徽医科大学毕业生遍布全国各地，成为各级医疗战线的骨干力量，铸就了学校事业的辉煌。学校现已发展成为以医为主，理、工、法、管理等多专业门类和高教体系完整的综合性医科大学。其中，临床医学、药理学与毒理学、分子生物学与遗传学、生物与生物化学、免疫学等5个学科进入了ESI(基本科学指标数据库)世界前1%。

学校现有300多人获得国家级、省级人才项目称号，学校积极强化与欧美国家以及中国港澳台地区的合作，鼓励教师到国外一流大学或著名实验室开展研究工作。

近年来，学校承担各类国家级科技项目近千项。国家自然科学基金项目连续16年稳居省属高校首位，国家社科基金项目实现稳定发展。学校建有教育部重点实验室3个，国家卫生健康委员会重点实验室1个，33个省部科技平台，教育部科技创新团队1个。学校科技成果分别于2010年和2014年两次入选“中国科学十大进展”。

学校积极发挥优势，主动承担起维护人民健康的社会责任，服务地方经济和社会发展，特别在重大的抢险救灾（抗击非典、抗震救灾、抗洪救灾）和重大的援外任务中发挥着重要作用。学校建有6所直属附属医院，拥有国家临床重点专科9个，国家级住院医师规范化培训基地73个，"江淮名医"40余人，"十三五"期间直属医院开放总床位数达到15 000张。学校还在全国10余个省、市、自治区合作建设9所非直属附属医院和50多家临床学院。

（二）育人文化：在传承中弘扬文化精神

四尊雕塑小品，诠释"生命文化"

21世纪初，学校在校园中心位置建造了集文化、娱乐、休闲为一体的"文化广场"。这里有回顾校史的"八面浮雕"、可供小班班会的"三面围合"和象征21世纪的文化长廊，还有诠释生命精华的四尊雕塑小品"源""孕""育""擎"。"源"是DNA螺旋体的变形，象征的是"生命之源"；"孕"是形象的受精卵细胞，象征的是"生命之始"；"育"是一位妈妈带着孩子在玩，象征的是"生命之乐"；"擎"是小学、中学、大学步步高的"三道门坎"，象征的是"生命之华"。

通过上述四尊雕塑小品，让步入医学殿堂的莘莘学子从入学那天起，就了解生命、关注生命、敬畏生命，从而献身"生命之科学"，为人类的身心健康付出自己的不懈努力，为造就良医奠定感性基础。

学校文化建设的"五大工程"

大学文化建设是一项全方位、多层次的系统工程。"十二五"以来，学校着力打造大学文化建设的"五大工程"，不断强化大学文化建设的内涵，树立师生员工的文化理念，营造良好的文化氛围，用大学文化来培育和提升学校的核心竞争力，用大学精神来铸造学校的品牌形象，促进学校各项事业全面、协调、可持续发展。

一是文化构建工程，让具象启迪心智。“十二五”以来，学校致力完善大学精神研究，启动并完成了校歌创作，建设校史馆，设计并完成大型校史浮雕和图书馆文化装饰。同时，利用地形，设计荷花塘文化景观。学校希望通过这些文化工程，汇通文理、博采古今、启迪心智、培育良知，坚持不懈地推进大学生人文素质教育实践，致力于培养既有精湛技术和高尚品德又坚守精神家园的“良医”。

二是素质教育工程，让人文陶冶情怀。学校长期以来高度重视人文素质教育。价值层面上，使所有的教育工作者都能认识到人文教育的重要作用；政策层面上，确立人文教育与人文学科在学校育人中的位置；教学内容层面上，加强人文课程建设；育人环境层面上，加强人文氛围的营造，从培养目标、教学计划、课程设置、教学内容、教学方法、校园文化等各方面统筹安排人文教育。2009 年，学校开设了素质教育的品牌栏目《医学与人文大讲堂》和《东南学堂》。2013 年，《医学与人文大讲堂——汇通文理博采古今　孕育关怀生命诚意》荣获教育部全国高校校园文化建设优秀成果三等奖。

三是历史回眸工程，让过去引导未来。作为一所具有近百年办学历史的学校，为充分挖掘学校的宝贵历史资源和弘扬光荣的办学传统，学校编辑出版“安徽医大校园文化丛书”。目前已出版《芳草萋萋》、《医路呢喃花香——师生文学作品选》、《医学与人文大讲堂》(第一辑和第二辑)、《老东南人的那些人那些事》、《老安医的那些人那些事》、《老东南墨宝钩沉》以及《六十春秋一路歌》画册等。展示学校的建校背景、历史沿革、发展轨迹、辉煌成就、师生风采、精神风貌等，通过这些增强认同感，凝聚人心，激励师生员工爱国爱校、爱岗敬业，走向远方。

四是成就展示工程，让辉煌激励师生。在大学文化建设过程中，学校充分利用校报、广播站、校园网、宣传栏、宣传片、微信等校内各种传播媒介，集中宣传大学精神以及学校办学成果和师生精神风貌，形成一个强大的舆论群，发挥润物无声、潜移默化的文化激励功能。

五是文化标识工程，让规范促进和谐。学校修订并完善了文化标识系统（VIS形象识别系统）工程设计，将校徽、校旗、校标等数字化、规范化、标准化，使学校形成一个和谐、统一、规范、科学的文化氛围。

德智体美劳全面发展的制度文化

一是为贯彻落实党的教育方针，建立科学合理的学生评价体系，培养学生德智体美劳全面发展，学校依据教育部《普通高等学校学生管理规定》和《高等学校学生行为准则》，结合学校实际，制定并下发了《安徽医科大学学生综合素质评定办法》，将心理品质、人文素养、审美情趣、职业情操和文化实践等，作为"美育"评定内容，纳入"人文情怀"的培育制度中。

二是在人文医学学院成立美育教学部，通过设置美育课程，开展美育课堂教学，开设公共选修课和任意性选修课等形式，加强和改进美育课堂教学；通过加强美育的宣传、大学生第二课堂、青年志愿者服务、校园文化建设等现有活动和载体，引入美育元素，建立美育基地和设立美育专项课题等创新美育实践活动，使培育学生德智体美劳全面发展规范化、制度化。

（三）树人模型：文化架构厚植育人模式

安徽医科大学办学近百年来，辗转三地，薪火相传，数代人前赴后继，积淀了自己的精神追求，构建了自己的育人文化理论架构，即以校训"好学力行，造就良医"为灵魂，统领"立德树人"全过程；以"爱国爱民，献身人类健康"的办学传统，夯实"立德树人"之根基；以"兴国、奉献、仁爱"的育人理念和"厚德至善、博学济世"的校风、"崇教、乐教、善教"的教风、"求真、求精、求新"的学风，锻造"立德树人"之砥柱，彰显学校教育教学的价值追求。

十年树木，百年树人。近些年来，我们以大学文化为引领，不断推进教育教学改革，以大学文化厚植育人模式，以校训为灵魂，贯穿育人全过程；以传统为根基，增强学生"使命意识"；以育人理念和校风、教风、学风为砥柱，陶铸学生的“责任意识”，引发学生主动适应社会的“行为意识”，同时根据人才培养的基本规律和岗位胜任的基本特质，构建了培养岗位胜任力的“树人模型”，运用到教育教学的实践中。近些年来，我们立足“立德树人，造就良医”这一根本任务，抢抓国际医学高等教育改革发展新机遇，围绕临床医学专业人才培养模式改革，开展了临床医师岗位胜任特征研究，提出六大岗位胜任特征群和19项具体胜任特征，构建出临床医师岗位胜任力的“树人模型”，形成了价值塑造、能力培养、知识传授“三位一体”的教育模式，实施了以“四优化两推进”为主要内容的临床医学专业人才培养模式改革，取得了良好的理论与实践成果。

人才培养是高等学校的根本属性，是大学的根本任务。学校始终坚持“立德树人、造就良医”育人宗旨，视质量为生命线，强化质量意识，连续进行教学工作研讨，不断改革人才培养模式。多次修订人才培养方案，以“质量工程”为抓手，全面推进教学工作内涵建设。近3年来，“质量工程”三级建设项目投入1 000多万元，立项900多个。通过启动24个专业、100门课程的质量标准建设，加大课程整合力度，强化教学过程的动态监控和质量保障三级体系建设，不断强化学生实践和临床技能的教学和训练。近年来，教学研究成果分别获得国家二等奖和安徽省特等奖；学生参加全国大学生临床技能竞赛，连续两年获得一等奖，连续5年蝉联全国药学/中药学大学生实验技能竞赛特等奖；荣获国际医学生理学知识竞赛亚军、全国医学院校研究生临床能力(眼科学)竞赛一等奖；临床医学本科毕业生首次执业医师资格考试平均通过率为85%；等等。学校培养了大批具有“大责任、大担当、大情怀”的当代良医。

当前，面临习近平新时代中国特色社会主义事业赋予的神圣使命和重要任务，大学的改革发展越来越受到关注，而大学文化建设也被赋予了重要的历史地位。我们强调大学文化建设的目的，就是自觉地适应社会经济文化和高等教育发展趋势，建设符合大学实际的文化，增强大学的核心竞争力。要通过大学文化建设，培育新的思想观念，建立新的人才培养、科学研究和社会服务机制，调动师生员工的积极性，促进学校可持续发展。我们要充分发挥大学文化精神对师生员工的凝聚作用、对学生的陶冶作用和对社会的示范作用。特别是激发广大学生树立热爱祖国，决心为建设中国特色社会主义、为祖国医学事业发展贡献自己全部力量的共同理想和坚定信念，培育他们自强不息、不怕任何艰难险阻、勇往直前的共同意志和奋斗精神，形成与时俱进、昂扬向上、勇于创新的共同追求和开拓意识。学校将紧紧围绕自身发展战略，努力构建具有鲜明安徽医科大学特色的大学文化，为建设国内一流高水平医科大学的目标提供思想基础、精神动力和文化氛围。

追寻济世救民

上篇

复兴中华的爱国初心

精医报国的传统文化

古人提出的“先天下之忧而忧，后天下之乐而乐”，在今天看来，绝不仅仅是一句响亮的口号，而是以北宋杰出的思想家、政治家、文学家范仲淹为代表的我国古代一大批优秀知识分子的家国情怀、社会责任的精神内化和形象写照。说它不仅仅是一句口号，是因为我们通过历史的观照，知道古时有志向的士大夫们并非将此句口号仅仅挥洒在文字表面和停留在思想层面，而是时时刻刻将其见之于行动、施之于实践。就范仲淹本人来说，他为了将那句口号落地，结合自己的人生志向，从社会职业角度提出了“不为良相，便为良医”的实践路径。他把“医”与“相”并提，尽管有点“退而求其次”的味道，但同样使人深感医之责任重大。于是，“良医”“良相”便成为“济世救民”的优秀传统文化之内涵。

近代以来，以千年天朝帝国的威姿雄踞世界“中心”的中国，却在与西方人被迫交锋中，落得一次次的惨败与屈辱。尤其甲午一役，更是群情激昂，众人皆感我中华到了“亡国灭种”的边缘。用晚清革命志士陈天华在《猛回头》中的话说：“我中华，原是个有名大国……到今日，奄奄将绝，割了地，赔了款，就要灭亡……”亡国的危机与救亡的动机，使得晚清朝野上下在对国家处境与形象的认识上形成了普遍共识：“中国处于被蚕食、瓜分乃至灭亡的巨大危险之中，是一个衰落和趋于灭亡的弱国。”[①]这种“天上人间”极度落差感带来的耻辱刺激着国人开始励精图治以求强国。随着中国民族危机日趋加深，先知先觉的一部分中国人开始不断探索救国救民的道路。为了挽救民族危局，近代知识分子规划出了一系列救国方案，如科学救国、实业救国、教育救国、航空救国等。

与此同时，近代西方医学作为西方先进技术与文化的一部分被输入中国。维新人士在学习西方先进制度与文化的过程中，将西方医学也纳入其维新思想之中，成为维新派思想的重要组成部分。维新人士认为西方医学可以救“中国之弱”并达到“强国保种”之目的。维新派的刊物《知

① 逄增玉：《文学现象与文学史风景》，中国商务出版社，2011，第229页。

新报》上有文《富强始于卫生论》称："欲治天下必自治国始，欲治国必自强民始，欲强民必自强体始。强体之法，西人医学大昌，近且骎骎乎进于道矣。"西方医学亦成为国人救亡图存的工具，由此，近代"医学救国"思潮随之出现，与古代贤儒的"良相""良医"异曲同工。

维新派的主要人物，诸如康有为、梁启超、谭嗣同、严复等都曾提倡西医。康有为就曾因病求助西医得以康复而笃信西医，进而宣扬西医。梁启超更是于 1897 年在上海《时务报》上发表文章，大力倡言"西医强种"之说："凡世界野蛮之极轨，唯有兵事，无有他事；凡世界文明之极轨，唯有医学，无有他学。兵者纯乎君事者也，医者纯乎民事者也，故言保民，必自医学始。""英人之初变政也，首讲求摄生之道，治病之法，而讲全体，而讲化学，而讲植物学，而讲道路，而讲居宅，而讲饮食多寡之率，而讲衣服寒热之准，而讲工作久暂之刻，而讲产孕，而讲孕婴，而讲养老，而讲免疫，而讲割扎，自一千八百四十二年以来，举国若鹜。""普之将蹶法也，日之将图我也。为其国之大小，民之众寡不敌也。"于是他"倡为强种之说，学堂通课，皆兼卫生"。

于是，以西方医学作为手段以求保种强国来挽救危亡的观念，构成了维新派医学维新的思想基础。在维新派的影响下，"医学救国论"成为最时髦的名词，医学救国思潮开始在中国兴起。受维新医学救国思潮影响，晚清、民国时期一大批学子负笈东渡学习西方医学，他们构成了近代中国"医学救国"的主力军，其中不乏近代历史上一些政界、文学界名流，他们在选择救国之路时都首先踏上了"医学救国"之路。如孙中山、郭沫若、秋瑾、鲁迅、郁达夫、冰心等最初均选择了医学，虽然后来孙中山和秋瑾弃医从政，郭沫若、郁达夫、冰心、鲁迅弃医从文，但是他们最初的选择都是学医，说明当时的医学救国思想在近代知识分子中还是有一定影响的。

民国时期，尤其九一八事变之后，国难深重。战火燃烧下的中国，社会动荡，民生凋敝，疾病蔓延。这时期，近代中国公共卫生刚刚起步，一些受西方公共卫生教育的知识分子大力宣扬公共卫生对民族复兴、强国保种的重要意义，纷纷高呼“卫生救国”，为受苦受难的广大人民群众除病痛、助健康，将晚清维新以来兴起的医学救国思潮推向高潮。

在此国难当头之际，一些医药卫生界的人士也呼吁医药卫生救国，以此唤起国人发展公共卫生，增强国力，救民族于危亡。持此论者如著名卫生学家李廷安，他认为“习工程的，便高唱着工业救国；习农林的，便高唱着农业救国；交通工作人员，便提倡交通救国”，而“医学生欲救国”就要“预防和挽救”造成中国“弱”的“病”。“救中国唯一的办法”就是“各尽其职”，譬如“我医界的人”以“尽我们救国的大责任”①。

这时期，公共卫生显然成为国人医学救国的主流先声。于是，国人纷纷倡言“卫生救国”。因为“公共卫生的进步和发达，一定是民族复兴的征象”，因为公共卫生关乎民族的强弱和国家的兴衰。“吾辈苟欲我民族健全有为，能与世界各民族并驾称雄，则非先从事公共卫生之建设不可。”因为“一个民族的存在，在质不在量”，我民族向来被讥为“东亚病夫”，且“缺乏卫生知识”，要想摆脱如此悲惨之命运，除了“追求器械之精良外”，还得“在体格上强壮起来”②。

这一时期，北京、江苏、浙江、广东等地先后设立了一批国立或公立的医学院校。如1909年成立广东公医学堂（1915年改为广东公医医学专门学校，1924年改为广东公医医科大学，1925年改为国立广东大学医科学院，1931年改为国立中山大学医学院），1912年成立北京医学专门学校（北京医科大学前身）和浙江省立医药专门学校（浙江医科大学前身），1916年创办国立同济大学医学院，1928年创立河南省立中山大学医科，等等。

随着国立或公立医学院校的设立，一批私立医学院校也相继开办。自西方医学传入中国后，中国医学专业的知识分子经过一段时间的累积，

① 李廷安：《公共卫生与国难》，《东南医刊》1933年第8期。

② 张维：《公共卫生与民族复兴》，《中华医学杂志》1934年第7期。

业务素质渐趋成熟，技能也有了长足进步，具备了自办医学院校的能力，而当时西方列强对中国的进逼与轻视，促使他们民族意识与爱国精神的高扬，开始自办医学院校。如1908年成立的广东光华医学堂，就是在这样的社会背景下创办的。还有1912年张謇创办的南通医学专门学校，以及1926年在上海创办的私立东南医科大学(安徽医科大学前身)等。

这一阵阵的卫生救国思潮在一定程度上推动了政府发展公共卫生的步伐，激起国人奋起发展公共卫生以期在挽救民族危亡中发挥其应有的力量。事实证明，近代公共卫生的发展，确实在增强国民体质、防控传染病方面，为近代中国救亡图存贡献了自己的力量，而且在一定程度上确实推动了中国近代化的进程。

一、现世事功的儒家底色

民国初年，西学东渐，培养人才、教育兴国的呼声很高。1912年，中华民国政府教育部颁布了《大学令》（壬子学制），对教育兴国如虎添翼。随着北京大学的改制和后来的新文化运动，学界发出民主科学精神的呐喊，又引发了高等教育的改革。1922年，国民政府有关新学制的施行，从主客观两个方面促进了高等教育的发展，全社会形成了高等教育的办学热潮。同时，由于学界反对西方国家的文化侵略，国人开始独立自办学校，如光华、复旦、暨南、上海等大学，以对抗圣约翰、沪江、同济等外国人在上海兴办的大学。1913年，国民政府修改壬子学制，称为"壬子癸丑学制"，规定医科分医学、药学两门。修业年限：医学预科1年，本科4年；药学预科1年，本科3年。1922年，北洋政府公布的新壬戌学制规定，大学分为4个层次：大学、专门学院、专修科以及大学院。1924年2月又公布了《国立大学条例》，我国的医学高等教育被逐步纳入了正规的教育体系。1914年史蕴璞在上海创办了亚东医学校，1924年由日本人顿宫宽博士任校长，投巨款扩充设备，改组为南洋医科大学。后南洋医科大学又分出部分设立亚东医科大学。一时间，上海出现了私人踊跃办学的新气象。

应运而生的东南

时值北伐军出师上海，战火燃烧下的中国，社会动荡、民生凋敝、疾病蔓延。上海的医疗卫生系统在战争的压力下，艰难运行。很多医院的地下室都腾出来作为病房收治患者，医护人员、药品和各种医疗器械奇缺。1925年，五卅运动爆发，反帝风潮席卷全国，学生纷纷罢课，开展反帝爱国宣传活动。受五四运动和五卅运动等学潮之影响，学生积极罢课，亚东医科大学停办，学生无处求学而流离失所。原执教于亚东医科大学的进步教授郭琦元，应无处求学的原亚东医科大学部分学生的力邀，退出北伐一线，从广州返回上海，拟办新学。郭琦元感学生求学无路、医学不振、人才匮乏，怀着医学救国的理想，1926 年，重新回到上海，并力邀有识之士汤蠡舟、陈卓人、缪徵中等人，决心筹建新的医学院校。

志同道合，杏林结义；说办就办，积极筹划。1926 年 5 月 29 日，正式租赁上海沪军营严氏民房为校舍，定校名为“东南医科大学”，寓意“亚东”之东和“南洋”之南，推郭琦元先生为校长。同时创立东南医院作为医科大学附属医院，地址在南市沪军营外马路 363 号，实行校院合一。经商议后，郭琦元以个人名义颁布《私立东南医科大学创办宣言》（以下简称《创办宣言》）。《创办宣言》称：“中华之教育不振久也，外受各国文化之侵略，内受各派学阀之把持，奄奄一息，生气全无，而其中尤以医学为甚。良以国家既无提倡之诚，而外侮内讧纷呈其后，欲医学教育之发达其可得乎？夫医学为救生强身之学，国家之强弱胥于是系，若任其长此萎靡，则中国医学之发展吾不知其何时也。琦元有鉴于此，不揣绵薄，创立东南医科大学，以提倡激励及发扬吾中华民国国民学术上之真精神，与真国民性之教育为本旨，唯创立伊始，缔造艰难，履薄临深，有虞覆悚，幸当世宏达，为中国教育计，为中国医学计，有以扶助之也，聊布微衷，鹄候明教。”为济世救民，为中华复兴，为教育计，为医学计，东南先贤们真可谓卧薪尝胆、殚精竭虑，爱国热诚跃然纸上。

曾任东南医科大学教务长、副院长的李祖蔚在东南医学院成立 8 周年纪念会上说：“我们的东南，是纯粹由国人独立经营的，东南的兴衰，与我国家的医学前途攸关。我们做东南的保护人的牺牲是应当的。穷要去干，苦也要去干；有法子的事情要干，没有法子的事情也要干。我们干得好，请大家再进一步来勉励我们；干得不好，请大家切实地来忠告我们。”

东南旅沪毕业同学会代表在东南医学院成立 8 周年纪念会上说：“在这种医师过度缺乏的情景下，安使中华民族不被称为‘东亚病夫’可能吗？

要改造被称为'东亚病夫'的中华民族成为健康的中华民族，而不赶快地造就一般医科学来补缺，可能吗？东南医学院就是为了补充这个缺陷而产生的。"

经过商定，东南医科大学 1926 年先办专科四级，当年计划招学生 170 人，于当年 9 月 10 日开学。并请缪徵中先生为教务长，汤蠡舟先生为医务长，共肩校务。聘蔡和钦为辅导主任，刘立纲、瞿直甫、夏慎初、汤蠡舟等为教授。1927 年成立校董事会，1927 年秋缪徵中退职，聘陈卓人先生继任。同时校董事会修订章程，改办大学五年制，专科停止招生。并且增建教室，辟设病院，扩充实习室，添置图书、仪器、标本。一时间群贤毕至，少长咸集，颇尽东南之美，筚路蓝缕，披荆前路，揭开医学育人的序幕。

创始人的初衷

郭琦元（1891—1964），江苏江阴人。青年时考取公费留学名额，东渡重洋，留学日本千叶医学专门学校（现千叶大学医学部前身）。在那里，他认识了后来一同创办东南医科大学的好友汤蠡舟、张锡祺等人。留学之时，他们时常聚在一起，畅谈报国理想。郭琦元学成回国时，正值国民党第一次全国代表大会在广州召开，孙中山的新三民主义得到了一大批有志青年的拥护。立志以医报国的郭琦元在亚东医科大学任职不久，便毅然南下广州，参加北伐战争，任黄埔军校陆军医院内科主任。北伐战争向中部推进，郭琦元携家人随军转入武汉陆军医院。

在东南医学院建校 8 周年时，郭琦元曾感慨"国耻未雪，国土日促，国魂将灭，国丧无日，而举国人士犹昏昏然"。他表示："溯夫圣贤立教，首重四维。四维不张，国乃灭亡。可见教育之良莠，即国家之存亡系焉；又云国之本在家，家之本在身。可见身体之强弱，即国本之安危焉。""对于教育，莫不弃伪尚真，求其实用，适于国情为主旨。而于医药教育，尤必精益求精，极力提倡，以固国本。""先哲有言，国家兴亡匹夫有责。希望我同人学者，在其位而谋其政，任其事而尽其力。不以事烦而见畏，不以挫折而见馁。谨小慎微，任重道远。坚其志、恒其心、去虚伪、尚实际……愿做中流砥柱，立论精诚，做事团结，则以立业，何业不成？以之图功，何功不得？方不负我所学，愧我所生。”士大夫之志，昭如日月！

汤蠡舟(1896—1957)，上海市浦东人。1917年9月初，考入日本千叶医学专门学校，成为一名中国公费留学生。1924年3月毕业后，在日本千叶医科大学医院的外科做了一年多的外科助手，积累了很多做外科医生的经验。留学期间，中国爆发了五四运动，汤蠡舟等在日本留学的中国学生十分激动。为了学习新知识、新思想，他们纷纷向日本丸善书店订购英美进步杂志，积极学习。在此，汤蠡舟也深受进步思想的影响。1925年，为了用学到的知识报效祖国，他毅然回国。1926年7月到1928年12月，国内正值北伐战争时期，汤蠡舟便赴广州东山参加北伐战争，任军医一年，并担任国民革命军第一医院的医务主任。

在东南医学院建校8周年时，汤蠡舟也感慨系之，他说道：“东南之创设，适合于社会之需要；东南之进步，适合于科学之潮流……唯科学之进步无止境，故我人之奋斗亦无尽期……社会之需要大量之医师，我人不惜牺牲任何一切而教育之，排除任何障碍而猛进之；社会需要民间医师（不是贵族式医师），我人多方善诱，导之民间……决不骛高，亦不虚张，应社会之需要而按步进行，为社会之需要而教育人才，不唱高调而靡费金钱，不存偏见延误子弟。”拳拳之心，天地可鉴！

张锡祺(1898—1960)，福建惠安人。青少年时期，在日本半工半读，1925年毕业于千叶医科大学。他曾在中国台湾创办光华眼科医院，一心“光我中华”。后来他又将光华医院搬到上海，这是上海当时唯一一家设有施诊部并免费为工农贫苦大众提供就医的医院。他多次对知己说，医生光医病不行，还要医人、医国。

张锡祺站在救国救民的高度，将育人放在首要位置，他对学生要求严格，告诫医学生立志为国兴，务求德为先。他曾将《礼记・大学》中的“明明德，在亲民，在止于至善”、《礼记・中庸》中的“博学，审问，慎思，明辨，笃行”和《汉书·董仲舒传》中的“正其义不谋其利，明其道不计其功”抄录在自己的笔记本上，置于案头，时刻以儒家“三纲”作为自己的不懈追求，以儒家“十字训词”警醒自己，透过学、问、思、辨、行5个环节，努力把自己修养成“君子”，借儒家“义利观”匡扶正义，其楷其模，千秋为范！在其后的实践中，他更是身体力行，为人师表，将医院收入全部贴补学校，宁愿自家食无饱，也要保证学生有其居。

在东南医学院创立8周年纪念会刊中，前清秀才、著名医学家蔡禹门曾撰文予以褒奖道：“往常(尝)以为办理教育事业，必有如耶稣教行道士之精神，不计上人之利害，不顾世俗之诽谤，犯万难，入蒙野，特立独行，以冀完成目的，又必有如先进诸邦有具常识之政治家。既熟知各国学术演进之沿革，更明了于国内需要之状况经济之情形。”“为适合国情之设施，不斤斤于口头之宣传，不沾沾于皮毛之自伐，庶无拔苗助长之弊，社会实受其赐而国家实蒙其利。”“郭琦元先生有见于全国四万万余之人口，而全国正式学校毕业之科学医不过三千人。”“不时既无以为民命之保障，一遇疫疠战争，更束手彷徨。惟难才乏，于是召集同志创办东南医学院于沪渎。”委实不虚。

中华民族多灾多难，爱国主义是其不变的底色。“位卑未敢忘忧国”“国家兴亡，匹夫有责”不仅是以“济世救民”为追求的士大夫们无私忘我的炽热心声，更是他们马革裹尸精忠报国的真实写照。在安徽医科大学近百年办学历史的丰碑上，郭琦元、汤蠡舟、张锡祺三位先生一直被尊奉为最伟大的创始人。在安徽医科大学第一附属医院内，有一尊他们三人的合体雕像，尤其是他们俯视苍生的目光，记录着也承载着安医人的缅怀和信仰。他们三人，都受过良好的教育，都深受优秀传统文化的熏陶，血液中都流淌着儒家的精髓。他们三人且都有着共同的志趣，在“医学救国”的感召下，都赴东瀛追寻报国之梦。学成后都毅然回国，一心图报。在“相”与“医”的历练中，郭琦元和汤蠡舟可能更实际些，而张锡祺则要执着点。前者二人，亦“医”亦“相”：能“相”则相，需“医”则医；为“相”时尽职尽责，为“医”时则仁心仁术。后者则无意为“相”，终身把“良医”作为不懈追求，努力将“医”做到极致，将以“医”济世救民进行到底。

郭琦元从日本回国后，曾在亚东医学院短暂执教，同时他也拥护孙中山的三民主义，很快并积极投身北伐，在黄埔军校陆军医院任职。北伐后期，又返回上海继续办学。当抗战全面爆发后，他又放下自己苦心创办的学校，前往中国红十字总会救护总队任职，奔赴在抗战一线，后来又出任过国民政府的战区卫生部长。抗日战争胜利后，他又受国民政府之命，赴南京接收军政部第二医院。当新中国成立后，他受牵连又回到家乡创办乡村医院。汤蠡舟的履历和郭琦元有相似之处，也是在私立东南医科大学执教后，奔赴抗战前线，曾担任中国红十字会救护总队副总队长，并先后担任过第三大队队长、总部材料股主任、总队长等职。抗战胜利后，他又返回私立东南医学院继续执教从医。新中国成立后，他在执教从医的同时，还出任安徽医学院副院长和安徽省卫生厅副厅长。张锡祺学成归来后，就创办自己的眼科医院，发誓朝着“良医”的方向一路向前，以实现自己的人生价值。后来虽然出任私立东南医学院院长和安徽医学院的首任院长，但这和他一心向往的“良医”仍是紧密相关的。他不是不关心政治，从他参加“反帝同盟”，积极参与反对日本帝国主义的斗争，组织台湾中华总会高雄分会以及他把自己的光华医院变成中共地下交通站的联络点，接待过陆定一、潘汉年等很多著名共产党人，长期为共产党传递情报来看，他就是一位很有政治觉悟、正义感很强的了不起的学者。他也曾担任中国农工民主党安徽省主委和中科院安徽分院副院长，这在他看来，恐怕只是“闲职”而已，当真正让他从仕为“相”时，他却又婉拒了时任安徽省委书记曾希圣“三顾茅庐”恳请他“出山”担任主持安徽文教卫工作的副省长一职[①]以及受周恩来总理、朱德元帅之邀两次到中央工作的机会[②]。

① 摘自安徽人民出版社 1999 年 8 月出版的图书《教坛古今》中的《医学人才的摇篮——安徽医科大学》一文中。

② 李俊、曹云霞：《安徽医科大学校史》，安徽人民出版社，2016，第 2 页。

校董的深情

1927年私立东南医科大学成立校董事会，董事会在私立东南医科大学的创办发展中起了很大作用。董事会的董事很多是医界名流，他们担任学校的教育工作，在必要时捐款给学校。校董事会捐款是学校的主要经费来源，同时，他们还以私人医疗收入来支援学校，热心于医学教育，如郭琦元、张锡祺、汤蠡舟、金诵盘、陈卓人、徐衡如等。董事会还有国民党军政人士与社会知名人士，如王伯龄、蒋可宗、余云岫等。校董事会苦心经营私立东南医科大学，东南医院沪军营院区的草创，抗战前的校本部真如校区建设，抗战14年学校的维持，以及战后的重建，无不有赖于董事会的尽力支持。

1929年12月，余云岫任私立东南医科大学校董，同时，经校董事会议票选为副主席校董。余云岫(1879—1954)，字岩，号百之，浙江镇海人。1901年就读于浔溪公学，后公费赴日本留学。辛亥革命时，一度回国参加救护工作。1916年从大阪医科大学毕业后回国，任公立上海医院医务长。他一再强调医学研究的重要意义，呼吁当局开设研究机构，发展医学研究事业。余云岫秉性“素不好世俗之所好”，唯好学问。从青年时代起博览群书，热衷于著书立说。然而，从日本学成归国，除了短期兼任北平研究院的特约研究员和中国医药研究所所长以外，他毕生在上海开业行医。由于当时的社会环境不遂人意，没有机会实现他所向往的“良相”，他只有做他所说的“有志学问者所不屑”的“不荣耀之事”之“良医”，有点“退而求其次”的范仲淹式感慨。

身为开业医生，余云岫医德高尚、医术精湛，给患者的处方用药，尽可能采用国产药物，而不轻易使用价格昂贵的舶来药品，为此他开办了一个小型研究室，结合临床研制药物。余云岫是近代中国引用西方科学方法来研究中国医学、医药的代表人物，他对中国医药的贡献很大。1937年他组建了研究室，对许多中药材进行研究，以后又成立制药厂，生产了“余氏止痛消炎膏”“余氏止咳糖浆”“治下灵”等中成药。他是第一个研究和尝试使用中药的西医。

1913年,他在《世界各国新药集序》一文中说:“欧美之旧药转而为新者盖已发露无遗,自今而后,用武之地,将在我国,地大物博,草昧未辟,本二千年经验,进而行科学之研究,药理之实验,则所获之富,必可惊骇。好自为之,执来日新药之牛耳者,舍我国而谁属哉?”可惜他的满腔热情在当时不被社会理解,以至于今天在世界上的中药贸易中,我国仅占5%,远远落后于日本、韩国。余云岫在1933年《社会医报国产药物专号征文启》一文中说“我国地大物博,药品之富多为东西洋诸国所未有,而草昧未辟,宝藏未启,彼抱研究之欲者,日思挟其利器,凿我混沌。麻黄、防己、当归、车前草皆为其捷足先登之蝥(音 máo)弧。我若再不努力,则货弃于地,楚才晋用,国有学者所当引以为耻也”,不幸而言中。他在1922年发表了两篇研究国产药物的文章《科学的国产药物研究之第一步》和《科学的国产药物之刍议》。他虽然身体力行,一生努力而为之,然而在旧社会因为战争等因素的影响,加上资金、人员的缺乏,他所力主在世界上弘扬祖国医药的宏愿最终落空。

余云岫是一名赤诚的爱国者。辛亥革命时,他在日本参加红十字队,回国做救护工作。在饯别大阪友人的诗中,他写道:“一身归国知悲愤,万死投艰在倔强。少别群公休怅怅,男儿事业本沙场。”1933年在《对焦易堂为采行国医条例告国人书之商榷》一文中说:“吾舌尚存,人心未死,中国尚未灭亡到净尽的时候,我的忧国热泪是没有一天干燥的,救国热血是不会一日冷却的。”1929年在《至时事新报沧波先生书》中说“苟利于国,无不可以牺牲,身家性命视之如敝屣”。最为难能可贵的是,新中国成立以后他又焕发了青春,满腔热情地投入到新中国的医药卫生事业中。他还报名参加赴朝鲜医疗队,由于组织上考虑他年事已高未能成行。他又鼓励他的两个孙子参军,分别在陆军和海军服役。他曾草拟了《处理旧医实施步骤草案》呈报中央。但是在学习了中央的政策后,在全国第一届卫生会议(他是主席团成员)上发言时,他主动修改自己的偏误言辞,表达了他坚决贯彻中央政策精神,团结中医,促进中西医学术交流的意愿。

他第一个提出愿将遗体供病理解剖,并在1932年第二次全国医师代表大会上提出“劝告全国医师组织病理解剖有志会”的议案。他对旧社会的黑暗腐败可以说是深恶痛绝。1930年在《社会医报第二周年感言》一文中写道:“而要人大官或以头脑陈腐不知主张,或以请托恳挚情面难却,或以饭碗宝贵不敢声张。即如此,蒋主席维护旧医之谕,明明是政客医客勾结而生……”

东南医学院校董金诵盘(1894—1958),吴江黎里杨墅村人,出身中医世家。光绪三十四年(1908年)考入上海同济医学院。曾于1916年任浙江督军府军医,不久辞职,在上海开设私人诊所。由于他能将中西医融会贯通,医术高超,患者纷纷前往求医。经他医治后,常见奇效。

在上海行医期间,金诵盘融会中西医学,医德高尚,受到社会各界的广泛肯定。当时的《字林西报》报道:“金氏崇仁,中西合璧,一代名医,此由申城诞生。”其时孙中山和革命党人在上海开展护法活动,时常慕名前来就诊。金诵盘因早年加入同盟会,大凡革命党人前来看病,他分文不取,还常以医院的收入资助革命。为此,孙中山特意为他的医院题写“杏林翘楚”。金诵盘对孙中山特别敬重,两人的交谊也特别深厚。为了支援孙中山的革命事业,1922年秋,金诵盘关闭了崇仁医院,变卖了大部分医疗设备,将所得款项全部捐给孙中山用于革命事业。1923年,又应孙中山之邀,带领家人南下广州,到广州军医补习所任教务长,兼任大元帅府医卫总顾问。金诵盘对孙中山的身体非常关注,孙中山几次重病,都得到金诵盘的精心施治而转危为安。1924年初,孙中山的肝病再次发作,经过金诵盘的精心治疗,不久基本痊愈。孙中山为能继续投身革命事业而感到异常高兴,欣然题写了“是医国手”横匾送给金诵盘。1924年11月,孙中山应冯玉祥之邀北上,初到北京即病倒,久治无效,于是电请金诵盘北上。金诵盘接电后即刻启程,抵达北京时,孙中山已逝世2日。他一路劳累，加之伤心过度，竟昏倒在孙中山灵前，住院一个多月方才痊愈。在北伐战争中他被任命为国民革命军总司令部兵站总监部野战卫生处处长，后因不满蒋介石大肆屠杀共产党人和革命群众的行为，以及军阀混战的乱象，愤而辞职，到上海开设静安医院，重新开始了悬壶济世的生活。

1937 年七七事变突起，金诵盘出于爱国热情，答应蒋介石的邀请出来工作。他毅然将静安医院价值 32 万多元的医疗设备和药品全部捐给了中国红十字会。他刚一到南京，就被任命为野战救护处中将处长，招募 1 000 多名官兵，成立了第二救护总队。淞沪大战中，金诵盘两次奔赴战场，戴着钢盔和十字袖套，在敌机轰炸过的破屋里、地下掩体里，抢救伤员。这年 11 月底，南京战况吃紧，各机关纷纷内迁，陆军医院仅留下金诵盘和 300 多名医护人员。金诵盘到下关送别他的上级同僚，回到医院却听闻他“已去下关乘船溜脚”的流言，并已有医护人员违抗军令，不辞而别。金诵盘怒从中来，指天发誓：“我金某人愿与大家共同战斗，与全城军民共生死存亡！”当晚，金诵盘在几位官佐陪同下，顶着凛冽寒风视察了陆军总医院、海军医院、宪兵医疗所，向千余名伤病官兵分发了现金和慰问品。为了战时便于指挥调度，金诵盘特地将总指挥部设在新街口的福昌饭店，紧急架上十几条连接重要军事据点、要塞的专用电话线。同时，紧急成立了 4 所野战临时医院和城郊 31 个临时救护站。12 月 13 日，南京沦陷，痛心疾首的金诵盘接受了蒋公毂中校的建议，到美国大使馆避难。

在使馆小楼上，金诵盘目睹了日军光天化日之下的大屠杀暴行，不禁怒火中烧。后金诵盘转入金陵女子大学内的难民营。险境中的金诵盘顶着暴露军医身份的风险，主动为罹祸同胞搭脉诊治，开具处方和配药，利用校医务所的美国医疗器械为百余名负伤军人和平民做外科手术。1938 年 2 月 26 日，金诵盘等人在国际友好人士沃特琳教授及天主教会一些爱国神职人员帮助下，装扮成美国教会神职人员，顺利通过了日军三道哨卡的检查，辗转更换车船，经由上海抵达重庆。金诵盘陷身南京期间目睹了日军的种种暴行。后来，他与蒋公毂一起回忆了自1937年12月1日始，至1938年3月8日止在南京的日日夜夜，蒋公毂用日记形式一一直录。1939年1月，由金诵盘修改并作序，以《陷京三月记》为题印行出版。1946年底，金诵盘特向设在东京的国际审判法庭提供了自己的证词，以自己和部下陷南京三个月里的所见所闻，强烈控诉日军制造南京大屠杀的暴行。

金诵盘抵达重庆后曾任军医署副主任、院长。1938年冬，他作为重庆方面的代表赴延安慰问伤病员，与毛泽东、周恩来及中国共产党其他几位领导人晤谈。抗战胜利后，金诵盘认为国民党政府政治腐败，不愿同流合污，回到南京开设私人诊所，开办国医训练班，致力于培养医卫人才。1948年底，他又尽辞一切职务回到上海，深居简出，仅在每星期三上午去药房坐堂行医。就在这个时候，金诵盘接到周恩来手书，信中劝他不要轻易离开大陆去台湾，请他郑重考虑，并且告诉他蒋介石拟定了一个国民党要员去台的名单，其中就有金诵盘之名。果然，没几天，蒋介石派行政院李秘书长送来一张机票，请他去台，蒋经国也打来电话劝他。金诵盘回答说："我实在没有必要去那个小岛。这几十年来，我虽然两度入军界供职，一次是北伐，一次是抗日，不过我素不参与国共两党之争，历来反对内战。何况我是一名医生，以治病救人为业，余生已不多，我不想再离开故土奔波流离了。"在新中国成立前夕，金诵盘与夫人带着儿子金定国，一家从上海返回故乡黎里开业行医，对经济困难者送医送药。每逢阴历初一、月半，必到出生地杨墅乡间送诊。风雨无阻，乡民有口皆碑。

中华人民共和国成立后的镇压反革命运动期间，他因曾在国民政府中任高级职务而入狱，先被判死缓，后因查无罪行，减为有期徒刑两年。他在狱中写下近2万字坦白书，自认扪心无愧。半年后，周恩来闻讯电示华东军政委员会："查明金诵盘下落，予以特殊照顾。"保释后，金诵盘任苏南行署卫生建设委员会副主任。1953年，调任江苏省爱国卫生运动委员会驻会委员，后任顾问，为江苏省政协委员①。

校董陈卓人(1899—?)，安徽医科大学儿科学教授，浙江海盐人。1922年毕业于日本千叶医科专门学校。曾任东南医学院特约儿科学教授。

校董汪企张(1885—1955)，上海人。13岁入杭州求是书院，后肄业于广方言馆，曾赴日留学，攻读师范、政法，后改学医学。1911年毕业于日本大阪医科大学。历任浙江医药专门学校教授、江苏省立医学专门学校校长、江苏省立医院院长，后在上海行医，兼任淞沪商埠卫生局卫生委员会委员、卫生部中央卫生委员会委员、上海市医师公会副会长等职。参与创办生生助产学校、上海肺病医院。常于报纸、杂志及各种会议发表时论和政见，著有《二十年来中国医事刍议》《现在开业医师应有之医德、医学、医法》。新中国成立后，任上海市医务工作者抗美援朝委员会委员、卫生部药典编纂委员会委员，参与编写《中国药典》。

余云岫为汪企张《二十年来中国医事刍议》作序曰："汪企张先生是我的同学，比我早一年毕业的，毕业以后，又是一块儿在公立上海医院办过事，一块儿辞职以后，又同在上海挂牌做医生的活。大家又都喜欢弄弄笔墨，在我国医学方面，做个大声地呼、垂涕地道，真算是志同道合的了。"②

老教授们的胸怀

叶曙(1908—2004)，字奕白，湖北蒲圻(今赤壁市)人，1908年3月16日生。1934年毕业于日本千叶医科大学，获医学学士学位。毕业后即在该大学病理学研究所从事研究工作，1938年获医学博士学位。1943年回国执教于东南医学院，除专任病理学教授外，另兼教务长。1947年应台湾大学之聘去台，任病理学研究所首任所长。曾在美国圣路易大学等从

---

① 王海鹰:《官德明鉴录　吴江历代官吏勤廉故事选》，古吴轩出版社，2012。

② 汪企张:《二十年来中国医事刍议》，诊疗医报社，1935。

事研究工作。他从事病理学研究40余年，共发表中、英、德、日文学术论文60余篇，著有《病理学》《应用病理学》等书，被誉称“台湾病理学之父”。

他在日本留学的这18年，正是中国人民遭受苦难的时代，面临几乎亡国灭种的危险。这个时代中国的觉醒者各以其良知走向了为民族图存的道路，至于从事纯科学研究的人，虽极紧要，却不多见。叶曙却在这苦难的时代专攻病理。他说：“我留日一留十八九年，始终不会忘记自己的国家是科学落后的穷苦国家，并且深知遇事都得从头做起，所以我学病理，特别注意那些最基础的技术，尤其是书本学不到的东西，我就在这样存心之下，加倍努力，自我训练，几年之后，获得了一些看来不是学问，而于建立研究室则不可或缺的经验和技术。”①

胡定安(1898—?)，原名赞，浙江吴兴人。自幼从父学习中医，1919年毕业于浙江省立医药专门学校，曾任商务印书馆编辑，1924年公费留德入柏林大学医科学习，1927年获博士学位，次年回国。后历任南京特别市卫生局局长、中央政治学校卫生行政教授、东南医学院细菌卫生学教授、考选委员会医学组主任专门委员。1938年，任国立江苏医学院院长，1948年奉派赴美考察医学教育。著有《中国卫生行政设施计划》《胡定安公众卫生言论集》《健康教育》《生育卫生》《胡定安医事言论集》等。

胡定安曾创新性地将禁烟问题与医药管理相联系，倡导“在医的方面，要到处负着替国家戒烟的使命；在药的方面，不要替国家制造些鸦片的代用品；在国家方面呢，也要积极设法，办起违禁药品的管理机关来”，并且从衣食住行方面阐述禁烟与社会卫生的联系，一针见血地指出“我国民众鸦片上瘾的根本原因是在不讲究社会卫生”②，呼吁政府完备设备，从而保障民众的健康。

1927年，胡定安从德国柏林大学医科及普鲁士公共卫生学院毕业，

---

① 叶曙：《病理卅三年》，传记文学出版社，1982，第8—9页。

② 胡定安：《禁烟与社会卫生》，《禁烟论丛》第1集，第101页。

1928年返回国内后，于上海悬壶济世。那时由于中医与西医的理论分歧，民间对医药的信仰缺乏科学根据的评判，胡定安遂与上海医师公会会长余云岫医师、同学谢筠寿医师商议，筹经费创办《社会医报》，以提倡社会公共卫生、介绍世界医药学识为宗旨，竭力宣扬医学革命，主张中医必须科学化，应以解剖、生理、生物化学以及药理等为基础，循科学途径，始可明了病理与诊断。此种主张在当时引起社会极大关注。不过，西医方面欲向中医挑战，但当时加入"医学革命"阵容的人还不多。与此同时，中医也办起医报与西方医学进行辩论。主编《社会医报》的同人，看到中医与西医打"口水仗"比较激烈，便坚定主张，决心写文章来斗争。余云岫医师著有《灵素商兑》，详细分析科学与不科学的概念，使读者可以了解病理和药理的关系，中医也不得不为之折服。胡定安把民间迷信医药之事实用科学理论来比喻说明。《社会医报》不顾一切地继续刊行了7年之久。以后才有了东南医学院校董之一的汪企张医师主编《诊疗医报》的刊行，以此响应医学革命运动。

20世纪二三十年代是我国健康教育事业的初创时期。一些仁人志士忧国忧民，希望通过普及健康教育来拯救苦难深重的中华民族。他们不仅在学校健康教育和民众健康教育方面做了初步尝试和实践，而且在学术理论方面也做了较为深入的探索和研究，为开拓中国健康教育事业起到了积极的促进作用。1935年9月，胡定安与邵象伊等发起组织"中国卫生教育社"，同年成立"中华健康教育研究会"。这两个全国性的健康教育群众性团体是我国对公众进行健康教育最早的组织，它们的成立推动了我国早期的健康教育事业的发展。当时胡定安提出卫生教育的目的是强健人的体格，增进全国人的平均年寿和杜绝传染病的侵袭，避免意外伤亡。其宗旨为联络全国卫生教育界有志卫生教育人士专事倡导卫生教育，谋求中国卫生教育的普及并促进民族健康；其主要活动为：研究社会卫生教育推行方案、学校卫生教育推行方案、战后卫生建设问题，推行民族健康运动及扩大心理卫生运动。

李祖蔚(1898—1966),福建莆田人。1919 年进入日本千叶医科专门学校,1923 年毕业于日本千叶医科专门学校,不久又进入千叶医科大学继续学医,毕业后留校研究室当研究生 4 年。在日本千叶医科大学,李祖蔚是师从濑尾教授学外科的中国留学生,同时也是在日本千叶医科大学获得博士学位的第一位中国人。濑尾外科的医师们,每天清晨 6 时上班,晚上 11 时许才能回家休息,午餐往往要挨到下午 3 时许,晚餐更没有固定的时间。他曾告诫前来千叶学习的中国留学生,千万不要进濑尾外科,很多人是受不了如此辛苦的。

回国后,李祖蔚历任东南医学院外科教授、教务长、副院长。作为教务长,李祖蔚在第七届毕业生毕业典礼上的送别词中曾这样鼓励同学们:"上海是人家最易误会为医师过多的地方。可是在事实上,正式的医生是很少的,畸形的江湖术士是很多的。什么叫作正式的医生呢?简单地说,基础医学同临床医学学完的医生就是了。有临床经验但没有基础学识的人,都不可以叫作正式医生……各位是正式的医生,不要忘记了民众;当然民众也不会忘记你们。你们的使命、你们的任务都是很伟大、很重要的。希望你们要抱定目标,努力去做。"他给同学们说了 4 句临别赠言:"一、初当医生的人,疑问是很多的。但诸君要明了学问的进步,都是由疑问而来的。诸君要把一个一个的疑问,尽力去解决它。倘不这样去做,你们学力不但不能进步,还会一步退一步的。二、你们既做医生,不要梦想药到病除,起死回生。起初一二年,只要规规矩矩,求不失败,就是大成功。三、医生对患者的生命是很有关系的。时时要小心,药量记不清楚的处方不要开,过于危险性的药品不要用。未经亲眼诊察检查的患者,不要随便下诊断或写诊断书。四、人家骂你们的话,是可以当作你们的刺激剂,你们应该欢迎的。人家敷衍你们的话,是你们的麻醉剂,你们是应该当心的……"(原载《东南医刊》第三期第四卷)

蒋本沂(1908—2002),江苏无锡市人,中国共产党党员,上海铁业巨子蒋贵庆次子。1930 年毕业于东南医学院,1941 年进入日本京都帝国大学攻读卫生学，1944 年获日本医学博士学位，同年回国后任东南医学院卫生学教授。受父亲实业救国、热心公益的影响，蒋本沂从小关注国家与劳苦人民的命运，在心中深深地埋下爱国与救民的种子。青少年时期的蒋本沂目睹中国积贫积弱、饱受西方列强欺凌的局面，以及中华民族的先进分子和有志之士发起的风起云涌的自救行动，经五四运动的洗礼和“大革命”失败的冲击，和少年的鲁迅一样做出了投身医学事业的选择，试图通过努力学习先进的医学知识来医治好中国人的肌体，让人民拥有良好的体魄，抵御外侮，匡时救世，振兴中华。

陶炽孙（1897—1952），江苏无锡市人。1906 年随父母东渡日本，1919 年起在九州帝国大学学医。1923 年毕业，1926 年获得了医师证书，任财团法人慈善医院医师，1928 年回国。回国时，陶炽孙的医疗技术和临床经验已有一定基础，根据当时国内缺医少药，又崇拜留学回国医师的情形，如果开业行医，完全可以发财致富，或者在医学院当临床教授，也可功成名就。但陶炽孙并没有这样做，而是选择了就职公共卫生教授，以推行社会卫生为己任。作为公共卫生的教授，他要让学生有机会在一个开放的空间环境里去了解社区居民的卫生、健康和疾病的情况和问题，应用他们所学习到的医学知识和技术，从群体角度而不是个体角度来解决健康和疾病问题。他身体力行，1930 年在无锡创办了“无锡卫生模范区”，并自任模范区主任。他在模范区里开展的工作有：卫生教育，对普通民众进行卫生教育和宣传；环境卫生，定期在模范区内进行清洁运动，发动群众开展大扫除；妇婴卫生，进行产前卫生、接生、产后卫生、婴儿卫生工作；学校卫生，对学校的学生进行体格检查、预防接种、缺陷矫治、健康教育和疾病防治等工作，并协助改善学校环境卫生；医疗防疫工作，包括设立门诊、检验室，开展生命统计等。1939 年 2 月，陶炽孙受聘为东南医学院生理学教授，后又任预防医学兼医学史教授。

赵敏学（1907—2009），1907 年出身于江苏南京市的一个名医世家，父亲赵士法曾在南京晓庄师范当校医，与陶行知先生是挚友。父亲从小就教育他长大学医，为社会服务，为人类服务。在家庭的影响下，他于1926—1928年在南京金陵大学读医学预科，1928年怀着医学救国的宏愿，独自远离祖国，漂洋过海，来到他心目中的医学圣地——德国求学。他先入柏林大学医学院学习，后又到德国南部的威登堡，在著名的图宾根大学医学院度过了6年艰辛的学生生活，1935年5月以优异成绩获得医学博士学位。1948年，赵敏学应聘来到东南医学院，担任解剖学科教授。

二、良医济世的苦难实践

1926—1930年是东南医科大学初创时期。正如《东南医学院八周年纪念会刊·序》所言"为中国教育计,为中国医学计",为"医学救国"计,创办先贤们励精图治,劳苦功高,为学校日后的发展奠定了良好的基础。他们"以教授高深医学养成硕学闳才为宗旨",提倡、激励并发扬中华学术之真精神,尽管当时"外受各国文化之侵略,内受各派学阀之把持,奄奄一息,生气全无",他们仍然是玉树临风、岿然而立。

完备的组织架构和行政系统

1927年8月,东南医科大学正式组建校董事会,随即制定《校董事会规程》,并指出校董事会是"设立学院以教授高深医学,造就专门人才,裨益国家社会大众为目的"。同时,对校董名额有所限制,特别是对其资格提出了明确要求,即"丰功伟绩赞助本院者,声望卓著热心教育者,实力扶助本院者"。并对校董事会职责做出了界定,即"负责经营学院之责,督促学院进行院务、经费之筹划,预算及决算之审核,财务之督察,基金之保管及动用,选聘本学院院长,议决并修正本学院组织大纲,其他对内对外一切重要事项"。

有关校董事会议也予以明确:①大会:本会由主席于每学期开始时或学期终结时召集全体校董举行之;②临时会:本会遇有特别事故经校董过半数之要求得由主席召集临时会;③本会开会时以过半数校董之出席为足法定人数,议决事件须到会校董三分之二以上之同意。校董事会得互推正副主席一人主持会务,正副主席以一年为一任,连推得连任。校董任期无规定,如有特别事故退职经校董事会之通过,则由院长按照规定资格另行敦请呈报上级教育机关备案补充。凡关于学院行政由院长完全负责，校董事会不得直接参与。凡关于学院每学年进行状况须由院长以报告书分送各校董查核。校董事会须于每学年终结一个月后详开各事项，连同财产项目，分别上报或转告主管教育行政机关备案。

学校实行董事会下的院长负责制，下设教务、事务、训育三处，每处设一负责人为教务长、训育长、事务长；每处下设若干股，并设立相关委员会，机构精干，各司其职，分工明确，体现较高的教育行政管理水平。

按《私立东南医科大学章程》，该校行政组织设置是：学院设院长一人兼附属医院院长，由校董事会选聘。院长职权也给予明确界定：督导各机关处理校内一切事务，拟订本学院一切进展计划，提议本学院附属之各种机关及各种委员会之设立、废止及变更于院务会议，审定并公布各种规则，决定教职员之进退及待遇，审定并执行院务会议决案，报告重要院务于校董事会。

学院设秘书一人，掌理机要文书，主持院务之进展及召集基金委员会等事宜。学院设教务长一人，主管聘请教授事宜，拟定每学期课程，执行学生注册请假补考等事宜，办理关于教务上设备事项，关于图书及参考书等选择添置事宜，关于各教授授课时间及应得薪俸数目，审核学生学期学年成绩。总理及主持全院关于教务上一切事宜，并设注册股、课务股、成绩股、图书股、出版股等5股分别办理。

学院设训育长一人，主持关于学生之德育、体育、课外作业、结社集会及有关训育上之一切事宜。指导股管理调查学生卫生事项，关于学生结社集会事项，关于学生课外作业事项，其他有关学校风纪事项等。体育股管理学生体育会筹商事项、学生运动及竞赛布置、军事训练事项等。设训育委员会职权为：训导学生公共生活之良好习惯及养成，以及知行合一的精神与独立自治的本能，筹办学生聚会、学生团体组织事宜，指导并审查学生相关出版事宜，指导学生体育，筹办学生院内院外各种课外作业，考查学生操行以及学生惩戒等事宜。

学院设事务长一人，主管全院事务并设文牍股、会计股、业务股、医务股、卫生股等5个具体办理机构。事务长的职权是拟定每学期预算表，签订关于购置校具及租赁相关契约，统计学院、医院全部职员薪俸及院役工资，聘请各股主任职员等。

学院设事务委员筹划学院事务，有点像后来的发展规划机构，提出并牵头处理学院相关发展及改良事项，并赋予其处理临时事务的职权。

学院为便利民众医疗及学生见习特设附属医院，学院设医务长一人，主管附属医院医务及主持学生医院实习事项。医务长的职权是拟订医院事务，拟定学生见习事项，拟定关于每年医院方面预算表，计划医务之进行并建议于院务会议，签署患者进院出院一切证件等。

学院院务会议设下列委员会：训育委员会、事务委员会、招生委员会、出版委员会、图书委员会、考试委员会、基金委员会。

院务会议开会须得会员过半数出席，会员遇有事缺席时须请其他会员代表，但会员一人只得代表一人。本会议通过决议事件须得出席人数四分之三之同意，本会议开会时间以两小时为限，但遇必要时可延长半小时。本会议议事录须由主席核阅签名。本会议决事项由主席摘要通告之。

学院设立基金委员会，职权是协助校董事会筹集资金，筹议募捐基金事项，划定保管基金方法，审核存储账目，讨论基金动用事项，议定动用基金目的等。

另外，学院订立各种学校学生规则、教室规则、实习室实习规则、图书室借阅书籍规则、学生宿舍规则、膳厅规则、自修规则、阅报室阅报规则、会客室会客规则、学生发表壁报及启事规则等，形成了比较完备的学校纪律规范。

优秀的师资队伍和课程安排

据东南医学院1934年编制的《本学院现状》介绍，当时，该学院院长

1人，教授23名(其中，日本留学者13人，德国留学者3人，美国留学者1人，法国留学者1人，本国学者5人)，讲师3人，职员19名。当然，他们还外聘了一大批兼职教授。据1935年编制的《本学院历年大事记》载，1930年前后，东南医学院名师荟萃，人才济济，教授有70～80人。学院聘请了很多专家名师任教，如聘黄种强为生理学教授、杨小兰为细菌学教授、张锡祺为眼耳鼻科学教授、杨述祖为病理学教授、张幼宗为细菌药物学教授、刘启敬为理疗学教授、林百渊为法医学教授、杨采芝为妇产科学教授、郁康华为生物学教授、顾海陵为齿科学教授等，还有外科学胡哲揆博士、生理学蔡适存博士、解剖学徐衡如博士、德语凌翼之教授等为学院的兼职教授，等等。这些专家学者都是当时上海的著名医学人才，如教务长李祖蔚教授是日本千叶医科大学获得博士学位的第一位中国人。

东南医学院所用教材由各科教授自编，如汤蠡舟编写的外科各论讲义、陈卓人编写的内科各论讲义、张锡祺编写的眼科学讲义、杨述祖编写的病理学讲义、陶炽孙编写的精神病学讲义等。

1926年秋分预科、本科、研究科三科，本科四年，预科一年。专门部每年招收学生80余人，男女兼收。1927年开设大学本科五年制，原有专门部停止招生。到1931年秋废止预科，改办新制六年制(修业五年，实习一年)。设立医学系，主要培养各科医生，以西医为主。学校开设的课程，当时称为“教室”，达19门，每门都有主讲教授，如物理学教室，主任教授是卫友松；化学教室，主任教授是刘步青；生物学教室，主任教授是黄庚群；解剖学教室，主任教授是徐衡如；组织学胚胎学教室，主任教授是邵尔瞻；生理学教室，主任教授是蔡适存；病理学教室(寄生虫学教室)，主任教授是医学博士杨述祖；细菌学教室，主任教授是朱仲青；药理学教室，主任教授是蔡适存；生物化学教室，主任教授是黄希明；卫生学教室，主任教授是陶炽孙；内科学教室，主任教授是陈卓人、蔡适存等；外科学教室，主任教授是汤蠡舟、胡哲揆；妇产科学教室，主任教授是杨采芝；耳鼻喉科学教室，主任教授是张锡祺；皮肤花柳科学教室，主任教授是王烈；小儿科学教室，主任教授是陈卓人；放射科学教室，主任教授是郭琦元、张致平。每门教室除了主任教授之外，还有助理教授、讲师、助教等。梯队合理，结构完善。

同时，除聘请知名专家教授任教各科课程外，还邀请知名专家前来讲学，使学校充满学术文化氛围。如1928年4月，学校请日本松村医学博士来校演讲。1929年5月，学校请日本九州帝国大学精神病学教授下田光造博士讲授“精神卫生”，皮肤科教授旭宪吉博士讲授“皮肤之使命”。当年10月，请日本爱知医科大学教授齐藤真博士讲授“脑肿疡”等，开阔了学校师生的眼界。

东南获得的第一笔捐款

仁人志士理想过于丰满，然世事维艰，现实难免骨感。东南创办之初，正如《创办宣言》所说“创立伊始，缔造艰难，履薄临深，有虞覆悚”。说白了，他们白手起家，样样都得“找米下锅”。为求东南立足之地，郭琦元等定是遍寻上海，多方求助，大声疾呼“为中国教育计，为中国医学计”。尽管当时内忧外患，民生凋敝，但中国大地上仍不乏有识之士。

《本学院历年大事记》载：1926年6月，上海耆老、南翔乡绅陈枬先生深明大义、大力赞助，将当时价值30万余元，一年租息达15000元的崇海普安沙滩田五千亩（1亩约等于666.7平方米）慷慨捐出，作为东南永久办学基金。陈枬何许人也？陈枬（1864—1927），即陈巽倩，字守拙，一字梦生，号巽倩，以号行，世居嘉定南翔镇，光绪二十一年（1895年）进士，曾任翰林院编修。民国初年，出任嘉定县（现为嘉定区）军政分府总司令。又在齐卢之战后为南翔灾后重建积极奔走，出力尤大。他热心于乡邦文献，曾任《嘉定县续志》总纂修，又重印《南翔镇志》，是嘉定县乃至上海地区有名的耆老。五四运动期间，上海两江公学组织救国十人团两个团，陈巽倩即为第二团团员，带头抵制日货。然而，没过多久，他却又做了一件不适时宜的事情。五四运动期间，上海市工商界全体罢市，周边地区如南京、苏州、杭州、宁波等地也相继辍业。然而，离上海较近的嘉定和南翔，却连日大闹龙舟，庆祝升平。发起此举者，据传是前清已革翰林陈巽倩。“一般无知愚民，随声附和，兴高采烈。”在革命的时代，如此不适时宜地复古，就更容易引起民众尤其是革命者的怀疑和反感了。1927 年 4 月 6 日晚上，国民党南翔第四区党部率南翔镇商团闯入陈家，将陈巽倩抓走，后交嘉定县惩办土豪劣绅委员会，认定他为“土豪劣绅”，以“严行惩办、以儆凶顽”而被议决枪毙[①]。此事后来争议较大。无论如何，陈巽倩对创办之初“无米下锅”的东南医科大学来说，捐赠价值 30 万余元的五千亩沙滩田，一年租息达 15 000 元，岂止是滴水之恩？郭琦元在《创办宣言》中感慨道：“幸当世宏达……有以扶助之也”，自然是感恩于当时上海热心医学教育，为东南伸出援手而慷慨解囊的仁人志士和名流贤达，陈巽倩当然是包括其中了。这算是东南医科大学得到的第一笔社会捐款。

东南成立之初组建的校董事会有 14 人，都是当时上海的社会贤达名流、商贾巨富。1930 年更名为东南医学院后，经国民政府教育部批示准予，正式设立校董事会，同时订立了校董事会章程。当时规定，校董名额暂以 15 人为限。由于创办初期学生较少，学校建设又百废待兴，办学经费严重短缺。据《本学院现状》记载，校董补助是当时学院经费的第一来源。事实上，这个时期校董事捐款已成为学校的主要经费来源。经过商议，校董每年捐资10 000元，这是东南第二笔捐款。第三笔捐款是创办人筹垫资金36 000元。另外，测算附属医院每年可盈利 14 000 元。这便是当时东南医科大学的全部家当。同时，如热心于医学教育的郭琦元、张锡祺、汤蠡舟、陈卓人、徐衡如等，纷纷以私人医疗收入来支援学校，或以解办学燃眉之急。

经费的另一个来源便是校友捐赠。东南医学院的学生毕业后分散各地，毕业后组织同学会活动不多，以上海校友会比较活跃。1928 年 7 月，

① 陈巽倩：《奇闻一世尽哗然》，《嘉定报》2013 年 5 月 28 日。

东南医科大学成立留沪毕业同学会，同月正式成立上海校友会，专门组织了募集资金委员会，积极为母校筹谋资金，他们对东南的生存也功不可没。

学校图书馆馆藏图书、杂志2000余册也多是捐赠所得。杨小兰教授遗赠图书200余册，汤蠡舟、陈卓人、蔡适存、张锡祺、徐衡如等捐赠医学书200余册，刘步青教授捐赠药学书10余册，沈玉光、陈端志教授等捐赠社会政治教育等方面的图书50余册，同仁会捐赠医学图书20余册。上海自然科学研究所前所长横手教授出面，为东南尽力募集日本医学界名著，在他的感召下，泽达吉、绪方知三郎、林春雄及三田村笃志郎等59人大力赞助东南，他们共捐赠日本医学著作149册。从另一个角度来说，他们也为学院开源节流做出了一定贡献。

为办学变卖嫁妆

立志以医报国的郭琦元在亚东医科大学任职不久，便毅然南下广州，参加北伐战争，任黄埔军校陆军医院内科主任。在陆军医院工作期间，一位大眼睛的活泼少女深深印入他的脑海，她就是日后对其影响最大的一位女性，也就是他的夫人、内科护士长郑玉英。她既是一位留学归国的热血青年，也是一位开明商绅的大小姐。郭琦元与郑玉英的自由之恋，在20世纪20年代的中国南方引起了轰动。

郑玉英，字皎然，1904年出生于苏州饮马桥一号一座花园式的郑家大院里。其父亲是一外资洋行的买办，经常来往于德国、上海之间，眼界开阔，思想开明。当时，郑玉英希望参加北伐战争，遭到吃斋念佛的母亲强烈反对，最终在父亲的支持下，如愿成行。战争硝烟下郭郑两人的爱情之花，突破封建思想的藩篱自由开放。不久，他们的长女郭兰君出生。北伐战争向中部推进，郭琦元携家人随军转入武汉陆军医院。1926年，随着战争形势的发展，郭琦元重新回到上海。

立校之才已聚，办学之资尚缺。经费短缺的困难横亘在郭琦元面前。

为支持丈夫办学，出身富家的郑玉英毫不吝惜，变卖嫁妆，联系亲友，四处筹借钱款。为此，日后数年家中举债度日。每到年底，郭琦元一家老小就在讨债者的敲门声中度过。

“八一三”事变后，为了支援抗战军民，郭琦元院长带领200多名师生员工，组成战地服务团，开赴闸北前线，冒着枪林弹雨，抢救抗日伤病员，为时3个月。11月上海沦陷。时任中国红十字会战地救护总队负责人的郭琦元，别离妻子、女儿和出生不久的幼子郭世龙，奔赴抗日前线，后转战于大西南。因他出行仓促，对学校及医院管理事宜未有详细交代，重任随即落到夫人郑玉英的肩上。

沦陷的上海，出城的道路已被封锁。浓浓硝烟闯进了医学院宁静的教室，学校在炮火中摇摇欲坠。眼看创立不久的学校和医院将在炮火中化为废墟，一大批价值不菲的医疗仪器和教学设备却还没来得及安全转移，郑玉英的心提了起来。

为保护学校和医院财产的安全，郑玉英设法疏通相关人员，穿过封锁线，连夜将十余台显微镜、X光机等贵重医疗仪器转移到法租界萨坡赛路229号自家的宅内。虽然只抢救了一部分，但学校因此得以保留。日后，站在东南医学院真如校区以及沪军营总医院被炸成废墟的旧址上，郑玉英不禁潸然泪下。

抗战14年，携带两个孩子蜗居在萨坡赛路不足20平方米的宿舍里的郑玉英女士，很少听到丈夫郭琦元的音信，日夜陪伴她的是附近教堂准时敲响的钟声。昔日花园式的私宅，因丈夫“医学报国”的理想而改为学校和医院，并在张锡祺等校务委员会成员的努力下，在炮火下惨淡经营了8年之久，其中的艰辛，郑女士无法与丈夫郭琦元倾诉。

1945年底，郭琦元从大后方返回上海。在20周年校庆聚会上，校友们众口一词地发出感叹：“东南有今，师母功不可没！”此语落定，郑女士心中郁积8年的泪水，夺眶而出。

老东南的高光时刻

1934年前后是东南医学院创办以来的鼎盛时期。这一年，东南医学院举办了比较隆重的创办8周年纪念活动。在这个纪念活动中，他们不仅认真梳理、总结了创办以来的成功经验和不足，还主办了多场学术活动，在当时的上海引起了不小的震动。当时的社会名流、政要、专家、学者纷纷来到学校，出席论坛，参观校园，其中不少人还为之题词，留下墨宝。那些题词，都从传统文化的角度，褒奖东南医学院的"仁医仁术""济世救民"的重大贡献。时任中央研究院院长，我国著名的民主革命家、教育家蔡元培先生分别于1933年和1934年为东南医学院两届毕业生题词："好学力行""造就良医"。今天它已成为安徽医科大学的校训。

为之题词的还有：

中国创伤医学奠基人、中国近代公共卫生事业创建者、首批哈佛大学留学生刘瑞恒题："学以济世""学求致用""社会福音"。

我国近代著名医学教育家、公共卫生学家颜福庆题："八载经营宏兹教育，人才蔚起国利民福"。

孙中山之子孙科题："功宏利薄"。

早年追随孙中山先生参加辛亥革命、护国及护法斗争的吴铁城题："逊志时敏""仁心仁术"。

哈佛大学医学博士、新中国成立前任北平卫生事务所所长及协和医学院教授李廷安题："学无止境""学道爱人"。

辛亥革命社会活动家、经济管理学家、中国人权运动先驱杨铨题："益世为怀"。

著名教育家、冶金学家胡庶华题："巍峨学府，群英之望。卓立东南，虎步龙骧。历年八周，孰与比强？我众多弱，我民不康。诸君妙手，见垣一方。振哀起弊，惠泽孔长。摛词缀句，以颂永藏。"

著名林学家、林业教育家沈鹏飞题："挽弱为强"等。

三、张锡祺的报国情怀

"一·二八"事变后，特别是1937年七七事变后，郭琦元因担任中国红十字会救护总队负责人，经常随抗战部队奔赴抗日前线，辗转苏、浙、皖、云、贵、川等地，学校一切事务暂由郭夫人郑玉英苦苦支撑。后有人告密东南医学院曾是救治十九路军的医院，郑玉英因此被日本特务逮捕。为了东南医学院的生存，部分校董和老教授一致推选张锡祺教授代行院长职责，主持学校工作。抗战胜利后，台湾回归祖国，台湾大学正式聘请张锡祺为校长，他不为名利所动，仍然心系东南，决心复兴东南医学院。这时郭琦元院长也由后方回上海，认为萨坡赛路的校舍及医院太狭小，要扩建新校舍并选定在制造局路，但他不久即受国民政府之命，离开上海赴南京接收军政部第二医院，上海的学校仍交给张锡祺负责。1946年，张锡祺正式出任东南医学院院长。

光华眼科医院

张锡祺是我国早期的眼底病专家。他4岁丧父，10岁时随母迁往台湾大哥处生活，14岁读完小学课程，后以半工半读修完中学课程，以优异的成绩考取了庚子赔款的官费生，被日本千叶医科专门学校录取。1925年毕业后，继续在该校附属医院深造。

在日本期间，张锡祺认识了日本女子马场崎绩子，友谊笃深，后结为伉俪，其夫人因此改名为马绩，并申请加入中国国籍。马绩夫人不仅尽了一个家庭主妇责任，还以自己学得的助产士技术知识，尽力当好张锡祺的助手，并积极支持张锡祺在台湾参与反帝活动。

1927年底，张锡祺在台湾高雄市新滨町创立光华眼科医院。从此，张锡祺走上了从医从教又从政“三同步”的人生之路。光华医院开设不久，张锡祺便加入了“反对帝国主义大同盟”。

1929 年 5 月，张锡祺还代表台湾进步力量，到南京参加孙中山先生的奉安大典。他遵守孙中山的遗教，要做大事，不要做大官。在反帝斗争中，他结识了爱国人士谢南光、谢雪红、庄孟侯、蒋渭水等同志。当时大革命失败后，大批中国共产党人潜入台湾，开展革命活动。海陆丰起义失败后到高雄的革命理论家王学文先生就是其中之一。张锡祺认识了王学文后，开始接触马列主义。

日本殖民统治者对张锡祺的革命活动痛恨不已，认为光华眼科医院是在宣布“光复中华”，视他为眼中钉、肉中刺，但又无法取缔医院。有好心人劝张锡祺“只要把人治好就行了，别搞什么政治斗争”，张锡祺义正词严地回道：“不行，医人医国才是真正的医生！从政就是医国！”

台湾的政治斗争越来越尖锐。1930 年初，张锡祺的母亲不幸病故。为避开日本帝国主义者对他的监视和迫害，在高雄反帝同人的帮助下，张锡祺和马绩夫妇带着女儿几经周折，辗转来到上海，在上海四川北路开了一所眼科医院，仍取名“光华”。“一·二八”淞沪抗战后，光华医院迁至南昌路，并成立了分院。光华眼科医院是上海唯一设有“施诊部”免费让工农贫苦大众就医的医院，它在上海深受人民的爱戴。凡工农劳苦大众患有眼病来光华就医者，张锡祺分文不收，并教育医院医护人员必须热情周到地为劳动人民服务。他自己在十分繁忙的社会活动和教学之中，坚持上门诊部诊治患者。因此，他得到了上海人民的好评。张锡祺同时兼任上海东南医学院眼科教授，这样，光华眼科医院就成为东南医学院的教学实习医院。

张锡祺在王学文的介绍下，认识了中共中央地下交通线成员江宁静。张锡祺收他为徒弟，长期培养，学成后又为他颁发了医师证书。根据江宁静回忆，当时光华医院是中共地下交通站的联络点，曾经接待过陆定一、潘汉年、黄良翌、许涤新和田汉等著名共产党人，长期为党传递信息。

1934年，王学文同志转移到上海，江宁静就接受王学文的单线领导，每周在光华分院碰头一次，收转党内信件，有时还在光华聚会。张锡祺与王学文的来往也更加密切。张锡祺夫妇不畏艰险，经常掩护地下党人的革命活动，如李克农同志两次入住光华扮成"患者"，安全避开了白色恐怖；党的一大代表、时任大学教授的李达同志及进步作家白薇、杨骚等也都在光华住过。张锡祺还为进步组织华联通讯社掩护过一部无线电收发报机，为烈士彭湃的儿子捐助了去苏联的全部旅费，马绩夫人还亲手织毛衣为其送行。

在进步活动中，张锡祺逐步树立了正确的世界观，这当然要遭到国民党的打击。1934年9月，国民党上海市警察局派便衣以请他出诊为名，把他扣押在龙华警备司令部达半年之久。由于张锡祺先生是日本留学生，在台湾、上海享有盛名，其亲属在日本陆军界地位显赫，加之没抓住什么证据，终于在中共上海地下党组织多方营救下，获得释放。出狱后的张锡祺，毫不气馁，政治热情愈加振奋，接触进步人士也更多，光华眼科医院仍然是中共上海地下党的联络点。为安全起见，张锡祺事后将王学文家属送入租界，日本侵略者占领租界后，张锡祺又设法将王学文家属送到解放区。

共克时艰

张锡祺在苦心创立和经营光华眼科医院的同时，热心于医学教育，与当年在日本千叶医科专门学校的同学、挚友汤蠡舟、陈卓人、赵师震等不避艰险，力图复兴东南医学院，为中国医学教育树立一面独立自主的旗帜。

1937年"八一三"事变以后，日军先后出动100余架飞机，对上海夜以继日地狂轰滥炸，不到三个月的时间，就有90多所学校和文教机构遭日机袭击，其中全部被毁的占75%。东南医学院和暨南大学最先遭受劫难，真如的校舍、沪军营的院址，全部毁于日寇侵略炮火之下。同时被日军炮火摧毁的还有同济大学、暨南大学、复旦大学、同德医学院等共计14所学校。

经过"一·二八"和"八一三"两次劫难，东南医学院尽成废墟，一切建筑、设备与图书，经此一劫，破坏与散失殆尽。日本侵略者的飞机和大炮，可以毁灭校园，但毁灭不了东南医学院师生"医学救国"的革命意志和奋发图强的专业激情。他们抖抖身上的尘土，从废墟上站立起来，顽强地坚持着献身人类健康的医学事业。念及古训"多难可以兴邦"，学校同人鼓足勇气，重整旗鼓，力图恢复。

郭琦元在第三次全国医师联合代表大会后，对东南旅京毕业同学们说："那可恶的帝国主义者的飞机，把我们几年来心血结成的新校舍、新设备全部炸毁了。那使我们一面更清楚地看出了帝国主义者的兽性，更认识了咱们的敌人；一面确然为东南医学院流泪……东南医学院的被炸毁，不单只是我们的损失，也是整个中国医学界的损失。不过，我们绝不灰心，顺流的事情到来，我们喜欢；逆流的事情到来，我们更勇敢地前进。我们本着大无畏的精神，各校董、各同事、各同学，手拉得更紧地继续努力，把被炸毁了的东南医学院，在短时间中又恢复了过来。"

校舍被毁后，学校和医院被迫搬迁到法租界萨坡赛路（抗战胜利后改名为英士路，新中国成立后改名为淡水路）299号。这是一座花园洋房，有三层楼房一幢、二层楼房二幢、汽车间一间，有半个球场大小的庭院，还有古式的六角亭。在会议室西隔壁有一长廊是陈重臣、院长夫人主持校务及医院的办公室，其他是郭琦元、陈重臣两家的住宅，还设有门诊部及住院病房（仅住少数患者，是开业医师转送来的）。在萨坡赛路上课时条件最为艰苦，一年级学生多，在会议室上课，二年级、三年级、四年级各占用其他房间，但是毕竟学生多、教室少，经常是几百名学生挤在五六个教室里轮流上课。有时候上一年级学生刚上完课，就得马上让出来给下一年级学生继续上课。医院设备简陋，只做三大常规及血液涂片等检查，不能供同学们实习。

医学院的其他教授们为了中国的医学事业，也一致表示共克时艰，不领工资，共同努力，坚持办校。还有部分留沪的教授与校友，如陈重臣先生、惠墨绳先生，也都不避艰险，与张锡祺教授一起同心协力，迎难克艰。半工半读的学生也来协助，如1947届的高志华同学、1945届的徐将谦同学等。当时，反动政府对私立医学院不仅不支持，反而百般刁难。在东南医学院濒临绝境时，为了能坚持把东南医学院办下去，张锡祺毫不气馁，将光华眼科医院的收入悉数交给东南医学院作为办学经费，直到上海解放，几乎到了毁家纾难的程度。张锡祺除自己全力资助外，还发动校董、校友及学生一起克服种种困难，共济时艰。

抗战期间学校没有专职教授，由于经费不足，聘请名教授要付讲课费，是一大支出。由于时局动荡，人心不安，名教授也不愿来授课。张锡祺及陈卓人等人经常上门叩求，请求教授帮忙授课。大多数的教授都是义务或半义务授课，工资微薄，生活艰苦。当时还聘请台湾大学的病理学叶曙教授、妇产科李枝盈教授来授课，他们一年来几个月，集中讲课。特别是叶曙教授，在张锡祺的支持下，动员学生捐款（每人捐储备票1 000元）并一起动手，将萨坡赛路学校内的汽车间改建成尸体解剖室，还制作了4张解剖台，并向普善山庄要来了4具尸体，叶教授带领学生们做尸体解剖。尸体解剖室的建成，大大提高了教学质量。另外，在学校经济困难时期，一些校友也献出了爱心，义务授课，或将工资捐献给母校。这些老学长有:第三届（1928年）毕业的李雨生教授担任教务长，第五届（1930年）毕业的蒋本沂教授讲授公共卫生学，第五届（1930年）毕业的王翼恢教授讲授外科学，第八届（1933年）毕业的冯固教授讲授解剖学和组织学，第八届（1933年）毕业的姚瑟石教授讲授外科学，第九届（1934年）毕业的沈金祥教授讲授眼科学，第九届（1934年）毕业的胡秉奎教授讲授内科学，第九届（1934年）毕业的戚冠六教授讲授耳鼻喉科学，等等，以后还有不少校友先后回校担任教学任务，这是他们对母校的贡献。

抗战期间，东南医学院每年都定期招考新生，学生大多来自上海及江苏、浙江。因为学校是私立的，办校的经济来源就是收学费，当然学生招收得越多越好。当时的入学条件比一般公立学校稍低，没有严格的入学考试制度，只要有高中毕业证书或同等学力证书，均可报考(笔试加面试)，面试的题目也是一些简单而实际的，如："你为什么选择学医？你如何当好一个医生?"录取名单有正取生和备取生，但是不论是正取生还是备取生，只要能来交纳学费都能入学。当时的原则是"宽进严出"。因此一年级的学生，往往都有 60 人左右，但因学费昂贵、物价飞涨、生活困难等，到二年级、三年级就只有 30 人左右了。学校不收寄宿生，都是走读生，外地同学只能在校外租房解决住宿问题。那时候的学生家庭经济并不宽裕，只能依靠半工半读或校外兼职工作，或担任家庭教师等方式来交纳学费，甚至与校方商量，待工作赚钱后，再付清欠费，学校也予以认可。当时学校经济亦很困难，没有条件设立奖学金，也谈不上减免学费。

抗战期间，学校按照国民政府卫生部的规定，设有物理、化学、生物、生物化学、生理、解剖、病理、细菌等基础课程，还有日文、法文，临床各科齐全。当时除少数课程有教科书，或指定几本参考书，大多数课程是由授课老师按自己编写的教学提纲自由发挥讲解，学生记笔记，偶有几幅挂图教学。学生的实验条件很差，由老师带一些病理、生物、细菌等标本，供同学们实验学习。

为教育忍辱下跪

古有武训行乞 38 年，建起三处义学，教育了无数穷家子弟，被誉为"千古奇丐"载入史册。每念及此，总令张锡祺感动不已。临危受命的他自然知道，在内忧外患、民生凋敝的当时，一所私立大学要维持办校，谈何容易？学校经费短缺，开支捉襟见肘，全靠张锡祺院长创办的光华眼科医院的收入来勉强维持，有时候学校员工们还排队在医院门口等着领工资。最让他难堪的是，校舍严重不足，有时候，他不得不将自己的家作为教职工的宿舍，并供给伙食。萦绕在他心头的，就是扩充校舍，刻不容缓！他最迫切的心情，就是必须要筹到扩建新校舍的资金。于是他想尽办法，呕心沥血。

经过寻访，他发现制造局路伯特利医院（今上海市第九人民医院）以北，约10亩地可作为校园，那里有几幢旧式洋房可资利用。他认为在此处重建校舍较为理想，便亲自到房主刘某家中求援，请其出售这块地皮及房子。刘某是资本家，开始要价很高。张锡祺倾其所有，最后还是少20根金条。张锡祺多次向房主动之以情，晓之以义，但毫无效果。没有办法，为了东南医学院，为了医学教育事业，张锡祺想到了“千古奇丐”武训，便学着他扑通下跪，苦苦哀求道：“我们都是中国人，为中国的医学教育事业培养人才，是每个中国人的义务。在这关键时刻，刘老板倘若能为中国医学事业发展尽点力量，中国人是不会忘记你的。”刘某见张锡祺长跪不起，深受感动，同意出售这块地皮。但他提出一个条件，就是以少交的20根金条设立以他父亲名字命名的奖学金基金会，奖励有培养前途的清寒优秀学生。张锡祺立即满口答应。这样，终于将这块地皮和房子购得为东南医学院所有。“刘氏奖学金”随即建立，之后每年都奖励几位清寒的优秀学生。曾担任合肥市第二人民医院院长的张孝本就曾获得过“刘氏奖学金”。为了筹集资金修建制造局路的校舍，1946年11月东南医学院邀请梅兰芳、程砚秋在上海天蟾舞台举办京剧募捐义演活动。为了增加票房收入，张锡祺等不得不发动学生上街去推销戏票。

1946年2月，东南医学院从萨坡赛路迁入制造局路的新校舍，有一幢三层楼，一、二楼为生理、微生物、生物、化学、寄生虫、口腔学、组织胚胎学、病理学等实验室，三楼有部分男宿舍。主楼的东、南、西三面都有较大的空地，东侧盖大礼堂；西侧建一幢两层楼的简易房，楼上是女生宿舍，楼下是厨房和食堂；东南侧建一排简易平房，主要用作解剖实验室。后来在大礼堂东面又购地盖了一幢两层楼房，作男生宿舍。新校舍扩大了，条件改善了，开始招收寄宿生。自从学校搬迁到制造局路新校舍后，原来萨坡赛路的校舍全部改为东南医学院的附属医院——东南医院，由李祖蔚博士担任院长。有40～50张床位，职工51人。医院历经周折，苦力支撑，各科齐全，有完整的规章制度，医疗制度健全，一般不承担学生实习，仅供学生实习眼科。

但是学校的经济情况仍很困难，为了完成教学任务，提高教学质量，张锡祺亲赴各地去聘请历届的校友及著名教授来帮忙授课。聘请教授时，张锡祺往往提前1～2小时登门等候，教授们纷纷为其精神所感动。当时来任教的有我国解剖学泰斗张鋆教授、生理学吕运明教授等。还有第八届(1933年)毕业的张昱教授，第九届(1934年)毕业的谢炘教授，第十一届(1936年)毕业的叶天星教授，第十二届(1937年)毕业的伍常教授，等等。他们不计报酬，自带仪器，积极制作标本，特别是张昱教授自己出钱买来尸体，与同学们一起制作尸体标本供同学们实验，与同学们一起去捉青蛙、捕野狗来做动物实验……老学长们为母校的无私奉献，值得后人敬佩。当时学院有13个学科，30余名专职教师，50张病床，近8000平方米校舍。

据统计，东南医科大学从建校到1949年的23年中，一共培养毕业生1180人，这些毕业生中涌现出一大批有成就有影响的高级医学专门人才。这些人才不仅为夺取抗日战争和解放战争的全面胜利积蓄了强劲的医学力量，而且还为后来的新中国建设发展储备了优秀的医学精英。

谋求民族独立

中篇

救亡图存的革命激情

人民解放的革命文化

东南医学院甫一问世，就面临着血雨腥风：第一次大革命失败，国民党反动派实行反革命大屠杀；日本帝国主义觊觎我东北，扶植伪满洲，进而凌辱中华大地。中国生灵涂炭，处于水深火热之中，东南医学院师生也在战火中颠沛流离。

1931 年 9 月 18 日，日本关东军栽赃嫁祸于中国军队并以此为借口，炮轰沈阳北大营，制造了震惊中外的九一八事变。九一八事变及时向全国人民敲响警钟，“中华民族到了最危险的时候！”从此，中国人民开始了长达 14 年之久的抗日战争。

在日本侵略军面前，由于国民党政府实行卖国投降的不抵抗政策，仅 3 个多月的时间，东北三省就全部沦入敌手。国民党反动政府对外投降卖国，对内则提出“攘外必先安内”的反动口号，加紧“剿共”，加强法西斯恐怖统治。中国共产党代表全国人民要求抗日，并站在抗日救亡运动的最前沿，提出了收复失地、抗日救国的正确主张。1931 年 9 月 20 日，中共中央发表《中国共产党为日本帝国主义强暴占领东三省事件宣言》，明确指出：日本帝国主义“现在它更公开更强暴地占领中国土地，其显明的目的是掠夺中国”“使中国完全变成它的殖民地”。宣言谴责当局“高唱不抵抗主义与和平镇静的忍耐外交”。宣言号召全国人民“一致动员起来，给日本强盗与一切帝国主义以严正的回答”“帝国主义在华的一切陆海空军滚出中国”。9 月 30 日，中共中央发表了《中国共产党为日本帝国主义强暴占领东三省第二次宣言》，强调只有依靠工农兵、学生，以及一切劳苦群众自己的力量，才能打倒日本帝国主义。10 月 12 日，中共中央发表了《中国共产党为反对帝国主义、国民党一致压迫与屠杀中国革命民众宣言》，再次强调：“我们的唯一出路，就是组织我们自己的力量，武装我们自己，驱逐一切帝国主义的海、陆、空军，让他们滚出中国，我们才有出路。”

抗日救亡成为华夏儿女的共识。在民族危机感逐步加深的过程中，中国人民民族责任感也迅速增强，并积极付诸实践。九一八事变后，全国各大学展开了激烈的抗日救国运动。据史料记载，九一八事变后，全国各地的大学生共发起了三次大规模的请愿活动。第一次大规模请愿活动，发生在同年9月下旬。9月26日，上海各大学抗日救国会5 000余人向国民党政府请愿，要求武装民众、一致对外。27日，北平学生抗日救国联合会发表了《为东北三省事件告全国民众书》，并组织了对日宣战请愿团，要求抗日，随后乘车赴南京请愿。28日，上海各大学抗日救国会汇集了南京中央大学、金陵大学及上海复旦、光华等校3000余名学生，冒雨前往国民党中央党部，后又至国民党政府外交部请愿，要求政府出兵抗日。第二次大规模请愿活动，是在同年11月下旬。11月25日，到南京敦促国民党政府出兵抗日的爱国学生达2万人。各地工商界也有代表来南京，配合学生向国民党政府请愿，结队赶赴国民党政府，要求蒋介石签署出兵日期，要求张学良戴罪立功。第三次大规模请愿活动，是从12月上旬开始，持续到12月中旬。12月初，以共产党员、共青团员为骨干的北京大学、北平工学院等校学生，组成2 000多人的示威团奔赴南京。南下示威团起草了《告全国民众书》和《南下示威宣言》，指出“倘政府不能代表人民利益，不能武力驱逐日本出境，不能保障中华民族之独立时，则非但不信任它，而且还要打倒它”，并号召学生立刻组织起来，向南京政府示威。①

1926年创办于上海的东南医学院是私立院校，规模不大，到1931年，入校的第一届学生尚未毕业。但他们当中不少爱国学生，面对民族存亡的危机，爱国热情像火山一样迸发出来，宁可放弃学业，也绝不愿当亡国奴。在前述三次学生大规模请愿活动中，东南医学院部分学生放下书本，走出教室，奔向社会，积极响应，甚至冲锋在前。有名有姓的爱国学生如肖承祜、沈金祥等，随请愿学生队伍奔赴南京，要求国民党政府出兵抗日。尤其在第三次大规模请愿活动中，东南医学院爱国学生在南京成贤街、珍珠桥一带游行示威时，遭到国民党政府镇压，受到宪兵的殴打，惨遭

---

① 邵鹏飞、郝英达:《九一八事变后学生爱国救亡运动》,《吉林大学社会科学学报》1981年第5期。

不幸，成为震惊全国的“珍珠桥惨案”的受害者和见证人。

在抗日救亡的感召下，东南医学院的爱国师生利用医学优势，先是组织援黑(黑龙江)救护队，支持马占山义勇军顽强抗日。如九一八事变爆发后，东南医学院学生会召开全校学生大会，由章淦等几位同学发起组织救护队，北上救护义勇军抗日伤员。章淦在发言中断指洒血，血书“抗日救国”4个大字，一时群情激愤，立即由章淦、刘昌信为首等30多人组织抗日援黑(黑龙江)救护队，北上参加抗日。还有从亚东医科大学转入东南医学院的傅耀东，成为东南医学院第一届学生，1927年毕业后，立即投入三十三军参加北伐，任军医官。1928年他在上海组织安徽旅沪学会，参加“救国决死军”积极抗日和进行反蒋反独裁活动。

1932年1月，日本进攻上海，驻上海的国民革命军第十九路军在总指挥蒋光鼐、军长蔡廷锴率领下奋起抵抗，淞沪抗战爆发。当时上海各界人民组织反日救国会，纷纷参加抗日义勇军、运输队、救护队等，积极支援前线。宋庆龄、何香凝等知名人士前往上海慰问英勇抗战的十九路军，倡议发起战地救护活动。东南医学院部分师生满怀爱国热情，在东南医学院院长郭琦元和东南医院院长汤蠡舟的带领下，不顾安危，积极响应，参加战地救护活动，支持淞沪抗战。郭琦元带领200多名师生员工组成中国红十字会战地服务团，不断为抗日救护贡献力量。随着形势的恶化，宋庆龄、何香凝等知名人士积极筹划中国红十字会战地救护总队，郭琦元和汤蠡舟也积极参加了一系列筹备活动。后来，汤蠡舟还先后出任中路西线的第十四队队长和改组后第三大队大队长兼第九中队中队长，转战东西，驰骋在抗日主战场。

抗战期间，张锡祺利用自己在孤岛的光华眼科医院，为爱国进步人士和社会名流治病、办事，奉献自己的一分力量。同时，他还利用学术活动，积极开展反对日本帝国主义的政治活动，并拒绝与日本人有学术往来，招致日本占领者的不满和怀疑，以致被日本宪兵队逮捕。在审讯中，他经受了严峻的考验，始终坚贞不屈，表现了崇高的民族气节。

在爱国主义的大旗下，东南医学院还涌现出一批德才兼备的爱国学生，他们以朱仲丽、陈应谦、任国祥、马力等为代表。为了救国救亡，他们冲破道道封锁线，奔赴革命圣地延安，尔后分别成为八路军和新四军救护队伍中的骨干力量，为抗日战争的伟大胜利做出了卓越的贡献。

随后“八一三”战事爆发，中国红十字会成立第二救护队，东南医学院真如校区是其临时所在地，门首悬有红十字旗，这里也是最早设立的伤兵医院。同时，在萨坡赛路 299 号的东南医院也是上海 16 所特约医院之一，提供病床 100 张，兼收伤兵。还有新中国成立前夜上海大中专学生“反饥饿、反内战、反迫害”的反蒋游行示威队伍中，同样不乏东南医学院师生呼民迎熙的激昂身影。

在中国人民谋求民族独立、人民解放的革命战争时期，东南医学院师生以自己的爱国激情和专业素养，点燃了强烈的革命怒火和复兴期望，将自己对国家、民族的深厚情感和神圣职责，凝聚成师生的强烈共识，熔铸成东南无坚不摧的革命文化，为后来的发展奠定了基础，明确了方向，形成了动力，注入了灵魂。

一、民族蒙难　怒火迸发

东南医学院师生素有爱国爱民、追求进步的传统。20 世纪 30 年代，日本侵略军入侵中国，民族危亡之际，上海学生积极开展抗日救国运动，成立学生联合会；东南师生积极参加爱国进步活动，通过自己的实际行动，在抗战史上留下了难忘的一页。

参加请愿示威活动

1931 年九一八事变爆发后，学生的抗日热潮迅速地沸腾起来。从北平到广州，从上海到西安，各大中城市，成千上万的青年学生纷纷组织起各种抗日团体，如抗日救国会、救国义勇军、反日救国十人团、日货调查团、抗日宣讲队、军事训练班、看护训练班等。同时，各地学生还纷纷举行罢课、集会、游行，如 9 月 24 日，上海 10 万大中专学生罢课，反对国民党政府的不抵抗政策。9 月 26 日，上海各大学抗日救国会 5 000 余人向国民党政府请愿，要求武装民众、一致对外。此时的东南医学院虽说创办不久，又是私立，规模不大，但部分爱国同学群情激愤，如肖承祜、沈金祥等人更是积极响应，他们先是参加抗日签名活动，然后与同德医学院同学肩并肩奔赴南京请愿，要求国民党政府出兵抗日。12 月初，以共产党员、共青团员为骨干的北京大学、北平工学院等校学生，组成 2 000 多人的示威团奔赴南京。与此同时，东南医学院部分爱国学生也会同天津、上海、济南等地学生一起，集中来到南京，与当地学生汇合南下示威团共 3 万余人，联合举行示威游行，要求国民党政府出兵抗日。大规模的学生游行示威活动引起了国民党政府的极大恐慌，国民党政府派出大批军警、宪兵向手无寸铁的爱国学生任意围攻、冲杀，造成 30 余名学生死亡，百余人重伤，180 多名学生被逮捕。东南医学院学生游行示威到成贤街、珍珠桥一带时，遭到宪兵的殴打，不少人被追赶到河里，成为震惊全国的“珍珠桥惨案”。其中上海文生氏英文专修学校学生（共青团员）杨桐恒，被刺死后扔到秦淮河里，其状十分惨烈。爱国青年学生的热血染红了珍珠桥下的流水，谱写了抗战史上的壮歌。国民党的暴行再次激起人民的极大愤慨，各地学生纷纷举行示威游行。国民党政府见硬攻不成，又施软计，称愿与学生代表彻夜商谈。东南医学院学生推选冯固、肖承祜二人作为“八大代表”之列，与敌周旋。孰料这是敌人的缓兵之计，次日天尚未明，国民党政府突然出动大批军队，荷枪实弹，包围学生驻地中央大学，分批将学生强行押上专车遣送回沪，大规模的学生请愿活动未获成功。但是，东南医学院学生在国家民族危难时期表现出的爱国斗争勇气非常可敬，他们的爱国图强的精神自此深植于东南师生的心中。

组建援黑救护队

1931 年 9 月，九一八事变后，在日本侵略军面前，国民党政府实行卖国投降的不抵抗政策，仅 3 个多月的时间，东北三省就全部沦入敌手。全国人民奋力声讨，一时间，抗日运动风起云涌。东南医学院爱国师生除参加游行请愿外，还纷纷走上街头，开展抗日签名活动。特别是得知民族英雄马占山奋起抵抗，率部在黑龙江等地英勇抗击日本侵略者时，东南医学院爱国师生群情振奋。东南医学院学生会迅速召开全校学生大会，在场学生义愤填膺，慷慨激昂，纷纷发言，称读书不可忘救国，并立即决定组织医疗救护队北上。于是，由 22 级章淦等几位同学牵头发起组织救护队，表示要北上救护义勇军抗日伤员。

据当时上海《申报》报道，由章淦等几位同学为首的东南医学院爱国学生，深受“马占山将军绝塞孤军，与倭军殊死作战，义薄云霄，功在国家”之鼓舞，决心以自己绵薄之力北上抗日。他们一面募捐筹集财物，一面动员学生组织援黑救护队。限于当时觉悟和条件，有不少学识丰富的高年级学生报名后又打起退堂鼓，表示出对章淦等同学的不信任。于是，章淦等三十几位意志坚定的队员决定在全校学生大会上举行宣誓仪式。在宣誓仪式上，章淦即取利刃截断中指，以血写成誓词一篇，血书“抗日救国”4个大字，并大声说：“我若中途畏难而退，有如此指。”抗日决心昭然于众！一时群情激愤，在场师生深受鼓舞，报名参加援黑救护队的人数猛增到80多人。

不久，80多人组成东南医学院援黑救护队出发，他们抱定牺牲精神，为国家尽责，北上抗日。他们计划经张家口步行到黑龙江抗日。在援黑救护队到达北平时，由于交通阻断，被困在顺成王府。张学良将军感于学生的爱国热情，给予妥善接待。东南医学院毛寿璋等10多名同学，受到了张学良的接见，张学良给每个人发了一套皮衣和皮靴。出于对青年学生的同情，他还告诉同学们黑龙江此时已冰天雪地，气温达零下数十摄氏度。他担心南方来的同学们受不了，力劝大家停止行动。这时北平也有官员假借学生家庭出面劝阻，瓦解队员的斗志。迫于实情，救护队最终在北平无奈被迫解散。解散后，有的同学留在辅仁大学继续求学，有的返回上海，继续在东南医学院原班级上课。

这次行动虽然终止，但他们“医学救国”的革命激情以及为此付出的实际行动，为时人所景仰，给后人树立了楷模。同时，他们的这次行动更像是一颗火种，埋入东南师生心中，为他们在后来的抗日战争与解放战争时期，为“民族独立、人民解放”而积极参加战地救护、开展反内战等活动做了很好的激情酝酿和精神储备。

抗战救护活动

东南医学院师生仁心仁术，爱国奉献，积极投身抗战救护，永远闪耀着历史的光辉。

早在1927年国民革命军克复淞沪，东南医学院内就附设国民革命军伤病官兵收容所，教授、学生均兼任救护队工作。1932年1月，日本侵略军发动“一·二八”事变，进攻上海。驻上海的国民革命军第十九路军在总指挥蒋光鼐和军长蔡廷锴的率领下奋起抵抗，淞沪抗战爆发。当时上海各界人民组织反日救国会，纷纷参加抗日义勇军、运输队、救护队等，积极支援前线。曾有记载，1932年，日寇侵犯上海期间，何香凝女士以伤兵医院院长身份号召各界热心志士捐助现金、药品和食物，东南医学院院长郭琦元给伤兵医院送来大量医疗器械。“一·二八”事变后，宋庆龄、何香凝等知名人士前往上海慰问英勇抗战的十九路军，倡议发起战地救护活动。东南医学院部分师生满怀爱国热情，在院长郭琦元和东南医院院长汤蠡舟带领下，积极响应，参加战地救护活动，支持淞沪抗战。学院爱国师生组成国难救护队和后方伤兵医院，支援十九路军抗日。同时，东南医院作为上海16所特约医院之一，提供病床100张，兼收伤兵。郭琦元带领200多名师生员工组成中国红十字会战地服务团，不断为抗日救护贡献力量。随后“八一三”战事爆发，东南医学院真如校区是中国红十字会第二救护队临时所在地，门首悬有红十字旗。这里也是最早设立的伤兵医院，因而受到日本侵略者的仇恨，不久即遭到日机轰炸被摧毁。战火中，地处真如的东南医学院校内，图书、仪器、标本等用品损失有10余万件。

第一次淞沪抗战一个月中，汤蠡舟担任由何香凝组建的救护第七支队队长和第七伤兵医院院长。[①] 1937年7月，我国全面抗战爆发后，汤蠡舟参加了中国红十字会救护总队，先后出任中路西线的第十四队队长和改组后第三大队大队长兼第九中队中队长，转战东西，驰骋在抗日主战场，直到抗战胜利。上海沦陷后，许多师生也都直接走上了抗日战场的第一线。

① 《申报》1932年2月5日。

傅耀东的爱国壮举

傅耀东，名必俊，出生于1899年2月，安徽人。1925年上海“五卅惨案”爆发后，傅耀东在上海积极参加反帝运动。1926年他在亚东医科大学领导学生运动，直到亚东医科大学停办。郭琦元等发起成立东南医科大学后，傅耀东又转入东南医科大学成为第一届学生，并于1927年毕业。傅耀东从东南医科大学毕业后，即投入三十三军参加北伐，任军医官。蒋介石背叛革命后，傅耀东与该军军长柏烈武以及王亚樵等人在上海组织“全皖公会”，继续进行反蒋活动。1928年，他组织上海“安徽旅沪学会”，联络各大学学生进行反蒋反独裁活动。1930年，傅耀东在上海法租界开办耀东医院。1931年九一八事变后，他联络上海进步人士声援学生运动，要求政府出兵抗日。针对国民党政府的“不抵抗政策”，他秘密组织反蒋同盟，进行反蒋运动。他们的反蒋同盟成为上海地下党的外围组织，联络站设在耀东医院内，傅耀东任站长，其妻子为联络员。他们以耀东医院作掩护，积极开展地下革命活动。

1932年，上海爆发淞沪抗战，傅耀东和安徽旅沪学会的主要成员参加“救国决死军”积极抗日，傅耀东任卫生队队长。战斗中十九路军一度退却到太仓，被胜利冲昏头脑的日寇准备在上海虹口公园召开庆功大会。傅耀东等人获得信息后商议，派人把定时炸弹放在庆功台下。日寇庆功大会时，大将白川及在场日本军官等多人当场被炸死，这一炸，沉重打击了日寇的气焰。十九路军借此大举反攻，获得胜利。但后来由于蒋介石政府与日寇妥协，十九路军被调到福建，“救国决死军”也被解散。

1933年，十九路军在福建发动事变，成立福建省人民政府，傅耀东与王亚樵、李济深等参加成立典礼。同时，傅耀东的反蒋同盟还在积极筹划组织刺杀蒋介石、汪精卫。1935年11月，国民党在南京召开六中全会，傅耀东等人准备组织暗杀蒋、汪。因蒋介石没来参会走了“狗屎运”，只汪精卫一人被刺伤。刺杀者被捕后，没能扛得住严刑，还是供出了组织。傅耀东在组织掩护其他同志转移时，不幸在上海耀东医院内被国民党特务逮捕。他先被关在法租界巡捕房，后被特务引渡关押在上海老西门白云观特务机关，被严刑逼供。傅耀东虽身受酷刑，遍体鳞伤，却毫不屈服。后来傅耀东被押解到南京监狱关押，1937 年南京沦陷前夕，傅耀东等数人被反动派杀害于南京雨花台。就义时，他从容与难友告别，高呼革命口号，慷慨就义的大无畏精神深深感动着人们。斯人虽逝，精神常在，其大义凛然之举成为东南医学院学子的骄傲。

傅耀东虽然过早为国捐躯，但留下一女刘建华，子承父志。1949 年，刘建华考入东南医学院学习。1952 年，刘建华响应党的号召，主动要求到内蒙古支援边疆建设，在乌兰浩特卫生学校工作。她克服诸多困难，坚持 5 年，直到 1957 年始返回安徽医学院复学，毕业后在安徽医学院从事病理学教研工作，颇有成就。父女同为东南学子，为国尽忠贞，是一段难得的佳话，也是学校进行爱国主义教育难得的教材。

任国祥的“互济会”行动

任国祥，四川合江人。1927 年考入成都医学高等专科学校学习，1930 年考入上海南洋医学院，1931 年进入东南医学院学习。在成都和上海读书期间，任国祥亲眼看到洋人在中国土地上横行霸道，剥削欺凌中国人民，内心非常痛恨。到了上海不久，他就和一些同学加入了中国共产党的外围组织“互济会”，与同学、共产党员李裕德、朱慎忠 3 人组成互济会小组，一起学习马列主义，阅读进步书刊，过组织生活，还经常在夜深人静的时候上街张贴革命标语。

1930 年 12 月 11 日，在地下党的组织领导下，广大工人、学生涌向上海南京路外滩集会，纪念 1927 年由张太雷、叶挺、叶剑英等领导的广州起义。“互济会”派任国祥参加了这次活动。游行队伍冲破封锁，行进到南京路时，遭到了国民党军警特务的残酷镇压。反动军警们用警棍、水龙头对付手无寸铁的示威群众，又逮捕了不少人，任国祥被打伤后也被捕入狱。在狱中，任国祥碰巧和《反杜林论》的译者、共产党员吴亮平关在同一间牢房。在近一年的日子里，他们朝夕相处，结下了深厚的友谊。吴亮平坚贞不屈与国民党反动派英勇斗争的精神，深深地感动和教育了任国祥。吴亮平还系统地为任国祥讲述马列主义的基本原理，精辟地分析国内外形势，指出中国革命的道路和必胜的前途。1931 年 9 月，因查无实据，任国祥被释放出狱，重见天日。任国祥出狱后，继续在东南医学院学习。在国民党反动当局的白色恐怖下，在严峻的生死考验面前，任国祥并没有被吓倒，他又重新投入到火热的革命斗争中去。1932 年 1 月 28 日夜间，日本军国主义在上海挑起了侵略战争，向上海闸北一带进攻。当地驻军在全国人民抗日高潮的推动下，奋力自卫，开始了淞沪抗战。在中国共产党的组织下，上海各界群众踊跃参加抗日义勇军、运输队、救护队，支援前线。共产党员李裕德派任国祥参加救护队工作。任国祥丢开紧张的学习，接受了这个任务，以极大的爱国热情，不顾个人安危，迎着敌机的狂轰滥炸，到抗日前线抢救伤员。

任国祥于 1934 年 8 月东南医学院毕业后，回四川在合江安仁医院当医生兼任合江中学教员，后辗转重庆皮肤性病诊疗所、上海虹口产科医院、江苏常州元谟医院、靖江县(今靖江市)县立医院当医生。在此过程中，他无时无刻不在关心着时局变化，爱国热情一直在他心中燃烧。抗战全面爆发后，他毅然决然地投身到抗日战争的最前线，直接服务抗战官兵。同年 12 月，他报名参加了南京中央医院战伤内外科训练班学习，毕业后于 1938 年 1 月被分配到位于湖南湘乡国民党军医署的后方医院任内科医生，参加抗战救护工作。在这期间，他以中国共产党在国民党统治区公开发行的《新华日报》为依据，用墙报、标语等形式积极进行抗日宣传，并时常参加组织捐款、救济难民等活动。党组织全面考察了任国祥的历史和经历后，由小学教员、共产党员胡开骏介绍，任国祥加入了中国共产党。1941 年 9 月，经吴亮平介绍，任国祥历尽艰险，带着妻儿，奔赴延安。

东南医科大学创办不久，正值第一次国内革命战争失败，国民党反动派一方面对革命根据地进行军事围剿，另一方面对国统区实行文化围剿。迫使一大批进步作家奋起反围剿，与国民党反动派做斗争。1930年2月，在中国共产党组织的努力下，文艺界拟筹备成立中国左翼作家联盟，文化旗手鲁迅提名郁达夫作为发起人之一。于是，当时在东南医学院任教的陶炽孙与夏衍为筹备“左联”，一同拜访了郁达夫，其后也都实际参与了“左联”的筹备工作。3月2日，“左联”在上海中华艺术大学举行了成立大会。陶炽孙与鲁迅、郑伯奇、冯乃超、夏衍等出席了成立大会。成立大会上，鲁迅做了题为《对于左翼作家联盟的意见》的讲话，第一次提出了文艺要为工农大众服务的方向，并且指出左翼文艺家一定要和实际的社会斗争接触。

陶炽孙(1897—1952)，江苏无锡市人。1906年，陶炽孙10岁时随父亲去日本，1907年入读东京的神田锦华小学四年级。小学同学中，有亡命在日本的革命同盟会陈君的儿子，他们常在一起，陶炽孙在这时朦胧地产生了对革命的憧憬。1919年陶炽孙考入日本九州帝国大学医学系，1921年与同在“帝大”学习的郭沫若，以及何畏、徐祖正、刘恺元等创办了同人杂志《格林(*Green*)》。他在第二期上用日文发表了他的处女作《木樨》，从此开始了他的文学创作活动。同年7月，他与郭沫若、成仿吾、郁达夫、张资平等人发起成立“创造社”并团结了一批新浪漫主义作家。这是以五四运动为背景的新文化蓬勃发展时期的一支新生力量。

1923年，陶炽孙毕业，1928年回国。1929年，在无锡安顿好家人后，他只身前往上海东南医学院任教，同时也一直活跃在左翼文坛上。

1929年7月，“创造社”被国民党当局查封。同年11月，陶炽孙与夏衍、冯乃超、郑伯奇等一起参加了中国共产党领导下的革命文艺团体“艺术剧社”，公演了一批优秀剧目，如罗曼·罗兰(法国)的《爱与死的角逐》，辛克莱(美国)的《梁上君子》和米尔顿夫人(德国)的《炭坑夫》以及雷马克(德国)的《西线无战事》,宣传"大众文艺"的进步思想。1930 年 4 月 28 日晚,"艺术剧社"遭国民党反动派查封,社员被逮捕,陶炽孙当夜到日本友人尾崎秀实住处避难,才免遭逮捕。

1930 年 3 月 1 日,《大众文艺》第二卷第三期刊登了他的译作《德国新兴文学》,文章向国人介绍发源于德国的新兴文学种类:报告文学。作品告诉人们,报告文学是一种与时代以及社会关系十分密切的文学样式,它带有强烈的批判色彩,以同情被压迫阶级为己任,真实地记录、抨击社会不公。①

"一·二八"事变后,陶炽孙立刻创作发表了报告文学《在炸弹下三日间》,及时地、全方位地记录并向全世界展现了国民革命军第十九路军在总指挥蒋光鼐和军长蔡廷锴率领下,在全上海人民的支持下奋起抵抗的淞沪抗战,极大地发挥了文学的战斗作用。同时创作发表单篇报告文学的还有白夷的《火线上》、楼适夷的《战地一日》、茅盾的《第二天》、叶圣陶的《战地琐记》等,他们用自己的文学实践,实证了"大众文艺"的进步理论,真实地记录、抨击社会不公,谱写了一曲曲可歌可泣的爱国主义凯歌。

1931 年 10 月,日本四六书院以"国际无产阶级丛书"之名出版了陶炽孙与尾崎秀实合作编译、陶炽孙作序的戏剧集《蜂起》。12 月,陶炽孙在《北斗》一卷第四期发表了剧作《谁是真正的朋友》。1932 年 1 月,他在《北斗》二卷第一期发表了《创作不振之原因及其出路》。6 月,他与李达、陈望道、丁玲等人签署了《中国作家营救牛兰宣言》,抗议国民党在国难当头之时迫害共产国际人员牛兰夫妇。

1930 年,东南医学院第一批录取的学生蒋本沂(1908—2002)以优异成绩毕业,并留在东南医院担任实习医师。在此期间,他与我国社会医学

① 王文军:《试论左联对中国报告文学的大力推动何以成为可能》,《文艺理论研究》2007 年第 6 期。

开拓者、东南医学院著名教授陶炽孙住在同一个房间。由于受到陶炽孙教授的影响，蒋本沂也成为20世纪30年代著名革命剧作家、儿童剧作家。

结识陶炽孙，对蒋本沂的一生产生了深远而重要的影响。在得知陶炽孙教授是“创造社”创办人之一和进步作家团体“左联”成员，与郭沫若、郁达夫、成仿吾等进步作家齐名，与鲁迅、内山完造也有来往，不但是个社会卫生开拓者，也是文艺战线上的革命派后，他大受感染和鼓舞，也逐步走上了爱国文学剧本创作之路，在20世纪30年代创作了在当时社会产生相当大影响的大量作品，一度与田汉、曹禺等人相提并论。

1932年，乐华图书公司还专门为蒋本沂出版剧作集《一条战线》，该书含独幕剧《生命之路》、二幕剧《一条战线》、三幕剧《爱的烽火》《病着歇斯底里的人们》等8个剧本。1932年的《中国文艺年鉴》剧本部分，仅收田汉和蒋本沂的两个剧本。1993年出版的张之伟编著《中国现代儿童文学史稿》中，把蒋本沂教授和董每戡、于伶、陈白尘、蔡楚生并列为“反帝大同盟”中诞生的儿童影剧家。

他写的《帝国主义的狗》发表在1933年1月的《洪荒月刊》创刊号上。该剧主要描写了1933年上海一个大弄堂里发生的外国人及其走狗欺凌中国孩子的事。作品的主题鲜明，不仅为我们揭示了少年一代的阶级友爱和团结互助的精神，而且也显示了中国人民反抗帝国主义及其走狗的巨大力量。《帝国主义的狗》具有极为深刻的思想含义。作品不仅再现了帝国主义给中国人民带来的深重灾难，而且进一步揭露了它们的走狗是造成灾难的直接原因，以剧中孩子们的心声毫无遮拦地痛斥了走狗们的卑劣行径。《帝国主义的狗》被认为是现代儿童文学剧本的典型代表作。

东南医学院的陶炽孙和蒋本沂两位教授，亦医亦文，医文俱佳，在安徽医科大学发展史上可谓是独树一帜。

二、抗日救亡 步伐铿锵

1937年七七事变后，日本侵略军又制造了“八一三”事变，战火燃烧了整个上海，东南医学院真如校舍和沪军营院址全部毁于日寇侵略者炮火。同胞遭屠戮！国土遭蹂躏！校园遭毁灭！早已埋进东南医学院师生心中的抗日怒火被彻底引爆，他们中的部分热血师生不得不放下难以割舍的学问和课本，纷纷结队参加上海各界的抗日宣传和战地救护队，特别是其中的部分师生，甚至做好长期抗战的准备，纷纷自愿请战到抗战一线，利用专业优势，参加战地救护支援前线。

转战西南参加战地救护

为了支援前方抗战军民，郭琦元院长将东南医学院的真如校区改作伤兵医院，后来又成为中国红十字会第二救护队临时所在地。同时，经郭琦元同意，萨坡赛路299号的东南医学院附属东南医院也成为当时上海16所特约医院之一，提供病床100张，专收伤病员。与此同时，郭琦元带领200多名师生员工，组成中国红十字会战地服务团，开赴闸北前线，冒着枪林弹雨，抢救伤病员。上海沦陷后，郭琦元受命负责中国红十字会战地救护任务，别离妻子、女儿和出生不久的幼子郭世龙，随军奔赴抗日前线，先后转战苏、浙、皖、云、贵、川，任国民政府的战区卫生部长。他经历了著名的长沙衡阳会战等战役，从事战地救护工作，为抗战胜利立下汗马功劳，郭琦元因此升至国民政府军医总监。因他出行仓促，学校管理事务来不及详细交代，重任落到郭夫人郑玉英肩上。郭夫人在危难中支撑学校，依靠借债、同人帮助勉强维持东南医学院。由于抗战初期国民革命军十九路军伤病员医治后留有一些军用物品（如钢盔、武器等）在东南医院内，未做及时处理，被人告密，郭夫人被日本特务逮捕。

同时，同是东南医学院创始人之一的汤蠡舟，1936年参与黄炎培、蔡元培等创立的中华职业教育社，为应对必将出现的残酷抗战，适时举办数期战地救护训练班，并编写了《救护与防毒》一书作为教材。抗战全面爆发后，因为战地救护工作需要，他最早离开了上海舒适的家、熟悉的工作环境和自己参与创立的东南医学院。1937年8月，他义无反顾地加入到中国红十字会救护总队战地救护的行列之中，完全把国家和民族的命运置于个人和家庭的安危之上，奔波于抗御日军的战场之间。他还曾亲自前往皖南新四军军部，送药品、器械，帮助训练医务人员。随着战事的发展，他随军辗转于衡阳、长沙、南昌、吉安和祁阳等地救护伤员，其间担任过队长、中队长和大队长等职务。1941年1月到8月，在江西弋阳，他担任中国红十字会战地救护总队卫生人员训练所二分所的外科指导员兼军阵外科学组主任，专门训练服务于战地救护的卫生人员。1941年9月至1942年9月，他再被调到四川重庆，担任中国红十字会总会医务处长。1942年9月至1945年11月，他又被调往贵州贵阳，担任中国红十字会战地救护总队副总队长。根据中国红十字会战地救护总队档案资料的记载，在救护总队，汤蠡舟曾先后担任过中路西线的第十四队队长、第三大队队长、总部材料股主任、总队长等职。汤蠡舟也是中国红十字会战地救护总队最后一任总队长。

东南医学院第九届(1936年)毕业生傅光等人亦组织救护队辗转于后方，最后到昆明。傅光任救护队队长，他的两个儿女在兵荒马乱的军旅途中不幸失散，下落不明。还有中国红十字会救护总队中路西线第十四队副队长林熊飞(东南医学院第五届毕业生)，队员有冯固(东南医学院1933年毕业生)、洪抡元(东南医学院1933年毕业生)、陈锡康(东南医学院新制二年级肄业生)、董振舜(东南医学院毕业生)等。甚至还有很多东南医学院毕业生或东南医学院在读学生参加了战地救护总队，姓名不能查实，成了无名英雄。

孤岛的抗日爱国活动

上海沦陷后，在日寇及汪伪政府的包围下，孤岛中的东南医学院接到汪伪政府的电文，要将其改为“国立医学院”，当即被张锡祺院长严词拒绝。张锡祺申明民族大义，绝不受汪伪引诱，继续在重重困难中坚持办校。东南医学院的学校布告栏中，只有国民党重庆政府教育部的通知和规定，从未出现过汪伪政府的所有通知，校门口亦从来不挂汪伪政府的所谓国旗。在上海沦陷时期，一所私立大学有此民族气节，置生死于不顾，是多么的难能可贵！

1937 年 3 月，国民党在上海的租界内成立了一个“国际问题研究所”，专门收集国际情报。该研究所还成立了上海站，委任张锡祺的族弟张锡钧为站长，专门收集日、美、英等国情报，同时也收集苏联情报，甚至还收集中国共产党情报。上海站在组建过程中，被中共地下工作者吴成芳同志察觉。共产党员谢南光同志以丰富的斗争经验和多种社会关系，特别是通过张锡祺的推荐和介绍，打入了这个组织，卧底成为上海站负责人之一，并慢慢掌握了上海站领导权。同时打入这个组织的还有向枫、金鉴明等。他们的活动都以张锡祺的光华眼科医院为掩护，光华眼科医院实际上已经成为上海站的活动中心。经过几年的复杂斗争，中共地下党从上海站取得了很多有价值的情报。

抗战期间，张锡祺还为许多爱国进步人士和社会名流治病、办事，同他们结下了深厚友谊。鲁迅先生的夫人许广平常常带着爱子周海婴到光华眼科医院治疗眼疾。在周海婴治疗眼疾的过程中，适逢上海地下党组织领导一些工人同志秘密印刷出版了《鲁迅三十年集》。尽管印数不多，在周海婴眼疾治愈后，为表示感谢，许广平还是亲自送了一本书给张锡祺和夫人马绩。马绩一直珍藏着这本书，视为最珍贵的礼物。抗战胜利后，许涤新同志还带邓颖超大姐去光华请张锡祺治疗眼疾。邓大姐在治疗时，转达了周恩来对张锡祺的问候。张锡祺听到周恩来三字时，肃然站起，向邓大姐深深鞠躬，表示了崇高的敬意。张锡祺精心为邓大姐诊治，很快把邓大姐眼疾治愈。为感谢张锡祺和马绩夫人的一片深情，邓大姐特地送一条洁白的台布给马绩夫人，他们感动不已，一直珍藏。

张锡祺在看病和教学时，还坚持从事医学研究工作。1936 年，他做了免疫体及细菌毒素通过角膜的实验研究，取得丰硕成果。日本眼科学会在九州开会，张锡祺作为中国代表被邀请参加会议。他的研究论文在大会上宣读后得到公认，千叶医科大学授予他博士学位。当日本政府拟向他颁发博士证书时，出于满腔的爱国之情以及对日本帝国主义的憎恨，张锡祺断然拒绝。1940 年是张锡祺在东南医学院任教 10 周年，同年 11 月，学校为他召开了纪念会，上海眼科界同人 80 多人出席了会议。会上交流了眼科学术论文，并选出了 25 篇编辑出版了《张锡祺教授任职十年论文集》。

张锡祺在上海进行了不少学术活动，并积极进行反对日本帝国主义的政治活动，还拒绝与日本人学术往来，这招致了日本占领军的不满和怀疑，1945 年 7 月 25 日，张锡祺在上海被日本宪兵队逮捕。同时被捕的还有吴成芳、向枫、黄英，他们被关押在一起，彼此心照不宣。在审讯中，张锡祺同志经受了严峻的考验，敌人对张锡祺多次严刑拷打，他始终坚贞不屈，没有吐露半点实情，表现了崇高的民族气节。幸好狱中有个担任日军翻译的台湾青年，预见日军必败，暗中帮助张锡祺，使他获得保释出狱。张锡祺出狱后不到几天，日军就宣布无条件投降，吴成芳、向枫、黄英同志也获得了自由。

奔赴延安的炽热学子

为了民族独立和人民解放，东南医学院涌现出一批德才兼备的爱国学生，他们为了救国救亡，怀抱“医学救国”的梦想，冲破道道封锁，奔赴革命圣地延安，尔后分别成为八路军和新四军救护队伍中的骨干力量，为抗战救护和创建新中国的卫生事业做出了贡献。他们当中的杰出代表是朱仲丽、陈应谦、任国祥、马力等。

朱仲丽是20世纪初我国著名教育家、革命家、毛泽东的老战友朱剑凡的小女儿。1932年，她考入上海同德医学院。由于参加党的地下工作，她曾被捕入狱，后获释，转入东南医学院。1936年，她从东南医学院毕业后，在南京的中央医院工作，1937年底到延安，翌年春在延安边区医院任外科医生，并加入中国共产党。与白求恩、马海德等国际共产主义战士一道工作，1939年初与时任中央军委副主席、红军总政治部主任王稼祥结婚。朱仲丽曾担任边区医院门诊部主任，抢救过许多危重患者。

1932年考入东南医学院的陈应谦，在校期间曾积极参加爱国学生运动。1936年毕业后考入南京中央医院做实习大夫。1937年加入宋庆龄组织的医疗防疫队并担任队长，到大后方救治难民。1939年参加革命，经李克农介绍到延安中国医科大学，先后任教员、教育长、附属医院院长、副校长。1953—1959年任人民卫生出版社副社长兼总编辑。1960—1979年任宁夏大学副校长、宁夏医学院院长兼党委书记。从抗日战争、解放战争到新中国成立后的数十年间，他为国家培养了大批医务人员，曾为毛泽东、刘少奇、叶剑英、陈云、王稼祥、邓颖超等许多党和国家领导人诊治过疾病。1980年，他被调至北京第二医学院任院长。

1934年8月毕业于东南医学院的任国祥，回四川后又辗转重庆、上海和江苏常州、靖江县（今江苏靖江市）等地，从事医生和教员工作，尽管生活无虑，但他无时无刻不在关心着时局的变化，爱国激情一直很强烈。1937年抗战全面爆发后，他决心放弃现有职业，投身到抗战前线。这年12月，他报名参加了南京中央医院战伤内外科训练班学习，毕业后于1938年1月被分配到位于湖南湘乡国民党军医署的后方医院任内科医生，参加抗战救护工作。这期间，他加入了中国共产党。1938年，任国祥一度到武昌国民党军官训练团医务所当医生。在此期间曾见到周恩来、郭沫若等中共领导人，还聆听了周恩来的演讲。周恩来所阐述的“抗日战争是持久的，最后胜利属于中国”的思想，使任国祥进一步坚定了抗战必胜的信念。武汉沦陷前夕，任国祥随医院迁移到芷江。党组织转移前，任国祥的联系人胡开骏对他说，到了芷江后，党组织会有人来找你。但到了芷江后，始终没有人来找任国祥，他一时失去了与组织的联系。在此情况下，任国祥对党的怀念越来越强烈，向往着革命圣地延安，于是就给当时在延安的吴亮平写了一封信，要求去延安。吴亮平回信同意任国祥去延安。为了实现这一愿望，任国祥从湖南先是到了广西南丹国民党一九〇后方医院，后又转到了四川重庆南岸公路局医务所。所到之处，常常受到国民党特务的监视和盘问，真是历尽艰辛。直到1941年才在重庆八路军办事处办好了去延安的一切手续。

1941年9月，任国祥与爱人熊润华和出生刚一个多月的儿子任青，经过长途跋涉到了延安。延安的一切，都使他感到那么清新和愉快。中央组织部部长陈云热情接待了他，并征求任国祥对工作的意见。任国祥了解到中国医科大学是专门培养医务卫生干部的学校，当时学校正缺教员，结合自己的专业医学，提出到医大工作的愿望，陈云同意了。中国医科大学校长王斌亲自把他一家接到了学校。任国祥同时把随身带的一些医疗器械和医学书籍全部献给了学校。从此，任国祥联系上了党的组织，与中国医科大学结下了不解之缘。

1953年4月，任国祥任中国医科大学副校长、主任医师、名誉教授，1980年5月任中国医科大学顾问。1986年4月病逝。

在半个多世纪的坎坷磨砺中，任国祥始终不渝地追求进步，追求真理。他以坚定的信念，对党的忠诚，求实敬业、富于创新的精神，为发展新中国的高等医学教育事业做出了重要贡献。

三、战地救护的赤子情怀

九一八事变后，以“救伤恤难”为天职的中国红十字会，积极投入到伟大的民族自卫战争的救护中。起初，中国红十字会因山海关交通梗阻，组织的救护队迟迟未能发出。1932 年 1 月 28 日，日本海军陆战队发起大规模的军事进攻，史称“一・二八”事变。“一・二八”事变爆发后，驻沪国民革命军十九路军奋起抵抗，誓与上海共存亡。沪战突起，战事惨烈，中国红十字会迅速做出反应，连夜组织起救护队，冒着枪林弹雨，抢救伤病难民。自此，中国红十字会随着抗日战争的发展，开始了抗战救护的伟大事业。

东南师生积极参加国难救护

沪战爆发，上海的高校遭受了严重的破坏，东南医学院也未能幸免。东南医学院师生义愤填膺，引爆了埋藏在东南爱国师生心中的怒火。当妇女界领袖何香凝女士呼吁各界万众一心，共赴国难，联合宋庆龄等上海知名人士推动中国红十字会开展救护行动。慰问英勇抗战的十九路军时，东南医学院院长郭琦元毫不犹豫地带领师生们参加了中国红十字会总会组织的战地救护活动，组成“国难救护队”，奔赴抗击日寇侵略的第一线。当何香凝女士向社会倡议，积极组织救护，创设伤兵医院时，郭琦元再次毫不犹豫地将东南医学院真如校址作为临时伤兵医院，救助前线伤员。郭琦元的爱国行动引起反动派仇恨，反动军警突然搜查东南医院，查出 10 多支长短枪支，即以“私藏枪支、支持共匪、扰乱社会、危害民国”的罪名逮捕了郭琦元。郭琦元家属四处奔走营救，后经社会贤达多方呼吁，尤其是在宋庆龄的过问下，反动当局才不得不释放郭琦元。1937 年日军侵华，上海军民奋起抵抗，郭琦元又带领200多名师生员工组成中国红十字会战地服务团，为抗日救护贡献力量。《上海卫生志》的“大事记”中这样写道：1932年“一·二八”日寇侵犯上海期间，何香凝女士除了把个人财产用于救护事业外，还以伤兵医院院长的身份在报上刊登募款启事，号召各界热心志士捐助现金、药品和食物。她的声望很高，各阶层民众应募捐款都十分踊跃，特别是上层人士和海外华侨更是热情支持、大力捐助。如东南医学院两位领导给医院送来大量医疗器械、药品。

之后，郭琦元受命担任国民政府的战区卫生部长，转战全国抗日前线，指导中国红十字会开展战地救护工作。在持续了3个月左右的淞沪抗战中，中国红十字会救护队员出生入死，奔赴前线，救护伤员。有新闻报道：为集中力量统一工作起见，上海医师公会、妇女协会、同德医学院救护队、震旦医学院救护队各方代表合议，决定成立红十字会第七救护队。经公推，由汤蠡舟医师担任队长。另据记载，当时何香凝女士原本拟加入第七救护队并担任队长，因另有任务，改推汤蠡舟担任。凡所有经济等事务，多由妇女协会何香凝女士等接洽。第七救护队随即投入第一线战地救护伤者。据1932年2月17日《申报》报道：国难战士救护会发起上海医师公会、同德医学院、东南医学院、震旦医学院、中法药学院等合办之红十字会第七救护队，自在真如（东南医学院校址）开始救护以来，工作异常忙碌，队员分往吴淞、江湾、闸北各战区救出伤兵及难民无数。

中国红十字会战地救护总队的成立

1932年5月，中日达成《淞沪停战协定》，战事告一段落，中国红十字会抗战救护的首次使命也已完成。但是，日本军国主义的侵华野心仍在不断膨大。4年以后，鉴于时局日趋紧张，为未雨绸缪，各地开始成立紧急救护团体。1936年4月11日，中国红十字会总会设计委员会召开第一次会议，讨论救护组织问题，决议设立救护组织的执行委员会。邀集中华医学会、全国医师联合会、中华护士会等17个团体参加，其中包括东南医学院。东南医学院院长郭琦元和东南医院院长汤蠡舟随后参加了一系列筹备活动。中国红十字会总会救护委员会于1936年6月1日在上海成立。据红十字会档案记载:“由本会正副会长为正副主席,推定常务委员7人,执行委员41人,正副总干事各1人,并分设‘训练’‘供应’‘人事’3个委员会,分别办理各项事宜。”档案记载了东南医学院和东南医院的两位代表郭琦元和汤蠡舟都为执行委员,郭琦元还担任训练委员会委员一职。①

1936年11月18日,上海市各界领袖虞洽卿、钱新之、黄炎培、江问渔等发起组织上海市救护事业协进会。后根据国民政府中央颁布的《非常区域救护事业办法大纲》的要求,1937年7月20日,上海市救护事业协进会改组为上海市救护委员会,主席为颜福庆,东南医学院院长郭琦元是15位委员之一,郭琦元并兼医务组长。东南医学院医务长、东南医院院长汤蠡舟是上海市救护委员会所属训练推行委员会委员,并任医务组副组长,东南医学院职工江晦鸣任医务组材料课干事。

1937年抗日战争全面爆发,东南医学院再次遭到更大的毁坏。在被统计的全国部分公、私立12所高等医学院校的损失情况中,东南医学院位列前三。据《中国红十字会月刊》和当时报纸记载,1937年8月13日,中国红十字会成立第二救护队,设临时医院于真如东南医学院,短短半个月内,东南医院收治304人,在16所特约医院(特约医院是指受红十字会委托临时收受伤兵之私家医院。待红十字会自行设立的各救护医院成立,伤兵转出后,特约医院任务结束)中收治人数名列第二。1937年8月22日,第十一救护医院成立于大华路维也纳舞厅,全院员工完全义务任职,汤蠡舟任院长,特邀医师中有陈邦典,驻院医师中有王冀恢和洪抡元等,他们都是东南医学院的职工。1937年10月17日,《申报》刊登《中华民国红十字会总会致谢》一文,文中写道:第十一救护医院参加本会合作

① 《在红十字会的旗帜下》,《红十字运动研究》2018年卷第356—369页。

开办以来，成绩卓著。现将该院移驻松江并改名为中国红十字会总会驻松江第一重伤医院，乃请原任院长汤蠡舟医师及全体工作人员继续任事，现已布置就绪，正式开幕。后由于战地形势的变化，汤蠡舟带领中国红十字会总会驻松江第一重伤医院的医护人员西撤至武汉。

随着战线的西移，救护队撤出了上海地区。1937年10月，已经由南京西迁至湖北汉口的中国红十字会总会成立了中国红十字会总会救护委员会，主席王儒堂，总干事林可胜。该委员会曾公布过"关于中国红十字会总会救护委员会各医疗队各路大队长、副大队长、队长、副队长及队员名单的公告"（护字公告第83号）。内设机构有干事室、总务股、医务室、材料股、运输股、会计股。1938年6月，中国红十字会总会救护委员会迁到长沙，根据作战区不断扩展的形势，为了集中救护、医疗和医防事业，组织和协调各战区的战地救护和医疗工作，便于集中领导与管理，将救护委员会及有关救护、医疗事业的人员、器材、运输工具等改组成立了中国红十字会战地救护总队部（亦称"中国红十字会总会救护总队"，简称"救护总队"），作为专护军事救护之机构，由林可胜任总队长。救护总队的主要任务是：对外与国际红十字会和海外援华团体取得联系与支持，完成抗战中的医疗救护工作；对内向中国红十字总会汇报工作，指导全国各地医疗队的医疗救护工作及解决各医疗大队部提出的重要问题。总队部掌握全体医务后勤方面人员的任命、开除、调动、免职等人事权。

救护总队与国民党政府行政院卫生署在长沙合办卫生署战时卫生人员训练总所（林可胜兼任主任），组编医护卫生队（每队20～30人不等），派赴全国各战区担负救护伤病员及民众的工作。其中，中路西线的第十四队队长为汤蠡舟，副队长为林熊飞（东南医学院第五届毕业生）。队员有冯固（东南医学院1933年毕业生）、洪抡元（东南医学院1933年毕业生）、陈锡康（东南医学院新制二年级肄业生）、董振舜（东南医学院毕业生）、李琼恩、陈庭华、王良、徐远、王绍基、盛梓材、郁文泰、姚士庭、许大江等。还有很多是东南医学院毕业生或东南医学院在读学生，姓名不能一一查实。

在救护总队各级组织逐步完善过程中，医疗队的规模也日益扩大。到 1938 年底，救护总队下设 4 个大队、12 个中队、77 个医务队，包括 23 个救护队、23 个医护队、24 个医疗队、6 个医防队、1 个 X 光队。汤蠡舟任第三大队大队长，兼第九中队中队长。大队部驻扎在江西吉安，下辖第四（桂林）、第五（衡阳）、第六（祁阳）和第九（吉安）等 4 个中队，29 个医疗、医护、救护队。①

救护总队在图云关

1938 年 10 月 27 日，日军占领武汉。救护总队不得不撤退到长沙，在北门外借用广雅中学部分校舍办公。1938 年 11 月，救护总队设在长沙的救护总部遭受敌机轰炸扫射，遭到重创，数十名红十字会救护人员受伤。1938 年 11 月，总队部又奉命西迁至 300 千米以外的祁阳，设在隔江对岸的一块平地上。同时要求派出一个医疗救护队到祁阳城内的后方医院，协助工作。因战事关系，祁阳驻地终非久计，于是 1939 年 3 月又奉命迁至贵阳东南郊群山环抱的图云关。

图云关是黔南首关，历史上就是兵家必争之地，这里的营盘坡很早就挖有战壕，包括交通壕、单双人掩体以及指挥所、弹药库、战地救护所，全长 2000 米。抗战后期，国民革命军陆军第十三军，调驻贵阳的南厂至图云关、茶店一带，将旧有的战壕修整备用。图云关现在贵阳森林公园内，森林公园位于贵阳市东 4 千米处，它原为市政府林业局的实验林场。公园北门入口处即图云关，该关口始建于宋宁宗嘉泰元年（1201 年），原名图宁关，最早名油榨关，至清道光年间始改称图云关。

为了加强战地救护、医疗、医防等工作，医疗大队增加到 9 个，共辖

① 汤章城：《抗日战争中的一名红十字会医生》，《红十字会研究》2015 年卷第 329—343 页。

47个中队、94个区队、9个手术队。预备大队设在贵阳，下辖10个中队，供机动使用。抗战中期全国统一划分为9个战区，救护总队也相应地按工作需要下设5个中队，中队以下设2个区队及手术队。另外，总队部还下设三个诊疗所、一个疗养院、三个战区医院，并在各地设有民众诊所。从1940年至1943年是救护总队的全盛时期，大小医疗队发展到150个，医务人员及各种辅助工作人员达到3420人(包括训练总所)，其中不少是名牌院校各科的著名专家，有护士数百人，多是高级护士，还有各科卫生科技人员数百人。这是一支庞大的医药卫生科技队伍，几乎是全国当时可动员出来的全部医药卫生科技工作者。

救护总队还有来自全国各地(包括海外华侨)医学界的专家学者及苏联、德国、英国、波兰等9个国家的医生组成的援华医疗队，本着“救死扶伤，博爱恤兵”的精神，在图云关这荒芜空旷的山间度过了艰难的岁月，做了大量有益于中华民族的工作。成千上万的伤病员得到救护，世界各地援华的成千吨医疗物资经过这里源源不断运往抗日前线，无数经过培训的战时医护人员从这里奔赴各战场。救护总队还协助驻地的地方卫生防疫部门扑灭当地疫情和开展卫生、防疫、防病工作，并开设诊所为平民百姓提供医疗服务。1942年，救护总队在贵阳图云关和大西门的社会服务处内设两个诊所，为贵阳市民看病治病，收费低廉，就诊人数众多，极受平民百姓的欢迎。(医疗队、诊疗所的一切经费开支、药品及器械的消费等均由救护总队部拨给。)1942年夏季，贵阳霍乱流行，疫情区主要集中在大南门的南明河一带地区。驻贵阳的医疗队及时地采取了相应的措施，有效地控制了霍乱的流行。另外，救护总队还为躲避战乱的难民提供必要的医疗卫生服务，并在图云关及中华电影院等处设立了难民诊疗所，为难民诊病治病。

救护总队的医药卫生器材和经费主要靠国内外仁人志士的捐赠，其中以美国最多。美国医药卫生界人士还组建了美国医药援华会(简称“ABMAC”)，筹划医药器材装备和资金。在中国香港还成立了ABMAC

办事处，由英国人塞文克莱夫人负责。美国进步作家和新闻记者史沫特莱女士自愿协助林可胜做义务宣传员。史沫特莱女士除在美国帮助林可胜给红十字会总队部募集医药卫生器材和资金外，还3次访问过红十字会救护总队部。

如今的图云关是一片密林山区，而当年战时（20世纪40年代初）的图云关，是自贵阳通往广西、湖南的咽喉要道。抗战时期，举世闻名的中国医药卫生中心和军医训练基地——中国红十字会总会战地救护总队部和军政部战时卫生人员训练所总所就建在此地。就是在这个地方，救护总队指挥着全国各战区百余个救护队的工作，成千上万名伤病员在这里恢复了健康，成百上千吨的医药卫生器材被运送到全国各地，不仅满足了各救护队的需要，还补足了八路军和新四军以及地方医疗卫生机构医药卫生材料。

据不完全统计，从1939年1月至1945年9月，救护总队在外科方面取得的业绩为：手术119 856人次，骨折复位35 522人次，敷伤8 784 731人次；在内科方面：住院人数2 142 997人，门诊军人2 481 685人，门诊平民2 002 996人，预防接种4 632 446人；其他：X光照相5 631人，X光透视52 798人，灭虱人数792 148人次，灭虱物数3 881 176件，检验226 593人次，特别营养934 833人。[①] 救护总队的抗战救护可谓成就辉煌，为中国抗日战争的胜利立下了不朽功勋。

汤蠡舟与救护总队的情结

在汤蠡舟的家中，有一张极其珍贵的“全家福”，照片的背景就是贵阳图云关山岭。一家人历经千辛万苦，最后会合到了贵阳图云关。中国红十字会战地救护总队部家属宿舍门前，汤蠡舟与夫人许雅南带领着他们的5个子女在这里生活和工作，并留下了这张合影。

---

① 池子华：《红十字会运动》，《历史与发展研究》2013年第218页—231页。

汤蠡舟投身于全国各地战地救护，其夫人许雅南独自带着一女三男4个孩子生活在上海，最大的女儿当时只有10岁。形势日趋恶化，在上海完全沦陷前，大约在1940年初，许雅南带着一家人随中国红十字会的工作人员及其他家属一起离开上海，开始了称为“逃难”的艰苦颠簸之路，历经浙江、江西、湖南、广西、四川、贵州等省。在撤离上海时，其大女儿由于小学快要毕业，暂时留下，由祖母和亲戚照顾，后来在交通员的带领下，两度试图离开上海未果，直到1942年秋，才辗转到达贵阳。在那个年代，没有现代通信工具，在路上的几个月，杳无音讯，艰辛可想而知。汤蠡舟见到15岁的大女儿自个儿安全到达非常高兴。1942年底，许雅南也带着其他3个孩子由重庆来到贵阳，这时一家人才真正团聚在一起，前后历经了5年有余，其间的艰难和曲折难以言表。①

在贵阳的几年，生活是艰难的，住的是草屋，吃的非常简单，时常还要提防轰炸。1944年冬，日军企图进攻贵阳，救护总队部大部分人员和家属迁到遵义北边的桐梓，汤蠡舟与少数几个人留守，同时，还留有一部汽车供使用。时局缓和后，才又返回贵阳。

在救护总队里，汤蠡舟一切以患者的生命为最重，将自己的安危置之度外，为了救护伤患终日劳碌不愿休息。汤蠡舟的堂侄汤维德回忆说："1937年，我随叔父汤蠡舟入红十字会第一重伤医院，担任前方将士伤残救护医疗工作。当时叔父任院长，医院设在松江县(今上海市松江区)省立松江中学校内。每当深夜，伤患的士兵到达医院的时候，他们的痛哭呼号声惨不忍'闻'。而我常常看见叔父在灰暗的灯光下，在病床边徘徊，不嫌弃伤患身上的臭味，也不嫌弃他们身上脓血脏污，只听见叔父细声地询问每个伤患的伤势，重的立即进行手术治疗，轻的经过抚慰包扎后，次日早晨就安排转送后方休养。无奈前方战事失利，不久医院开始后撤，由松

① 《历经艰辛路　汇聚图云关》，来源贵阳网 http://www.gywb.cn(2015年8月25日)。

江到震泽、景德镇、武汉、长沙、衡阳、宜昌，直到重庆、贵阳。叔父无时无刻不以救护伤残和贫病民众为己任，置自己和家庭于度外。”

抗日期间，汤蠡舟曾去过皖南新四军总部，送药品、器械，帮助训练医务人员，曾得到过叶挺军长赠送的战利品。赵兴让先生在《新沂文史资料》第六辑《一段美好的回忆——记在太行山医护八路军伤病员》一文中写道：1938 年，日寇九路围攻晋东南八路军抗日根据地，太行山区伤病员增多，朱德总司令电告中国红十字会救护总队长林可胜博士，请求派医疗队前去为伤病员做医疗防疫工作。林可胜博士当即征求所属医务工作者意见，并希望自愿前去太行山从事医疗工作。医务人员纷纷报名，共批准 36 人，我是其中的一员。赴太行山医疗队组成后，总队部在启程前，由副总队长汤蠡舟教授召集全体成员讲话，他对这支医疗队的组成做了说明，勉励大家不辞劳苦地去完成这一光荣使命。他指着一幅中国地图说：“此次前往太行山八路军根据地，生活上艰苦，路途上还要闯过‘三关’，那就是‘夜闯潼关’‘偷渡黄河’‘翻越中条’，才能胜利地到达目的地——晋东南八路军总部。大家都是中华儿女、不甘做亡国奴的青年医务工作者，这正是报效祖国的大好机会，愿与诸位共勉之。”大家都表示，一定完成伟大的使命。副总队长说：“诸位即将远行，要轻装上阵，有多余的行李，暂时用不到的书籍资料，可以装箱存在总部的库房内，每月多余的薪金可以存在总部会计处，等候你们服务期满一年回来后，再如数交给你们，如有什么风险，总队部负责，诸位可以安心前去工作。”临行前大家把多余的行李、书籍装箱存入库房，除留生活费外，把多余的薪金存在会计处。一年后，大家从太行山回到西安，是时长沙已经沦陷，总部迁驻贵阳图云关，所存衣物已完整地运到西安如数交付。

1942 年，林可胜因帮助八路军和新四军转送药品、器材并培训救护人员等，受到国民党政府和蒋介石本人的呵斥和排挤，林可胜愤愤不平而辞职，后由胡兰生代理总队长。再后来，就由汤蠡舟接任总队长。1945 年底，救护总队搬至重庆，与中国红十字会总会合署办公。内地大批人员争先恐后开始返回东部沿海地区，交通极其紧张。1946年初，等安排救护总队部工作人员与随行家属乘木船离开重庆后，汤蠡舟才飞往南京。直至1946年7月，一家人在南京汇合。

经过艰苦卓绝、不屈不挠的斗争，在国际友人与进步力量的支持下，抗日战争以中国人民胜利而告终。汤蠡舟在《日军危害中国红十字会的罪行》(《红十字月刊》1946年第1期)一文中严厉谴责了侵华日军公然违背《日内瓦公约》，在战争期间残害中国红十字会职员的罪行。汤蠡舟特别提出中国红十会把经调查日军侵害红十字会的罪行制成一本“血账”，用于清算“血账”，惩处战争罪犯，保护国家权益，维持国际法尊严，永葆未来的和平。1947年3月中旬，汤蠡舟奉派赴欧出席日内瓦专家会议，讨论修订《红十字公约》。中国代表共3人，该会议共分三小组，第一组讨论各公约之原则问题，由外交部代表出席；第二小组讨论战俘待遇问题，由国防部代表出席；第三小组讨论平民保护问题，由汤蠡舟代表出席。1949年4月，签署公约的63国政府全权代表出席在日内瓦举行的外交会议，订立了《关于战时保护平民之日内瓦公约》，将原来的两个公约扩充为4个公约。《日内瓦四公约》于1950年10月21日生效。《关于战时保护平民之日内瓦公约》的形成，饱含了汤蠡舟的工作和努力。

抗战胜利后，救护总队解散，汤蠡舟担任了中国红十字会总会副秘书长，继续呕心耕耘社会福利救济事业。中国的最大慈善团体中国红十字会，工作重心由战时救护转移到社会服务上来，为此提出“服务社会，博爱人群”的口号，开展了广泛的慈善活动。汤蠡舟提出，红十字会“当以善后救护为中心。凡返乡之人及复员之兵，其途中疾苦，皆为红十字会战后救护之对象。更为本万国红十字会之立场，对于战俘卫生及盟军所至各地之救护，皆需协助办理”。此后，红十字会“应以社会安全为中心。故需配合建国巨程，尽量发展各地红十字分会并建立分会各项事业之基础，使社会安全之大敌‘疾病’，赖红十字会之努力，得以预防与治疗，别公医以外，而有‘健康保险’之享受也”。不久，汤蠡舟回到东南医学院，参与负责附属医院工作及地方卫生工作，为安徽省的卫生健康事业做出了重要贡献。

历经多年的战场救护，汤蠡舟深有感触："就医学教育而言，战前设施，完全为书本教育、实验教育、临床教育"，培养的医务人才"只知习于个人工作，不曾问闻社会动静，超然与世界相违"，今后应实施"计划的医学教育，使培养的人才能配合国家的需要，以谋求全民族健康、全人类幸福为职志"。

在红十字运动史上，不乏宣传传播的能手，江晦鸣就是其中杰出的一员。江晦鸣(1913—1985)，安徽旌德人。1937 年毕业于东南医学院，长期从事红十字会宣传工作，先后负责《中国红十字会月刊》《红十字月刊》等刊物的编辑工作。

作为红十字机关刊物的编辑，江晦鸣对宣传工作情有独钟。他以红十字刊物为平台，刊发大量论说文，为红十字会的宣传工作提供理论指导。

同时，江晦鸣还非常重视资料的搜集整理和研究，重视历史的整理，尤重视历史的真实性。鉴于红十字会的史料零散不全的状况，尚不能整理出一部完整的红十字会历史，江晦鸣建议先订出大事年表，然后以年表为依据，以求证为步骤，以求真为目的，通过不断地补正，使其成为一副完整的"骨骼"，再充实"血肉"，最终构成一部红十字会的"信史"。在各方共同努力下，中国红十字会汇编了自 1904 年成立以来 42 年间的红十字史料，并以"中华民国红十字会大事年表初稿 1904—1946"为题，在《红十字月刊》第 11 期、第 12 期连载，为中国红十字运动留下了一份弥足珍贵的史料。①

① 《历经艰辛路　汇聚图云关》，来源贵阳网 http://www.gywb.cn(2015 年 8 月 25 日)。

四、著名校友朱仲丽

朱仲丽(1915—2014),女,原名朱慧,1915 年 2 月出生于湖南长沙。中国共产党党员,北京友谊医院原院长,中国作家协会会员,政协第五届全国委员会委员,北京市第一届、第二届人大代表。她是新中国第一位大使王稼祥同志的夫人,曾担任过毛泽东的保健医生,为白求恩大夫做过助手。

百年人生母校情

2014 年 2 月 12 日上午,朱仲丽同志遗体告别仪式在北京八宝山革命公墓礼堂隆重举行。安徽医科大学有关部门负责人带着学校领导的嘱托,怀着悲痛和敬仰之情,赶赴八宝山,为这位著名老校友送行。

这天的北京,雪后天晴,蔚蓝的天空,阳光和煦,大地上的冰雪还没有完全化去。告别大厅里,朱仲丽老人安详地躺在鲜花、绿叶丛中,身上穿着正是 2012 年到母校来时穿的那件湖蓝色呢大衣,身上覆盖着鲜艳的中国共产党党旗,像是辛苦了一辈子的老妈妈静静地睡着了。她没有亲生的孩子,但摆在最显眼位置的一个精致花圈,挽联上写着:“亲爱的仲丽妈妈,我们永远爱您!落款:全体晚辈敬挽。”看着老人安详的面容,不禁回到了 8 年前……那是 2006 年 4 月的一天,安徽医科大学校领导专程到北京,拜访著名校友朱仲丽,邀请她 10 月回母校出席 80 周年校庆活动。这是北京地安门什刹海旁边一座幽深的独门大院,高高的院墙、厚厚的大门,门前有一棵茂盛粗大的老树。由于事先预约,警卫战士将来客引进大院。只见院内柳树吐絮,樱花盛开。独幢小楼里传出悠扬悦耳的钢琴声,朱仲丽老人以这样独特的方式迎接母校来人。她在宽大明亮的一楼会客厅里热情接待母校一行客人，招呼大家在沙发上坐下，叫保姆沏上茶水。只见她和蔼可亲，满面笑容，眼不花，耳不背，思维清晰，身体硬朗，说话有条理，有些弯曲的头发黑白相间，上身穿着黑底带彩色条纹的羊毛衫，显得格外精神，看上去只有70来岁，一问才知她已92岁高龄。

那天，是朱仲丽自1936年从东南医学院毕业，70年后第一次见到母校来人，心情非常好。坐在沙发上，她认真听取了校领导对母校情况的介绍，仔细翻阅了学校简介和招生简章，显得十分高兴。她深情地说："安徽医科大学是我的母校，她的前身叫东南医学院，我是1936年从东南医学院毕业的，很长时间没有和母校联系。今天听了你们介绍，学校发展得很好，学生已有一万多人了，在安徽也是很有名气的学校。我感到非常高兴，希望全体同学好好学习，天天向上，学好本领，报效祖国！"最后在客厅与学校来客合影留念，并且愉快地接受了邀请，10月回母校参加校庆活动并为校庆题词。

80周年校庆前，她寄来了为母校的亲笔题词"千秋伟业，再创辉煌未来"。再后来，听说她太忙加上身体不适，没有前来参加校庆庆典。

学校一直盼望着她的到来，在等了6年之后，一个奇迹出现了。2012年10月2日上午，朱仲丽老校友以98岁高龄，终于风尘仆仆回到了母校，实现了她的承诺和夙愿。她接受了青年教师献上的鲜花，在全体校领导的陪同下，参观了校史陈列馆和校园文化广场；在校史浮雕前与大家合影留念；在图书馆会议室，她对医药卫生体制改革提出了宝贵的意见和建议。她的思维还是很清晰，身体还是很硬朗，身上穿着件湖蓝色的呢大衣。她还愉快答应了母校90周年校庆时回来参加校庆活动……

东南医学院的岁月

1932年，朱仲丽考入上海同德医学院，爸爸鼓励她要好好学习，将来到根据地为红军当医生。然而上大学的喜悦尚未消失，爸爸就因病离她而去。在她最悲痛的时候，她的姐姐和姐夫——红军将领萧劲光从苏联秘密回国，给他们这个家庭又带来了新的生机。萧劲光到中央苏区后，朱仲丽帮助姐姐带孩子。当时在上海的中国革命互济会主任是我党早期工人运动领导人之一邓中夏，他安排朱仲丽的姐姐做救济总会的翻译，负责把中国共产党的宣传文件由中文译成英文。从此，她和姐姐开始了新的战斗。

朱仲丽以大学生的公开身份掩护姐姐做党的地下工作。当时上海形势已经恶劣，由于有一份材料急需翻译，李瑛送材料时，被特务跟踪。当时李瑛不仅来送文件，而且还要代表党组织给朱仲丽送来一个重要的信函，经党组织和邓中夏同志批准，发展朱仲丽为列宁主义小组成员。

在她们接头时，敌人破门而入，把李瑛、朱仲丽和她的姐姐一起抓走，当时朱仲丽才17岁，但经受了一次严峻的考验。当敌人审问她时，她很勇敢，就是不承认姐姐和李瑛是地下党，就是不告诉敌人姐夫萧劲光到哪里去了。敌人威胁她，你如果不说就枪毙你，她硬是没有屈服。由于叛徒的出卖，她的姐姐和李瑛被敌人判刑。朱仲丽由于不满18岁，经地下党的积极营救，在我们党的亲密朋友、著名律师史良的帮助下，被无罪释放。获释后，朱仲丽继续在学校求学。

朱仲丽因革命需要转入东南医学院(上海真如校区)就读。学院里有两栋灰蓝色的三层楼房，专供男女学生住宿，有食堂、运动场，还有实验室，课堂很大，临床科设在上海南市。

朱仲丽到了东南医学院，找到教务主任，她说："我明日就来上课，先交宿舍费，后交学费可以吗？因为我是外省人，学费还没有寄到。"教务主任打量了她几眼后，慢慢地开口说："可以。"朱仲丽甜甜地向教务主任报以感激的一笑，拿着住宿证到女生宿舍楼的指定房间看了看，然后回到住的地方把行李捆好，叫了一辆人力车拉到东南医学院来。就这样，朱仲丽在东南医学院的学习生涯开始了。

朱仲丽的学习和生活是在百倍的警惕中，在不断摆脱各种干扰中度过的。在学校，外科、内科、妇产科、小儿科以及其他各科的临床课也相继开始了，这让她产生了极大的学习兴趣和热情。

时光在悄悄地逝去，朱仲丽的大学生活终于结束了。这是她一生中不平凡的几年，因为她一个人在社会上终于闯了过来。她学到了知识，又和形形色色的人打交道，和敌人进行小小的较量，和贫困搏斗，的确经受了锻炼。1936 年夏，学院举行毕业考试，朱仲丽的成绩为全班之优，他们这个班共有 40 多个学生，男生占大多数。入学时，女生有十来名，但毕业时已是寥寥无几了。

南京国民党政府开设了南京中央医院（即新中国成立后的南京军区陆军医院），集中了一批名医，设备也很齐全，是为国民党中央委员和部长一级的官员治病的高级医院。这所医院当时居冠，超过当时美国在中国开设的北京协和医院（即北京首都医院）。中央医院来东南医学院招考实习生，朱仲丽报了名，而且被顺利录取了。当时只录取了两名，另一名是她同班的陈应谦同学（新中国成立后，他首任北京医学院党委书记）。

当医生了！虽然是在这样的医院，但是朱仲丽的目标是为红军当医生，她想可以先在这里做临床实习，而且是在敌人“心脏”里工作，说不定还可以为党做更重要的工作。

晚年“爬格子”

朱仲丽的爱人王稼祥去世以后，朱仲丽一度痛不欲生。但她不久就振作起来，在一些同志的鼓励和帮助下，着手整理王稼祥的遗稿遗作，又写了许多关于王稼祥等老革命家的回忆散文。在受到各方面欢迎以后，她索性弃医从文，连着写下了长篇小说《爱与仇》、散文集《灿灿红叶》和王稼祥文学传《黎明与晚霞》。1982 年加入了中国作家协会。

生活是取之不尽、用之不竭的创作源泉。

在中国革命几十年历程中，朱仲丽以她特殊的身份、特殊的经历耳闻目睹了许多党和国家高级领导人的“平凡小事”，随手拈来，即成一篇篇动人的文章。那些倾注着她感情的文字是中国革命史、中共党史的一个小小的侧面，一个难得的补充。

朱仲丽长达百万字的三部自传体小说——《春露润我》《艳阳照我》《彩霞伴我》，不仅写了中国革命历史上一个革命家庭的经历和命运，还写下了许多前辈革命家的真实感人的形象。在她的笔下，毛泽东、周恩来、刘少奇、董必武等中国革命的决策者一个个栩栩如生、可亲可敬的故事跃然纸上。

有耕耘的艰辛便会有收获的喜悦，当看到部部手稿变成铅字、结集出版的时候，朱仲丽心里有说不出的高兴。她由衷地说："写东西对我是一种快乐的享受。当你写成了一本书，就像十月怀胎一朝生产一样。"

书稿出版时，她特意把王稼祥的"王"字，和自己的"朱"字合为一个"珠"字，取"珠珊"为笔名，用以表示永远继承先夫遗志，让王稼祥的精神始终与自己同在，实现超越生命的"白头偕老"。①

---

① 朱仲丽：《自传三部曲》，北方妇女儿童出版社，1995。

五、迎接解放的怒吼

抗战胜利后，1947年学校曾组织过一个师生代表团赴南京国民党政府要求拨些经费，扩建校舍，理由是东南医学院真如的校舍被日寇炸毁。但被当局以“日本尚未向我方进行赔偿，等赔偿后再议”为由予以拒绝了。其实，师生们心里也清楚，这时候的国民党政府正在忙于打内战呢，哪里还顾得上你这么一个学校，尽管你为抗战做出过牺牲。

随着人民解放战争的胜利发展，国统区人民反对美蒋反动派的斗争热情日益高涨。为了正确领导国统区的爱国民主运动，1947年2月，周恩来为中共中央起草了《在白区对国民党的对策》，提出“反饥饿、反内战、反迫害”的口号。1947年5月4日，在中共地下党领导下，上海学生举行示威游行，提出“要吃饭、要和平、要自由，反饥饿、反内战、反迫害”。示威学生遭到国民党特务的殴打，各校学生立即罢课抗议。同时，在南京、北平、天津、武汉、杭州、南昌等地，也有大批学生示威游行。5月20日，南京各校学生与上海、杭州、苏州等地学生代表6000余人，组成请愿团在南京举行联合大游行，向国民党政府行政院提出了5项要求。游行群众遭到国民党军警镇压，伤百余人。同日，天津学生示威游行亦遭袭击，伤50余人，造成“五二〇”血案。5月23日，中共中央针对国民党的暴行发出“要灵活运用斗争策略”的指示。在地下党的领导下，开展了学生罢课、工人罢工、教员罢教等活动。学生运动推动了国统区爱国民主运动的发展，形成了反对国民党反动统治的第二条战线。

在地下党的领导下，上海各大学联合起来，正式成立上海学生联合会（简称“学联”），统一领导“反饥饿、反内战、反迫害”的学生运动。东南医学院学生吴嘉善、刘中平、李凤鸣、马淑芳等作为代表参加筹划，并取得代表资格。在“反饥饿、反内战、反迫害”的学生运动中，东南学子们纷纷响应学联号召，不仅积极参加大游行，而且还为困难学生走上街头进行义卖，帮助困难学生筹募助学经费。

在制造局路的校园内，学生还建立了一些自己的社团，如达人团契、彩虹社（三青团组织，中国国民党下属的青年组织），还有青年团等组织。根据学生回忆，当时个人不能参加学联，东南医学院的学生会被三青团把持。1946 年，部分进步学生，如吴嘉善、刘中平、李凤鸣、马淑芳等就另外秘密成立星火团，积极宣传革命理论与进步思想，在校内开展各种爱国活动。取名“星火”，是来自毛泽东名言“星星之火，可以燎原”中“星火”两字，翌年并以“星火团”名义加入上海市学联。星火团后来又吸收了王显楣、姚昕、黄叔仁、叶国安等同学参加，活动的地点大多是在马淑芳家里。

黄叔仁 1945 年考入东南医学院 6 年制本科。在上海各界学生“反饥饿、反内战、反迫害”运动中，先前的重庆校场口事件、昆明西南联大惨案等血淋淋的现实，深深地触动了黄叔仁，让他渐渐认清了蒋介石政府的残暴。起初，他和班上一些进步同学参加小组生活，经常讨论和分析时事，在讨论中明确了只有坚持共产党的主张和领导，才能使中国获得解放。不久，他知道，那个小组就是东南医学院学生进步组织星火团，他正式被吸纳，成为其成员之一。后来，他也是这个爱国学生团体的负责人之一。再后来，黄叔仁经当时上海学联主席陈震中介绍，还加入了上海市学生团体联合会，成为上海进步学生团体的负责人。

当时校内的三青团势力很大，他们有后台支持，明目张胆地公开活动，目空一切，当然容不下爱国学生组织的存在，因此发生过几次冲突。星火团利用墙报宣传民主、反内战等内容，立即遭到他们的反对。每次墙报出好，没经过一夜就被他们撕掉，换上他们自己的墙报，还公开叫嚣“你们要当心！”三青团组织的人还经常狐假虎威，穿着军装，持枪进出校门。为了避免无辜牺牲和保存实力，进步学生的爱国运动只好转入地下，暂时不在校内开展相关活动，而是经常参加校外的一些活动。

进步学生经常阅读进步报纸，如《时代日报》等，内部经常传阅《论联合政府》《新民主主义论》《旧中国的四大家族》等书报刊物。经常在课后到马淑芳、吴嘉善等同学的家里聚会，歌唱在学联活动时经常高唱的《你是灯塔》《黄河大合唱》《游击队之歌》《半个月亮爬上来》《康定情歌》之类的歌曲，盼望上海早日解放。

星火团组织进步同学加入“反饥饿、反内战、反迫害”学生大游行。抗议国民党杀害爱国民主人士李公朴、闻一多的夜晚追悼大会，当时就在现在自忠路的山东会馆举行，声势浩大。国民党军警如临大敌，馆内悼念声声震耳，追悼会一直到晚上九点多钟才结束。

星火团的吴嘉善、刘中平、李凤鸣、黄叔仁等同学在上海解放战争中还参加了浦东游击队的医疗救护工作，后来不少同学还参加皖北灾区医疗队。1951 年 9 月，吴嘉善、刘中平、李凤鸣、马淑芳、王显楣、张静德、洪松芳、张陈福 8 位同学入朝参加了抗美援朝，成为“最可爱的人”，这与参加星火团、长期接受进步思想教育是分不开的。

国民党政府在退守台湾之前，大举逮捕、暗杀进步人士，东南医学院也有几个进步学生被捕。当时的大街小巷里常能听到零星的枪声，但是，白色恐怖并没有吓倒我们的学生。

1949 年 5 月终于迎来了上海的解放，上海市民欢欣鼓舞。1949 年 5 月，东南医学院成立了青年团支部。青年团支部组织一些积极分子成立了歌咏队、秧歌队等，积极参加上海各界人民发起的各类大游行，迎接人民解放军进城。同学们在热闹的马路上、大世界门口、人民广场等跳起了秧歌舞，唱起了革命歌曲。游行队伍中还有一位“和平女神”的彩车，这位“和平女神”的扮演者就是学校 1952 届毕业生徐田芝。

六、变私为公 喜获新生

1949年5月27日，上海解放。由于受时局和战争的影响，当时的国家高等教育院校数量不足，发展缓慢，布局也欠合理，大多集中于沿海地区。在上海，医学院校有6所，不少内地省份，医学教育一片空白。这种局面，既不能适应教育为人民大众服务的需要，也不能适应建设新中国的需要。为此，中共中央华东局发出了“面向农村，走向内地”等六大号召，号召上海各高等院校内迁，支援内地建设和发展，为更广大的人民群众服务。

1949年暑假期间，东南医学院附属医院院长汤蠡舟与华东军政委员会卫生部部长崔义田会晤，探讨东南医学院未来发展时，双方均认为东南医学院及附属医院面向广大农村发展是一条康庄大道。为谋求东南医学院自身的发展，在党和政府的鼓励和帮助下，8月3日，东南医学院校务委员会召开会议，率先响应政府号召，一致通过了内迁决议案。

面向农村，内迁怀远

经东南医学院与华东局卫生部分析、研究，一致认为东南医学院内迁安徽最符合现实的需要。随即组织内迁考察团前往安徽合肥、蚌埠、芜湖等地，开展调查、寻觅和勘察院址。

怀远县地处淮河中游，行政上隶属于皖北区党委、行署管辖。这里山水相连，风景秀丽，民风淳朴。县城距蚌埠市区20华里(10千米)，城内既有的教育基础较好，且有美国教会遗留的民望医院、民康医院及怀西中学、培德女校等校舍及部分基础设施。经东南医学院与皖北行署会商，双方商定将东南医学院迁往怀远县城。

1949年8月,中共中央华东局、华东军政委员会先后批复同意东南医学院内迁皖北地区,院舍经费改由政府拨给。1949年9月26日,院长张锡祺就东南医学院内迁皖北怀远事宜,向华东军政委员会卫生部专题呈报内迁计划书等请示文件,内迁筹备工作正式开始。

1949年11月28日,东南医学院函邀皖北行署派员到沪协助学院迁校事宜,并请另行派员会同怀远县政府接收、看管西门岗内民康、民望医院,淮西男中、女中、省立中学、培德女中、救济院及外国人遗留住宅等八处房屋财产。12月3日,华东军政委员会卫生处电告皖北行署卫生处:"今后东南医学院的领导及建制归属皖北人民行政公署卫生处。"

12月26日上午9时,东南医学院在上海震旦大学大礼堂隆重举行"私立东南医学院向上海各界话别会",会议发表了东南医学院内迁安徽《向上海各界人民告别书》,同时上海各界欢送东南医学院内迁皖北怀远县。28日0时45分,全校师生员工、教职工眷属及附属医院医师职工共计500余人,在东南医学院附属医院院长汤蠡舟的带领下,动用12节火车车厢,由上海北站集体出发,乘坐专列离开了上海。当火车经过无锡时,国民党飞机在上空盘旋,并用机枪扫射,万分惊险。抵达怀远时,所幸数千件仪器设备和行李并没有破损遗失。

1950年1月6日,第二批教职员工及少数同学离沪赴安徽怀远。7日下午,私立东南医学院在怀远县建新中学隆重举行联欢大会,与怀远县各界联欢。9日起学院开始办公,16日学生正式上课。

东南医学院内迁,受到了党和政府的高度重视,受到了皖北人民的欢迎,受到了上海、安徽等地社会各界的广泛关注。1949年12月28日,在东南医学院内迁的当天,《解放日报》就在第一版显要位置,以《走向内地,面向农村——东南医学院迁往怀远》为标题,进行了突出报道;《皖北日报》等地方新闻媒体也及时报道了东南医学院的内迁情况。1950年元旦,上海《大公报》上刊载的《中国大事年表》称:"1949年12月28日,东南医学院内迁怀远,全体师生员工离沪。"

东南医学院按照“思想一致，力量集中，计划严密，步骤整齐”的原则和“依靠政府，依靠群众，依靠组织，依靠纪律”的方针，扎实稳步地推进迁校工作。学院全体师生员工团结一致，自己动手把各种图书、设备、物资等逐一清点，精心装运。学生会、教工会、医工会、团总支积极参与迁校工作。学生会还组织了先遣队，党员、团员积极带头，各班级学生也纷纷行动起来，使整个迁校工作紧张有序地进行。当时，新中国刚诞生不久，敌对势力的破坏活动时有发生。学院师生仍然义无反顾地按照预定计划，落实各项迁校工作。由于院内外各方的团结协作和不懈努力，如期完成了内迁的各项准备工作。

经过4个月的紧张筹备，东南医学院的师生怀着对学院诞生地上海市的深厚感情，肩负着光荣而神圣的历史使命，毅然决然地踏上了西去的列车，在上海高校中率先举校迁往经济、社会、文化较上海均十分落后的皖北地区。这种携医学下乡、向农村垦荒的带头迁校壮举，顺应了时代和学院发展的要求。正如学院在《向上海各界人民告别书》里指出的：“东南医学院成立23年来，几乎天天在黑暗中摸索着，今天才第一次见到光明，找到了灯塔。”

在内迁过程中，学生会、团支部做了动员、组织、联络、先遣、运输等工作。特别是先遣队和运输队都是由同学负责，朱顺泽同学负责整个运输工作，陈锡祥同学担任行李队队长。抵达怀远时，数千件仪器设备和行李没有一件破损或遗失，同学们功不可没。

东南医学院内迁，是学校发展史上的转折点和里程碑，具有重要的现实意义和深远的历史意义。这次内迁，使东南医学院成为安徽境内的第一所高等医学院校，这是安徽医学高等教育事业的开端。为推动新中国医学高等教育的均衡发展，填补安徽医学高等教育的空白，开创安徽人民医疗卫生事业和推动社会经济的进步发挥了重要作用。通过内迁，使东南医学院摆脱了困苦窘迫、濒于破产的境地，为学院的发展开辟了广阔的天地。内迁之后，学院的办学指导思想、基本任务、办学目标、办学重点等都发生了新的变化；学院的办学环境、办学条件、育人环境和基础设施得到初步改善，办学实力、办学水平和医疗服务质量有了新的提高。为学院切实担负起开创安徽高等医学教育、发展安徽医疗卫生事业、服务 2 300 万安徽人民奠定了坚实的基础。这次内迁，在全国范围内产生了较大影响，对响应“面向农村，走向内地”的号召、推动沿海地区高校支持内地建设和发展发挥了表率带头作用，同时也扩大了东南医学院在全国的影响。以内迁为标志，东南医学院步入了有计划、有步骤的健康发展之路。

东南医学院内迁后，办学的主要任务进一步明确，这就是为教育培养医学专门人员，协助政府训练医务人员；组织研究机构，研究地方疾病，协助政府培养师资，提高医疗水准；协助政府推行公共卫生；筹设制造机构，制造疫苗血清及其他医药用品等。

此时的东南医学院虽然仍然保持着私立医学院的形态，但行政隶属关系发生了变化，改由华东军政委员会卫生部、教育部及皖北行署领导。院长仍由爱国进步人士、著名眼科专家张锡祺教授担任，李祖蔚任副院长。1950 年 11 月，上级委派陈韧为学院政治协理员，俞洽成为政治主任教员。1951 年 2 月，为加强对学院的党政领导，皖北区党委委派军代表李广涛任第二副院长。学院成立院务委员会。

从怀远迁合肥，由私立变公立

内迁之前，东南医学院的办学经费主要来源于学生交纳的学杂费。学院经济入不敷出时，由院长私人筹集，或由学院董事会补助。内迁后，学院完全隶属于党和政府领导。从 1950 年开始，全部事业建设经费和日常经费改由政府供给。鉴于上述情况，1950 年 12 月 3 日，学院董事会召开第九次会议，全体院董自动自愿将学院献给国家和人民，并提请改为公立；同时宣布将学院董事会撤销，并积极创造条件，迎接公立。自该日起，学院董事会不再行使职权，学院董事会原对内对外未尽事务由主席院董余云岫委托院长张锡祺代行。1951 年 1 月中央人民政府教育部、6 月华东军政委员会先后批复，同意东南医学院取消董事会、成立院务委员会及更改学院名称的请求，学院由私立改为公立，委托皖北行署正式接管。1951年5月5日，学院临时院务委员会成立。10月，皖北行署责成东南医学院正、副院长，负责办理院产清理和接收工作，将“私立东南医学院”更名为“东南医学院”，东南医学院正式成为国有公立的高等学校。

1951年6月，学院奉皖北人民行政公署指示，为适应皖北高等教育发展的总要求，亦为谋划未来东南医学院的进一步发展，学院须全部迁建合肥。同年8月，本院后期及附属医院、附设护士学校迁设合肥。暂行接管位于合肥前大街88号的皖北人民医院（现为安徽医科大学第一附属医院长江中路门诊部）。

学院奉迁设到合肥建校的指示后，由于院舍须全部新建，遂决定分两个阶段进行迁建工作。

第一阶段，先行将后期的四、五年级和附属医院、护士学校迁设合肥。以附属医院接管皖北人民医院为基础，并借用合肥市文化馆、基督教堂作为临时院舍，于1951年9月完成了后期的迁设工作。自1951年9月起，上述各班次均在合肥上课。同时，附属医院也完全在合肥开诊。学院成立建校委员会，由李广涛副院长领导，负责接受皖北人民行政公署划拨的合肥德胜门外东南岗高地（即安徽医科大学现址）约500亩，并在此处建设新的校舍。

第二阶段，1951年冬，三年级和医士学校的春季班学生因后期医学课程和临床实习的需要，提前迁设合肥。其余留在怀远的前期各学科，行政各部门及一、二年级和医士学校的秋季班，原计划于1952年4月即第二期工程完成后全部迁设合肥。4月12日，学院成立迁校委员会，下设秘书、装运、服务、交通联络、宣教各组及先遣队等，着手迁校的具体工作。

1951年秋天，时任安徽省委书记曾希圣亲自陪同东南医学院院长张锡祺和当时的军代表李广涛来合肥德胜门外选址，最终决定在东南岗（即现址）圈地500亩兴建校舍。省政府拨出巨款用于兴建新的医科院校，并选派了最强的施工队伍，下达最艰巨的基建任务，要求以最快的速度和最优的质量建好安徽省当时唯一一所医科院校。

1952 年春，合肥市东南岗的新校址在如火如荼地建设中，东南医学院的全体师生员工在院长张锡祺的带领下与怀远依依惜别，举“家”迁往合肥新址。限于当时的交通和运输条件，学院自己没有一辆卡车，有关部门也只能提供少量的几辆卡车帮助运送几件大型仪器，小型仪器和行李家当就全靠师生员工肩挑背扛。当时师生员工外加亲友家属有近千人，除老弱病残者外，都在党委书记李广涛、院长张锡祺等带领下，不论师生和男女，全部都肩挑着仪器设备，背扛着背包行囊，长途跋涉，浩浩荡荡，沿途所至，黎民百姓夹道欢迎，其情其景，十分感人，这是安徽省教育事业上的一段佳话。

东南医学院迁到合肥时，合肥的条件比怀远更差，看上去就像贫困的农村，有几条小街，街上也仅有几个卖土特产的小店，土坯垒成的村房，泥土和碎石建成的破城墙，泥泞的小路，最高的建筑也就是解放军 104 医院的两层楼。东南岗这一带，更是荒无人烟的黄土坡。

东南医学院迁合肥后，于 1952 年 9 月 24 日正式以 1068 号文件的形式，请示安徽省人民政府，请求将东南医学院更名为安徽医学院。安徽省人民政府也以电报的形式报请华东军政委员会，转述东南医学院的请求，华东军政委员会于 10 月 28 日电复，同意将东南医学院改名为安徽医学院。安徽省人民政府便于 1952 年 9 月 29 日以皖办字 00173 号文件，批复同意从 1952 年 10 月 1 日起，东南医学院正式改名为安徽医学院，同时还确定 10 月 3 日为校庆日。东南医学院由上海内迁安徽怀远，由私立改为公立，又由怀远迁至合肥，实现了历史性的飞跃，也迎来了历史性发展。

砥砺大国良医

下篇

生命至上的职业坚守

护佑生命的学术文化

习近平总书记在党的十九大报告中指出,“建设教育强国是中华民族伟大复兴的基础工程”。在2018年全国教育大会上,习近平总书记进一步提出了“加快推进教育现代化、建设教育强国”的新要求。他强调:“教育是民族振兴、社会进步的重要基石,是功在当代、利在千秋的德政工程,对提高人民综合素质、促进人的全面发展、增强中华民族创新创造活力、实现中华民族伟大复兴具有决定性意义。”当今世界的所谓强国无一不是教育强国,在其发展过程中都十分重视发展教育。当然,教育同样也为其经济社会发展、确立和维持强国地位发挥了巨大作用。建成社会主义现代化强国是中国共产党人不懈奋斗的目标,也是近代以来中国人民和中华民族孜孜以求的梦想。教育强国是现代化强国的重要内容,也是建设现代化强国的基础。没有现代化的教育,就不会有现代化的事业。改革开放40年,特别是党的十八大以来,党中央一直十分重视教育事业发展,先后提出并实施了科教兴国战略、人才强国战略和创新驱动发展战略,把教育放在优先发展的战略位置上,全面深化教育改革,大力推进教育事业发展,建成了世界上规模最大的教育体系,使我国教育事业迈进世界中上行列,为我国社会主义现代化建设事业提供了坚实的人才支撑和智力保障,促进了我国由人口大国向人才资源大国的转变,为加快教育现代化和教育强国建设奠定了坚实的基础。

国务院在2010年7月颁布的《国家中长期教育改革和发展规划纲要(2010—2020年)》中强调,要在提高人才培养质量、提升科学研究水平、增强社会服务能力等方面重点着力,不断提升高等教育的国际竞争力。有学者认为它提出了我国高等教育的三大功能,即人才培养、科学研究和社会服务。2012年3月,教育部印发的《高等教育专题规划》又将其“提高人才培养质量、提升科学研究水平、增强社会服务能力”作为11个主要任务的前3个。《中华人民共和国高等教育法》(2018年修正,2018年12月29日发布并实施)第三十一条指出:“高等学校应当以培养人才为中心,开展教学、科学研究和社会服务,保证教育教学质量达到国家规定的标准。”第三十五条指出:“高等学校根据自身条件,自主开展科学研究、技术开发和社会服务。”可见,“提高人才培养质量、提升科学研究水平、增强社会服务能力”无论如何都是“教育”这个职业的终身使命。

安徽医科大学先贤在创办东南医科大学之初,就怀抱“医学报国”初衷,在其《创办宣言》中指出:“医学为救生强身之学,国家之强弱胥于是系。”他们举教育以兴国,倡教育以新民,求新民以图强,依新民以复兴。在其后近百年的发展历程中,安徽医科大学人在各级党和政府的领导下,不忘先辈嘱托,根据自身条件,一以贯之地牢记“人才培养、科学研究、服务社会”的职业初心和使命,从自身特色出发,秉持着“生命至上”的文化操守。

老东南时期是指校名为东南医科大学和东南医学院时期。这个时期又有两个阶段,即 1949 年以前的上海时间段和 1949 年后内迁安徽怀远时间段。老东南时期尽管有抗日战争和解放战争的连天炮火,东南师生筚路蓝缕、披荆斩棘,仍然取得了可喜的成绩。东南医学院的上海时间段极为重视现代医学的教育教学和科学研究工作,其成果丰硕,在当时的上海医学教育界负有盛名。那时,学校聚集了不少医学精英,也培养出不少医学人才。这些人才,不仅为夺取抗日战争和解放战争的全面胜利积蓄了强劲的医学力量,而且还为后来的新中国建设发展储备了优秀的医学精英。

老安医时期是指安徽医学院在改革开放前的那个时期。这个时期由于不停受到政治运动干扰,学校的整体工作虽说是乏善可陈,但其早期的教学科研特别是学科建设有着难得的辉煌。还有特殊时期的安医师生特别是部分医护人员下放农村,为广大农村普及卫生健康和培养赤脚医生倒是有不少意外的收获。这个时期可圈可点的是学科建设、师资培养,这不仅为安医后来的发展奠定了扎实的基础,乃至为安徽经济社会发展和医学教育以及人民的身心健康做出了较大贡献。

改革开放以来,安徽医科大学一直把促进学生健康成长作为学校一切工作的出发点和落脚点，把促进医学生的全面发展和适应社会需要作为衡量人才培养水平的根本标准，牢固确立育人为本、德育为先的育人观。紧跟新时代教育教学改革发展趋势，进一步更新教育教学理念，加强思政课程对教育教学的引导和促进作用，初步形成“国际视野、中国特色、安徽风范、安医品质”的教育教学体系，着力培养学生服务国家、服务人民的社会责任感，勇于探索的创新精神及善于解决问题的实践能力。

长期以来，安徽医科大学不断增强创新能力，以国家和安徽省战略需求为导向，积极主动承担科技攻关项目，加强基础研究；以现实问题为主攻方向，开展应用研究。积极适应地方经济社会发展和国计民生重大问题重大需求，促进科学研究、技术创新与人才培养的有机结合，在高水平科研实践中培养创新团队和创新人才，以高水平科学研究支撑高质量高等教育。

长期以来，安徽医科大学以服务国家发展为主题，以服务加快转变经济发展方式和“健康中国”“健康安徽”为主线，不断增强服务地方经济社会发展和人民卫生健康的能力。坚持一校跨两业，一肩担两责。坚持大学和附属医院一体发展，履行教书育人和治病救人的双重职责，坚持协同育人，注重教育教学、科学研究和社会服务实践互促共进，推动更有效率、有机融合的发展，勇担新时代高水平医科大学的历史使命。充分发挥“医教协同、医教共赢”发展效应，成为引领安徽省新技术水平提升的中坚力量。充分发挥学校智囊团和思想库作用，积极参与决策咨询，主动开展前瞻性、战略性、对策性研究，为国家和地方经济、政治、文化、社会、生态文明“五大建设”服务。积极推进文化传播，继承和弘扬优秀传统文化和革命文化，坚守发展“护佑生命”的先进文化。

安徽医科大学从它的创办前身到现在的近百年的文化史中，大体上有五个发展高潮：一是 1934 年，也就是东南医学院创办 8 周年时，学校举办了一场比较隆重的纪念活动。当时上海的医学名流、政府要员以及相关校友等纷纷应邀来到学校，出席论坛，发表高见，把“医学救国”推向一个新的高度。二是1949年，东南医学院响应党的号召内迁安徽，由私立改为公立，实现了革命性的转变，开启了安徽省的现代医学高等教育。三是20世纪50年代的中前期，学校专任教师中有4位国家一级教授、5位国家二级教授，学校有药理学、人体解剖学、生物化学等3个学科获得副博士学位(相当于今天的硕士学位)授予权，开了安徽省高等教育的先河。四是1990年，临床药理学成为安徽省省属院校中第一个博士学位授权学科，一时成为安徽医科大学人的骄傲。五是2015年9月，学校成为教育部、国家卫健委(国家卫生与健康委员会)和安徽省共建高校，使安徽医科大学跻身发展高水平平台。

近些年来，安徽医科大学人把“构筑建设高水平医科大学的大担当、培育百千万良医的大责任和服务人民群众的大情怀”作为自己的责任追求，提出了自己的“两个一百年”奋斗目标：到建校一百年时，把学校建设成为走在同类高校前列的高水平医科大学；到内迁一百年时，把学校建设成为国内一流的高水平医科大学。校党委号召全校师生不忘初心、牢记使命，大力弘扬安医精神，以永不懈怠的精神状态和一往无前的奋斗姿态，抢抓机遇，积极作为，奋力开启建设国内一流高水平医科大学新征程，为建设现代化五大发展、美好安徽、实现中华民族伟大复兴的中国梦做出新的更大贡献。

一、生命至上的学术肇始

民国初年，东渐的西学对于中国社会的影响极其深远。与社会影响类似，西学对于中国经济方面的影响也是逐渐向全国波及。特别是西方一些新的经济思想的传入，使得一大批知识分子无望由“仕途”而改变社会，进而愿意投入实业以济世。彼时，实业救国、医学救国、培养人才、教育兴国的呼声很高。北京大学的改制，特别是倡导发扬民主与科学精神，引发了当时高等教育的改革。1922年民国政府关于新学制的颁行，极大地促进了高等教育的发展，形成了高等教育办学热潮。同时，由于学界有识之士以自办学校（如光华、复旦、暨南、上海等大学）来对抗外国人在上海兴办的大学（如圣约翰、沪江、同济等）。上海由国人创办的医科大学有同德、南洋等几所。南洋医科大学后又分出部分设立亚东医科大学。一时间，上海出现踊跃办学的新气象。

始兴东南

1926年9月10日，东南医科大学正式开学，推举郭琦元为校长，聘缪徵中为教务长，汤蠡舟为医务长，蔡和钦为辅导主任，刘立纲、瞿直甫、夏慎初、汤蠡舟等为教授。一时间群贤毕至，少长咸集，颇尽东南之美。老东南自此揭开了学术至上、医学育人、科学救国的序幕。

1931年2月，东南医学院在国立暨南大学附近的普陀区真如镇购置60余亩土地作为校基，后称真如校区。郭琦元校长率全体学生到真如校区植树，同年5月举行真如新校舍建筑破土典礼。真如新校舍建设速度很快，同年9月基本落成，学校全部迁入新校舍，原依托医院的沪军营校舍全部辟为附属医院。真如新校舍是典型的中国式建筑，古色古香，有实验室、解剖室等教学设施，还建有1个足球场、2个篮球场、6个网球场，并开自来水井，建有水塔、滤池和发电机间，供给学院电力。校园广阔，种植各种花木，西北隅辟有药圃，种植各种药草，形成一个设施较为齐全的医科学校。当时校园环境十分优美，西临国立暨南大学、真如火车站，校北面是私人黄姓人家花园，东临国际无线电台，连着一望无际的田野农舍，校门南有一条5米宽的小河，直流大海，是水上交通要道。新建校舍附近很快出现饭馆摊点、大小汽车站等，一时热闹繁华，成为东南学子的乐土。

东南医学院学生学习活动丰富，他们来自四面八方，在校园中彼此接触，互相了解，增进友谊，同时他们还带来了各地的风土人情，彼此开阔了视野，增加了知识。课余假日，校篮球场总有男同学生龙活虎进行锻炼的身影，间或有一些开朗大方的女同学与男同学一起练习投篮。女同学无拘无束，落落大方，显示新女性的风姿。但也有少数女同学思想守旧，比较羞涩，蜗居在宿舍里，全身心投入功课的学习。男同学中同样也有“老夫子”，长衫布鞋，手不释卷，埋头读书，见到女同学，依然腼腆。新潮同学则西装革履，谈笑风生，弹琴唱歌，十分活跃。新旧相融，体现了民国时期20世纪30年代大学生的整体风貌。

1932—1936年是东南医学院的兴旺时期，学院名师荟萃，人才济济，学子孜孜向学，一派欣欣向荣，颇有东南之惠风。

东南医学院拥有较好的读书条件，有大量中外文医学书籍300多种，各科齐全，有病理学、组织学、理疗学、细菌学、医化学、解剖学、诊断学、内科学、外科学、精神病学、胎生学等，具有较高的学术价值。此外，学院还注重学生的文化素质教育，有很多历史、地理、文学书籍，尤其是医学史与古代文学方面的书籍，为学生拓宽视野提供了良好的条件。

在抗战全面爆发前，学校培养的毕业生中就涌现出一大批有成就、有影响的高级医学专门人才。特别是他们当中的一些爱国青年在抗战前线“医学救国”的壮举，可歌可泣，可圈可点。有名有姓的，如奔赴延安的杰出代表朱仲丽、陈应谦、任国祥、马力等；如参加中国红十字会救护总队中路西线第十四队副队长林熊飞，队员冯固、洪抡元、陈锡康、董振舜等；如在国统区积极反蒋坚持抗日的傅耀东等。自然还有不少战斗在不同战线但姓名未能留下来成了无名英雄的先烈们。他们为民族独立、人民解放做出了巨大贡献，他们既是民族的英雄，更是学校的骄傲。

昌明学术：第一次发展高潮

东南医科大学极为重视现代医学的科学研究，科研成果丰硕，在当时的上海医学教育界负有盛名。1929 年 1 月，在艰难困苦的条件下，东南医科大学创办了自己的医学研究刊物《东南医刊》(月刊)。1931 年 5 月，东南医学院举办 5 周年庆典时，《东南医刊》还专门出版了纪念专号。为了加强医学研究，东南医学院还联合各方力量，积极筹办东南医学会。1933 年 5 月，在多方共同努力下，终于在沪军营校区隆重召开了东南医学会成立大会。早期的东南医学会是一个研究实体，它下设论文、编辑、事务三股，其宗旨是研究现代医学原理，昌明现代医学学术，促进中国的现代医学独立开业。1934 年，由时任国民政府内政部卫生司司长、中央卫生试验所所长陈方之与东南医学院校董事会副主席余云岫、校董事会成员汪企张等联合发起，将《东南医刊》与《中华民国医药学会会志》《社会医报》合刊发行，定名为《新医药》(月刊)。《新医药》凝聚了各路医学人才和力量，成为当时国内有名的医药学术刊物。当时，东南医学院教授在《东南医刊》和后来的《新医药》上发表了大量高水平的学术论文。

为了普及现代医学，从 1935 年 12 月 16 日开始，东南医学院在当时上海畅销的《大美晚报》中文版创办副刊《医话》，致力向民众普及现代医学卫生常识，深受民众欢迎。有时人评价说，《医话》副刊"很生动，作品都富有兴味"。1936 年 5 月 26 日和 1937 年 5 月 25 日，《医话》副刊还分别出版了东南医学院 10 周年和 11 周年纪念特刊，在上海医学界引起较大反响。1937 年"八一三"事变后，《医话》副刊被迫停刊。至此，《医话》副刊共发行了 88 期，这是我国医学史上的一段美好回忆。

1936年，东南医学院各教研室都将自己研究或已发表的论文汇集出版，其中卫生学教师论文集就有第一集和第二集两种。相关论文集目录有：

1. 李昌泚：《天花罹及种痘经历——研究初报》；

2. 陶炽孙、徐大哉：《正常中国人包皮之调查》；

3. 曹惠民、朱嘉炎：《背筋力和肺活量的小数目》；

4. 王钰：《上海南市露置粪便中寄生虫卵之地理的分布》；

5. 尤济华、朱邦仁、王珏、陶炽孙：《上海市小学生肠系寄生虫之一调查》；

6. 沈艳珍、俞伯符：《街路痰中之结核菌》；

7. 刘松龄、王春山、华寿珍：《民众教育家婚姻一统计》。

可见研究已有相当高的学术水平。

1934年，东南医学院校友会发起创办《校声》，这就是后来学校校报的前身。从目前发现的资料看，有1934年第2期，1935年第3期，1948年复刊后第1、2、3期，其从第3期改名为《东南医讯》。

1934年前后，东南医学院可谓昌隆鼎盛。1933年，学校出版《东南医学院22级毕业纪念册》(后简称《纪念册》)，我国近代民主革命思想家章炳麟亲笔题写封面。这个《纪念册》对东南的创办、发展做了比较全面的总结介绍。1934年5月，东南医学院又举办了一场较为隆重的创办8周年纪念活动，又专门出版了《东南医学院八周年纪念刊》。当时上海的医界名流、政府要员，如我国著名民主革命家、教育家蔡元培，美国哈佛大学博士、时任国民政府卫生署署长、协和医科大学首任校长刘瑞恒，美国哈佛大学博士、时任上海市卫生局局长、公共卫生学专家李廷安，著名医学专家、曾任南京医科大学(前江苏省立医政学院)和国立江苏医学院院长胡定安，上海医师协会会长余云岫、汪企张以及国民政府要员戴传贤(戴季陶)、吴铁城等均出席了相关活动并为之题词褒奖。东南医学院在当时国内医学界的学术影响可见一斑。

在东南医学院8周年纪念活动中，有很多学界名流受邀来校进行学术介绍和探讨，如江晦鸣做了《中国医学教育的过去与今后》的学术报告。他在该报告中，首先介绍了中国医学教育的“发凡的时期”和“中国女子医学教育的概况”。然后通报了“全国医科学校的调查”，在这个调查中，他列举了“全国医药学校一览表”。接着他又探讨了“政府提倡医学教育的经过”，还对当时的医学制度提出商榷。在“今后的展望”中，他提出了自己的见解，一是扶植现有医校，二是统一课程标准，三是严格甄选师资，四是设立辅助学班。这个报告对于我国现代医学教育，在当时的价值绝不可小觑。

如医学教育家刘家驹所做的《从教育部开始准备各专科以上学校会考先从医学院着手办理联想到我们自身的出路问题》的报告。他在该报告中指出，“医，这一门科学，我觉得不能与其他的科学相提并论，与社会不但有莫大的关系，就是在中国的整个民族上也会发生很要紧的问题。我们很容易知道，人民没有疾病，民族当然不会发生怎样衰落的现象，也不会使社会成为畸形的病态。像这一点责任，处于我们这种医界的地位，确实应该要担任一点。这，我们才能说得上‘不愧是个人’。”就是在今天，这种认识也还能称得上振聋发聩。

还有聂志农的《苏联医学的进展》和刘国祥的《医学革命过程中学医应有之态度》《扫除任何障碍完成医学革命》的两个学术报告，都对当时的医学发展影响很大。

活动中有不少东南医学院毕业生返校，和学校创办人以及老师们一起畅谈感想。郭琦元、汤蠡舟、李祖蔚等创始人也都在纪念会上发表了感慨。还有不少自告奋勇的发言者，如一位自称“敝副教授”的发文《请大家团结爱护东南》，东南旅沪毕业同学会的《我们拿什么来纪念母校八周年》，校友陈锡康的发言《趁八周年纪念贡献给我们的教授、同学与全国医药界同人》等，在感激母校的同时，对医学教育和现代医学发展寄予了很高期望。同时，还有校友发起成立校友会，如安徽的校友们就在会上倡议

《建议创造东南医学院校友会安徽同学各县分会联络网之刍言》，东南医学院旅日同学会的《为促成母校立案告同学书》等，纷纷表达了愿为母校及医学发展贡献力量；教授蒋本沂还介绍了他的作品《第三次全国医师联合代表大会闭会后东南旅京毕业同学宴本校志会校友记》，还有一位自称是老牌毕业生也带来了自己的作品《一个老牌毕业生的环游母校记》，用艺术形象表达对母校的怀念和感动；自然还有不能出席活动而发来贺函的校友；等等。拳拳之心，无不映衬着老东南的蒸蒸日上。

同步发展的附属医院

东南医科大学所属东南医院是与学院同步建立和发展的。建立之初，校院合一，地点在南市沪军营外马路 363 号，汤蠡舟任学院医务长兼医院院长。医院总部设在沪军营，另在法租界萨坡赛路 229 号设立分院。医院设有内科、外科、妇产科、儿科、眼科、耳鼻喉科、皮肤花柳科、齿科、X 光室、化验室、临床检查室、手术室和药局，床位共约 100 张。1929 年，学校扩建新校舍，东南医院也得到改建，同时在院内扩充学生实习室，添置仪器标本，供同学们实习使用。

1930 年，学校更名为东南医学院，东南医院也更名为东南医学院附属医院，郭琦元兼任院长。1931 年初，附属医院在南阳桥设立分诊所。1931 年 9 月，学校搬迁到沪西真如校区，原来的沪军营校舍划给东南医学院附属医院，增设有床位 40～50 张，主要承担学生实习。东南医学院附属医院有总院，并有法租界、真如、西门、南阳桥等 5 个分院。总院病床总数 150 张，每日门诊患者约 120 人，住院约 80 人。有外科手术室一间，后新建新式手术室一间，装有无影灯等设备。眼科也建有手术室一间，设备完备。总院还设有理疗科，备有各种理疗器械，如 X 光装置、电疗器械及人工太阳灯等。法租界的分院是三座西式大厦，庭院广阔，树木繁盛，空气清新，适宜患者疗养。有病床 100 张，门诊日约 100 人，住院约 60 人，备有各种理疗器械，手术室设备精良。真如分院设在学院内，有病床

50张，门诊日约50人，住院约30人。西门分院租赁街房数栋，规模小，为方便轻症患者设立，病床10张，门诊日约50人。南阳桥分院与西门分院相同，规模较小。

抗战胜利后，学校搬到制造局路新校舍，萨坡赛路的校舍全部改为附属医院。学院聘请李祖蔚博士担任医院院长，有40～50张床位，职工51人。医院历经周折，苦苦支撑，各科齐全，医疗制度健全，因规模过小，已不能承担学生实习任务，仅供部分学生完成眼科实习任务。

由私立变公立：第二次发展高潮

1949年，东南医学院响应党的号召，在内迁安徽怀远然后再迁合肥期间，由私立改为公立，实现了革命性的变化，它不仅使东南医学院获得了新生，更开启了安徽省的现代医学高等教育，是本校第二次发展高潮。这一时期，各项事业发展较快。刚来合肥时，对新中国的自豪、对新体制的激动、对新校址的兴奋和对新事业的憧憬，深深地鼓舞着每一位师生员工，他们以前所未有的热情和干劲，投入到工作和学习中去。尽管当时设备简陋，条件艰苦，但每个人脸上都洋溢着笑容。教师教得认真，工人干得勤奋，学生学得刻苦，校园内欢声笑语无处不在，时时洋溢着蓬勃向上的新中国的大学之风。像张锡祺院长不仅携妻带女效力医学教育，还邀来挚友、儿科专家陈卓人以及赵师震等教授来校任职和讲学。他们都在张锡祺精神的感召下，放弃大上海、小洋房的优越条件，携领家眷来安徽过着简朴的生活。

这一时期，尤为值得称道的便是群贤毕至，人才济济。学院领导、军代表李广涛等奔波于上海、北京、合肥，在时任中共中央华东局统战部副部长、华东军政委员会副秘书长陈同生和华东军政委员会卫生部长崔义田的鼎力帮助下，通过裘法祖教授邀请耿兆麟、刘春生两人来校，成为学校外科方面的骨干，请来了第一军医大学的王凤振教授来校主讲《组织胚胎学》课程，请来了圣约翰的张鸿德教授主讲《生理学》课程。从上海第一医学院请来了我国著名肺科专家、一级教授吴绍青教授来校讲授《肺科学》，请来了赵师震教授讲授《内科学》，请来了陈照常教授讲授《寄生虫学》等课程。此外，还从上海找回了陈卓人、陈祖厘、欧克任、江顺林等一批在当时卓有成就的老校友以及上海的国防医学院原著名教授万昕、邢文鑅、赵敏学等。一时间，东南医学院人才济济，名流纷呈。

1950年初，东南医学院共设有13个学科，其中基础学科7个。当时的学科以教室来划分，生物学教室由罗敦厚负责，生物化学教室由万昕负责，生理学教室由吕运明负责，解剖学教室由赵敏学负责，细菌免疫学教室由洪抡元负责，药理学教室由邢文鑅负责，病理学教室由王寿昌代为负责。临床学科6个，分别是谢炘代为负责的内科，傅律明代为负责的外科，蒋本沂负责的公共卫生学科，张锡祺、曹清泰负责的五官科以及妇产科、放射学科等。后又增设法医学科，由王思俭负责，政治学科由俞洽成负责。东南医学院设有5个教学组，语言学组由谢颂方负责，检诊学组由史敏言负责，物理学组由李树德负责，组织胚胎学组由王凤振负责，体育学组由许家农负责。到1950—1951学年度上学期，还分别成立了物理、生物化学(含普通化学)、解剖学(含组织)、细菌学、实验诊断学、物理诊断学、病理学等7个教学小组。学生必修外国文为英文，俄文为选修。采取学科(组)教师相互沟通、交流，学生参与的办法，取长补短，研讨各学科(组)的教学方法，商订教材。课程设置仍沿用6年制，对妇产科、内科、外科、放射科等师资力量不足的学科，采取特约教授短期讲学的办法，予以补救。

二、嬗变催生学术激情

学校更名为安徽医学院后，即着手进行教学改革，主要是建立党的组织，成立了校务委员会，废除了校董事会，建立了民主管理制度。建立健全了学校的相关管理制度，恢复了教育教学工作秩序。

全新的教学科研活动

课程方面，在专业课之外，开设了社会发展史、新民主主义论等政治课，进行新民主主义革命教育。学校响应号召，积极贯彻医学教育“面向工农”、“预防为主”、“团结中西医”及“卫生工作与群众运动相结合”的4项卫生教育工作方针。

1953年开始，安徽医学院根据党中央确定的“学习苏联先进经验、结合我国的实际情况进行教学改革”的方针，并结合中央卫生部指定任务以及学校具体情况，在院党委直接领导下有计划、有步骤地进行了“边教边改、边改边教”、稳定向前的教学改革工作，并要求在各方面贯彻社会主义教育、爱国主义教育、劳动教育、纪律教育和集体主义教育。这时期教学改革最突出的是在课堂讨论方面形成了比较成熟的教学经验，也就是阶段设计和重点讨论。重点讨论的步骤是：先由主讲教师把讨论题目发给学生，要求学生结合讨论题目写出发言提纲上送主讲教师。这些题目是有重点的，特别是将难以理解的作为讨论的重点内容。主讲教师根据学生提交的发言提纲找出问题。学生根据自己的发言提纲，先参加小组讨论。小组讨论时有助教参加，但一般不发言，只纠正偏向。小组讨论后，再开展班级性的讨论，由主讲教师指导，最后才发给正确答案。此外还有约定讨论和重点辅导制，这对基础差的同学，特别是对工农调干生的帮助较大。

1956年党的八大以后，学院开始认识到教学模式不能全盘照搬苏联，必须结合我国实际，探索我国自己办好医学教育的道路。在发动全体教学医务人员学习苏联的先进教学经验及医疗技术的同时，开始结合我国的具体情况，对教学制度、内容、方法和组织进行了全面的改革。认真执行中央教育部制定的教学计划和教学大纲，编写了许多观点较为新颖的新教材。教学改革坚持理论联系实际的原则，建立了课堂讲授、小班实验、轮流实习和生产实习等一套正规的教学环节，初步改变了过去脱离实际的教学方法。这一年的8月28—30日，学校召开了第一次教学改革座谈会。

1955—1966年的12年间，由起步到成长，虽然期间经历了很多次政治运动，但总体来说，学校克服重重困难，筚路蓝缕，励精图治，使医学科研有了长足的进步和发展，其中取得了不少影响医学界甚至有里程碑意义的重大科研成果，体现了安医人艰苦创业、勇于拼搏的进取精神。

1955年学校成立了科学研究委员会，并积极参与卫生部的课题研究，开展的科学研究项目达15项。其中关于角膜移植术的研究，应用角膜部分穿透性移植和角结膜层移植，临床病例4例，除一例视力降低外，其余3例获得了不同程度的视力改善。另外，应用阿胶制成动物胶海绵体固定穿透角膜移植片，进行了20次动物实验，获得了初步成功。在血吸虫病防治上，像陈超常、杨兆莘等人的皖南钉螺生态研究，初步摸清皖南地区钉螺的生态，血吸虫的流行因素，血吸虫保虫宿主的一般情况，并进一步证实了化学灭螺法的实际效果和应用价值，这些成就对防治和消灭血吸虫病起到了重要作用。

1956年，学院着手制订科研工作12年远景规划（草案），开展全校性的学术报告。首先，在血吸虫病研究方面，已经完成的有寄生虫教研组的《钉螺生态研究》《皖南血吸虫病流行因素调查研究》《药物灭螺研究》《湖沼地区钉螺生态及灭螺方法研究》《中药半边莲及乌柏树根皮对血吸虫生活力的影响》，卫生学教研组的《血吸虫病流行地区的试点工作》，临床内科和系统内科教研组合作的《酒石酸锑钾 3 天及 7 天短程治疗血吸虫病的研究》等。其次，在中药研究方面，与治疗血吸虫病晚期腹水有关联的，有药理学教研组的《半边莲药理研究》。另外，还有《中药常山、鸦胆子等治疗鸡疟的实验研究》《中药当归流膏奎尼丁样作用的研究》，儿科学教研组的《黄连治疗痢疾》的研究，外科总论教研组的《痔瘘挂线疗法的研究》等。再次，在学习苏联经验方面，有儿科学教研组的《溃尿症的封闭疗法》，皮肤性病教研组的《普鲁卡因肾囊封闭疗法对于银屑病治疗效果的观察》等。除以上三种类型以外，还有已经获得初步结果或已经基本完成的，如系统外科教研组的《骨膜外塑胶球填塞术治疗肺结核病》，微生物学教研组的《合肥市脑炎病毒的分离和鉴定》，解剖学教研组的《腓动脉及其穿支问题》，系统内科教研组的《肺结核球 150 例临床观察》，耳鼻喉科教研组的《慢性上颌窦炎鼻内开窗术临床观察》，药理教研组的《白乐君效疗价值的实验研究》，内科基础教研组的《白乐君在抗疟疗效上的临床病例观察》，等等。

从 1955 年开始，学校增加了对祖国传统医学研究的比重。在 1956 年的选题中，有关中医中药研究的就有 15 项课题。其研究方向，有的着重药物化学，有的着重临床疗效，也有的着重动物实验的，等等。所有参加的科研人员都积极配合，所有课题都是在中西医密切合作下进行的，个别课题如临床外科教研组的《中药接骨草研究》，还邀请校外中医来校合作。

1958—1961 年科研工作受到“大跃进”的不良影响，只盲目追求数量，其中大量的科研结果与科学不符。但 3 年中还是取得了一些成果的，尤其值得一提的是 1959 年全校举行了一次科技成就展览会，展览区面积达 400 平方米，共展出图表、实物、模型、标本等 200 多件，分成 9 个展馆，一一呈现在人们面前。其中，除害灭病馆主要介绍了对安徽的几种主要地方病、流行病及粪便无害化的研究成果，经络针灸馆反映了学校对祖国医学宝库中医针灸部分的研究情况和成绩,肿瘤馆主要介绍了学校肿瘤普查、抗癌中药的实验研究和临床研究的成绩,高血压馆全面、系统介绍了学校一年来对这一问题的研究情况。

1964年纳入国家十年规划的21个科研项目,列入当年执行的有16项,共49个分课题,全校完成年度计划28题,提交论文44篇,在全国专业学报或杂志上发表论文17篇,为出版社编写教材和专业参考书8本,举办8次学术报告会和25次科研基础知识和基本技能讲座。

学科建设:第三次发展高潮

20世纪50年代中前期,安徽医学院在安徽省委省政府的正确领导下,在合肥市政府的大力支持下得到了快速发展,特别是其学科建设迎来了学校的第三次发展高潮。其有两个显著性的标志:第一个标志,就是当时学校共有专任教师263人,其中张锡祺、汤蠡舟、陈邦典、顾恺时①被确认为国家一级教授,万昕、赵敏学、邢文鑅、孔锡鲲、郁康华被确认为国家二级教授。第二个标志就是1956年学校的药理学、人体解剖学、生物化学等3个学科获得副博士学位(相当于今天的硕士学位)授予权,并面向全国招生,开了安徽省研究生教育的先河,为安徽省高等教育的学科建设拓展了广阔的空间。

此时,安徽医学院的师生员工如沐春风,个个精神抖擞,决心为振兴安徽的医学高等教育事业大干一场,发誓为安徽的医疗卫生事业做出自己的最大贡献。于是,校园内,基本建设如火如荼,精神面貌日新月异,教学、科研等各项工作逐渐步入正轨,学校的招生规模也渐渐扩大。

为了适应教学的需要,推动学校的健康发展,学校的领导以及老一辈专家、学者们已认识到学科建设对于学校发展的重要意义,因此,学校把

① 顾恺时(1913—2005),江苏启东人。我国著名胸心外科专家,主任医师、教授。1957年回上海筹建上海市胸科医院。

学科建设摆在学校发展的重要位置上。为了提高学校的教学水平，学校领导特别是第一任党委书记李广涛同志和院长张锡祺教授，非常尊重知识分子并涤除门户之见，高度重视和发挥知识分子的重要作用，他们亲自跑上海以及全国各地招贤纳士、广集人才。在他们的感召下，当时有不少知名专家、学者先后来学校任教。如在基础学科中，就有组织胚胎学教授王凤振、蔡潭生，寄生虫学专家陈超常，生物化学教授、营养学专家万昕，生理学教授吕运明，解剖学教授赵敏学，药理学教授邢文鑅，微生物学教授洪抡元，病理生理学教授史敏言等。在临床学科中，先后有眼科学教授张锡祺、耳鼻喉科学教授曹清泰、儿科学教授陈卓人、结核病科学教授吴绍清、胸外科学教授顾恺时等，先后担任学校的专职、兼职教授。从1952年起，学校又陆续聘请了外科学教授陈邦典、耿兆麟、刘春生、李同度，妇产科学教授王湘兰、李其学，病理解剖学教授孔锡鲲，组织胚胎学教授郁康华等来校任教。到20世纪50年代后期，学校前期各基础学科和后期临床各科的骨干教师和学科带头人基本配齐，形成了一支较强的师资队伍，为学校的学科建设打下了良好的人才基础。

这时，具备一定优势的病理解剖学、药理学、人体解剖学、病理生理学、微生物学、生理学、生物化学、寄生虫学等学科也担负着培养师资的任务，它们在安徽省高等医学教育中发挥着工作母机的重要作用。这时期，全省各级医药院校的骨干教师、各级医疗机构的骨干医师，大部分都是安徽医学院培养和输送的。

学校还根据地方实际需要，组织编写了具有我国和安徽省特色的教材和专著多部，如眼科学教授张锡祺的《眼底病图谱》，被国家定为对外交流版本，选送到莱比锡博览会展出。此外，还有万昕的《生物化学》、邢文鑅的《药理学》、赵敏学的《实用运动生理学》《人体解剖实习指导》、陈邦典的《泌尿外科学纲要》、史敏言的《检验诊断学》、陈超常的《寄生虫学》等均被选作医药院校的教科书。

青年师资培养

在大量引进高级人才的同时,学校也注重对年轻教师的培养。20世纪50年代末,学校就首次派出李同度、张聿钊、王德生、严国维、许建平、马传庚6名临床与基础教师赴苏联留学、研修。不久,他们获得了苏联的副博士学位回国后,在学校的教学科研中发挥了重要的作用。同时,药理学、人体解剖学、生物化学3个学科开始招收、培养自己的研究生,为学科建设带来了新生力量。

邢文鑅是当时有名的"华东三教授"之一,是为数不多的国家二级教授。他药理学造诣很深,成就巨大,因此在年轻教师和学生心目中的地位很高。那时,学校缺少专任教师,缺少必要的设备和教学医院等课改的基本条件,甚至连完整的教材都没有。作为学科带头人,邢文鑅具有高度的责任感,他想方设法改进教学工作。在自编的讲义、讲稿中,他注意吸收兄弟院校的先进经验,取长补短,能够把国外的一些新知识和新技术及时传授给青年教师,通过他们让其融入教学过程中。

赵敏学是一位善于言传身教的好导师,他的很多学生都有一个共同感受:跟着赵敏学,不仅学会了怎样做学问;更重要的是,学会了怎样做人。有一年上大课,青年教师陈某的方言很重,学生纷纷提意见,不愿听他的课。赵敏学没有批评陈老师,而是自己承担起陈老师的全部课程,深受学生欢迎。这使陈老师十分感动,后来他便刻苦学习普通话,重新赢得学生的认可。"文革"前,每到春节,赵敏学一定将教研室全体教师接到家里,聚餐联欢。对教研室里的年轻助教、技术员,他更是帮助他们解决生活上的困难,经常带到家里吃饭,嘘寒问暖。

病理学是医学科学中以研究疾病本质为主的一门科学,是临床与预防医学的基础。新中国成立前,我国病理学的基础极为薄弱,新中国成立之后才有了一定的发展。孔锡鲲特别重视师资培养工作,大力培养青年教师,言传身教,对青年师资要求严格,他倡导举办病理解剖学助教进修班，提高青年教师的基础知识和教学科研能力，并亲自上课。“文革”前病理教研室仅他一人为教授，在他的多年指导下，新一代教师队伍迅速成长，后来这个学科出现了一批学术造诣高，在国内享有一定声誉的专家、教授。

特殊时期的教学医疗活动

“文革”中，学校停办，附属医院也被解散。其中有1060名师生和医护人员步行到凤台县马甸区“接受再教育”。安徽医学院组建的医教分队，怀着对农民的深厚感情，在进行所谓的“斗、批、改”的同时，也把主要精力放在为当地农民防病治病上，为当地农民的身体健康做出了可贵的贡献，深受当地农民欢迎。在农村，他们以防为主，防治结合，做到“四边四送”：边宣传、边调查、边预防、边治疗，送医、送药、送手术、送护理上门。他们坚持一根针和一把草，土洋结合、以土为主，中西结合、以中为主的方向。几个月下来，他们和广大农民建立了深厚的感情，淮河两岸，佳话频传。有一次，一位妇女因难产动手术，需要输血，而当地又没有血库。师生闻讯后，立即赶到医院，他们排着长队，不顾三九寒天，露出手臂，争着要为这位妇女输血。这些从城里来的师生，穿着白大衣，天天身背药箱，巡回在淮北农村，勤勤恳恳地为农民送药治病。他们深深地感到，越是困难的地方，越是困难的时候，农民就越需要他们。同时，他们的技术也就能得到提高。不管是白天黑夜，还是刮风下雨，他们都是随叫随到。大年三十的晚上，医教组一位妇产科女医生冒着严寒，踏着积雪，步行10多千米去抢救一位患者。安徽医学院师生在高粱秆做墙、塑料布当天花板、面积不到10平方米的手术室里，没有手术台，两张小桌子拼起来，没有血库，师生就是输血队，没有无影灯就用手电筒、小马灯代替，在马甸区不到3个月的时间里，在这样的条件下，师生先后做了剖宫产、截肢、胃大部切除等大中型手术，抢救了多个生命垂危的患者。

与此同时，安徽医学院的医教分队还充分利用自己的优势和特长为当地培养卫生人才。他们本着互教互学、教学相长的精神，多次举办赤脚医生提高班、卫生员培训班和接生员复训班。

培训时，他们按照"少而精"和理论联系实际的原则进行教学，基本做到防治结合、中西结合、土洋结合。在教学方法上，他们大力提倡启发式，反对注入式。教材是采用自编的乡土教材，并以深入浅出、通俗易懂的语言进行教学，取得了良好的效果。有的教师为了讲好爱国卫生课，专程去试点大队调查水井管理情况和粪便处理方法。在调查的基础上，因地制宜地讲授合理用水和处理人、畜粪的措施，教学效果较好。有的教师讲肌肉注射和新针灸疗法时，首先在自己身上进针。他们的言传身教给学员留下较好印象。

当时的每个公社的每个大队都有好几个人接受了培训，通过培训，他们学会了针灸、静脉注射、切开引流等技术，掌握了农村一般常见病和多发病的诊断和治疗，回乡后一般都能独立地为当地老百姓防病治病。

这些遍布安徽省各地的培训工作，为安徽省当时的基层医疗卫生第一线培养了大批新生力量，对安徽省农村迅速建立医疗卫生网和农村合作医疗制度起到了积极的作用，即使到今天，它还有着深远的影响。

经过"文革"折腾，社会上人才奇缺。1970 年，中央决定恢复高校招生考试制度。1971 年，中央在北京召开了全国教育工作会议。从 1972 年开始，安徽医学院师生员工就自觉地排除"左"、右干扰，狠抓教学质量。这一年，学校医教组在全国教育工作会议精神鼓舞下，认真总结两届工农兵学员的教学经验，从实际出发，着手修改、制订一个切实可行的教学计划，决心把教学质量搞上去。

医教组在教学计划中，明确指出"当前要注意防止忽视基础理论教学的倾向"，提出专业课程要按照"实践、认识，再实践、再认识"的规律安排教学活动，提出了 4 个结合：基础课与临床课（专业课）结合，实验课（标本观察和动物实验等）与基础理论教学结合，防治疾病（药品生产）的现场教学与课堂教学结合，中西医（药）结合。针对具体的教学活动，又提出了

"三大阶段教学法":第一阶段是初步医疗实践与基础理论课。这一阶段是要使学员既要学好基础理论,又要懂得一般的护理工作和初步了解一些临床知识。第二阶段是临床实践与临床理论课。由教师带领学员在各教学基地进行。这一阶段时间比较长,大致是一年半。第三阶段是实践总结与理论提高。大致从第三学年后期开始,除在地区(即现在的市)以上医院继续实习提高外,还安排短期的农村巡回医疗,在实践中检验学习效果,然后回校集中进行实践总结,按照当时医学发展情况,举办一些专题性的临床讲座和理论讲座。

安徽医学院附属医院大内科创办人谢炘主攻内科传染病学,专业精通、造诣深厚。这些既来源于他丰富的临床实践经验,也来自他扎实的理论功底。一部英文版《西塞尔内科学》多达 2 000 页,他熟稔于心,对传染病学部分,他背诵如流。他在教学中尤其擅长理论与实践结合。他讲课经常是手拿两支粉笔,脱开讲稿,把一些难懂的书本理论,结合实践经验,用通俗生动的语言,表达得纲目分明、条理清楚,易于学生们理解和接受。他要求学生做好课堂笔记,而他的板书以及娓娓道来又易于掌握的论述,都成了学生们课堂笔记本上的经典记录。青年教师听他讲课每每也能获得很多的收益和启迪,师生们由衷钦佩他的讲课艺术。谢炘注重教学质量,经常组织教师开展教学经验交流,开展"怎样上好一堂课"的研讨,倡导集体备课。人们常说教学要用"一桶水灌一碗水",谢炘丰富的实践和精深的理论汇成了不竭的知识源泉,灌溉着如饥似渴的求知者。在大家的心目中,谢炘是一位知识渊博的学者,也是一位诲人不倦的导师。

安徽医学院附属医院儿科创办人之一的朱子扬,是安徽省较早的女教授,早期她负责教学和科研计划的制订与实施。短短几年,她就有好几项科研成果刊登在《中华儿科杂志》《中华医学杂志》上。1958 年她被评为全国三八红旗手,1959 年入党。1970 年初,朱子扬下放合肥长丰柿树医院期间,耳闻目睹农民兄弟因缺乏科学知识,常常发生中毒事故,而当地基层医务人员又因为缺乏急救科学知识,往往贻误了抢救的最佳时间而无力回天，于是她萌生了编写一部普及有关中毒急救方面著作的念头，并开始筹划运作。1978年2月，《中毒急救手册》由上海科学技术出版社出版，因当时处于拨乱反正初期，这部书的作者署名安徽医学院而不是朱子扬等。但在1999年出版了第二版后，校长徐叔云教授在序中特别写道："《中毒急救手册》初版是由朱子扬、龚兆庆（朱子扬丈夫）两位老专家于20世纪70年代克服重重困难编写而成。"1983年，朱子扬主编的《科学育儿常识》由安徽科学技术出版社出版；1994年，朱子扬主编的《儿科体检诊断学》由人民卫生出版社出版。党和人民对朱子扬在儿童保健和临床教学与诊疗方面所做出的贡献给予了充分肯定。安徽省科协为朱子扬从医50年颁发贺匾"半世纪耕耘科技，为四化余热生辉"。[①]

① 戴健、江铃：《合肥百年有影响的百名女性》，北京师范大学出版集团·安徽大学出版社，2011。

三、“副博士学位”授权学科

学科建设是高等学校的根本。学校要持续稳定并力争实现高水平的发展，就必须大力加强学科建设。学科建设是学校教学、科研两个中心的结合点，是培养高质量师资和高层次专门人才的基础，是学校实现“提高人才培养质量、提升科学研究水平、增强社会服务能力”三大职能的基础和支撑，因此，加强学科建设既是学校发展的一个基础工程，又是一个根本性的环节。

为了适应教学的需要，推动学校的健康发展，学校的领导以及老一辈专家、学者们充分认识到学科建设对于学校发展的重要意义。因此，学校把学科建设摆在学校发展的重要位置上。1956年获得副博士学位授予权的药理学、生物化学和人体解剖学三个学科，不仅为安徽省高等医学教育的学科建设拓展了广阔的空间，而且更加激发了安徽医学院师生员工的满腔热情，为后来的学科建设奠定了坚实的基础。

邢文鑅担纲的药理学

药理学是当时7个基础学科之一，由国家二级教授邢文鑅担任药理学教研室主任。1951年，学校按照华东局教育部、卫生部的统一部署，开展课程和教学改革。邢文鑅教授受命主编全国医学专科《药理学》部定教材。他精心准备，几易其稿，于1964年由人民卫生出版社正式出版。后来他又受人民卫生出版社邀请编写了《药理实验方法学》，作为高校的统编教材。20世纪50年代初，虽然当时条件极其艰苦，没有正规的实验室，没有科研基础，人才奇缺，整个学科只有一个教授、一个讲师和三个助教，但在邢文鑅教授的带领下，不等不靠，他充分利用自己工科、医学双博士的深厚学术功底，自己动手编写教材、教案，自己动手搭建、改进教学科研实验仪器，药理学的教学科研仍然取得了丰硕的成果。

科研上，他们结合实际，对安徽省常见病、多发病的治疗药物进行了研究，完成了中药半边莲、藜芦防治血吸虫的药理研究，中药白乐君疗效价值的实验研究，同时还进行抗癌中药的实验研究。这些研究有的侧重药物化学的理论研究，有的注重临床疗效的应用研究，也有属于动物实验的基础研究等。

学科发展离不开人才，从学科建立之初邢文鑅教授就十分重视人才的引进和梯队建设。自 1952 年起，他先后从外校引进和本校留校多位年轻教师，并非常重视对年轻教师的培养，如他培养的徐叔云、陈敏珠和马传庚等，后来都成了安徽医科大学药理学科新一代的领军人物，为巩固和发展药理学科在全国药理学术界的地位发挥了不可替代的历史作用。

有了稳定的师资队伍尤其是开始招收副博士研究生后，教研室的科研工作也稳步开展起来。1958 年，由邢文鑅教授主持完成了黎芦生药的各项研究，证明黎芦生药单独应用对人血吸虫病和人工感染血吸虫动物均有明显疗效。此外，药理学科还相继开展并完成了《半边莲药理研究》《中药常山、鸦胆子等治疗鸡疟的实验研究》《中药当归流膏奎尼丁样作用的研究》《白乐君疗效价值的实验研究》《肺液流试验的改进》等科研项目，尤其是后者《肺液流试验的改进》项目 1978 年被安徽省委省政府追授“科技进步奖”。经过多年的苦心经营和建设，至“文革”前，药理学科已经建立起老中青、高中低合理搭配，教学科研与实验紧密结合，在国内有一定知名度的优势学科。

1956 年，安徽医学院药理学开始招收副博士研究生，邢文鑅教授成为我国第一批招收副博士研究生的教授。邢文鑅教授招收的第一批研究生有两位，分别是徐叔云（本科毕业于江西医学院，研究生毕业后留校，历任药理学教研室主任、安徽医科大学校长等职务，我国著名药理学家）、黄厚聘（贵阳医学院讲师，研究生毕业后回贵阳），次年招收一位副博士研究生朱荃英(南京药学院本科毕业,研究生毕业后分配至第二军医大学),此后国家停止招收副博士研究生。

“文革”结束后,学科发展逐渐走上正轨。1978 年,经国务院学位委员会批准,安徽医学院药理学恢复为硕士学位授权学科,面向全国招收研究生。在徐叔云的带领下,该学科努力消除“文革”带来的负面影响,教学和科研工作迅速得到恢复。徐叔云等针对“文革”后教材和专著奇缺的局面,首先编写了《临床药理 20 讲》,于 1975 年由安徽人民出版社出版,在同行中引起巨大反响,该著作也被翻译成英文在国外发行。继之又与浙江医学院卞如廉、湖南医学院陈修等教授合编了《基础药理学》,接着又和上海科学技术出版社联系,编写出版了《临床药理学》上、下册,在药理学和临床医学界影响很大,奠定了他是我国临床药理学主要开拓者的地位。后来徐叔云又应人民卫生出版社邀请,编写出版了《药理实验方法学》(1982 年第一版,1991 年第二版,2002 年第三版)。该著作影响很大,被引频次多年位列自然科学著作首位,是药理学工作者进行科学研究的必备参考书。而后由安徽科学技术出版社如期出版《临床用药指南》《肝胆药理学》。后期,徐叔云教授又带领教研室马传庚、陈敏珠、顾雅珍、彭华民等老师参与了由第二军医大学主编的《药理学治疗基础》(翻译版)。徐叔云教授根据多年研究经验,于 1982 年开创性地提出了“炎症与免疫是一个问题的两个侧面,两者不可分割”的学术观点,为开创和推动我国抗炎免疫药理学的建立与发展做出了重要贡献。1990 年,安徽医科大学药理学科成为安徽省属院校中第一个博士学位授权学科,徐叔云教授成为安徽省属高校中第一位博士生导师。

万昕牵头的生物化学

早期的老东南是没有生物化学学科的。1949 年春,国防医学院原教授、营养学家万昕(1896—1994)随东南医学院到安徽,任安徽医学院生物化学教研室主任,20 世纪 50 年代被确认为国家二级教授。1952 年,万昕组织编写理论教材《生物化学》，正式开启了安徽医学院的生物化学的教学科研活动。

1957—1959年，在万昕的带领下，生物化学教研组、卫生学教研组、系统外科学教研组、化学教研组以及安徽省科学研究所生物化学室，开展了对安徽省霍山县舞旗河乡地方性甲状腺肿的调查及预防研究。整个调查研究历时两年，一共对6 443人进行了检查，发现甲状腺肿的患病率约44.7%。该地区水、土壤及食物中碘含量相对偏低，经过积极碘预防后其发病率下降一半。这项研究为单纯性甲状腺肿的发病原因及预防治疗提供了理论依据，相关研究成果发表在1959年《安徽医学院学报》杂志上。1958年，配合上海第二医学院对安徽省金寨县吴店区西庄乡的甲状腺肿进行了调查，发现缺碘是该地区甲状腺肿的主要发病原因，相关结果发表于1959年的《上海医学》杂志上，这些研究为以后的碘盐使用奠定了理论基础。20世纪60年代，在万昕的带领下，生物化学教研组开展了动脉粥样硬化的研究，建立了动脉粥样硬化大鼠模型。这时期，季秀生、顾力奋等又分别开展了一系列科学研究。在艰苦的条件下完成了健康人和传染性肝炎患者血清蛋白纸电泳分析，针刺对消化不良症患儿胃液分泌影响的研究，合肥地区蔬菜中抗坏血酸与胡萝卜素含量的测定，正常人血清中总脂、磷脂和胆固醇含量测定等研究。

恢复高考后，学校百废待兴。1981年开始，季秀生主要从事动脉粥样硬化方面的研究。1981年他完成了《血浆高密度脂蛋白影响因素的观察》，1986年他又完成了《维生素E对实验性高胆固醇血症和动脉粥样硬化影响的研究》，研究成果发表在《同济医科大学学报》上。这些研究成果标志着教研室的科研工作逐步走向国内先进水平。

1986年，陈华堂教授远赴美国哥伦比亚大学学习，1987年回国后，建立了单克隆抗体实验室。陈华堂和袁凌云两位教授克服重重困难，带领一批青年教师运用当时先进的单克隆抗体制备技术，获得了高纯度、高效价的抗人血型抗原A及抗原B的单克隆抗体，相关研究成果以10余篇学术研究论文的形式发表，在国内引起广泛的关注。该课题获得了安徽省自然科学基金的资助，1991年，该研究成果获得安徽省自然科学奖一等奖，这也是生物化学学科在当时获得的最高科学研究奖项，标志着生物化学教研室的科学研究从传统生物化学的基本分析研究向创新性及应用性研究迈出了重要一步。

后来王茂音教授组织的《激肽释放酶结合蛋白的纯化及特性的研究》以及其他教师的研究都取得了不错的成果，把生物化学教研室的科学研究推向了多元化。2000年以后，生物化学教研室在科研方面取得了快速的发展，多名教师获得安徽省自然科学基金、安徽省教育厅自然科学基金、国家自然科学基金、霍英东基金等。

赵敏学领衔的人体解剖学

人体解剖学作为重要的基础医学课程，一直受到学校历任负责人的高度重视。1928年初，学校筹建了解剖实习室；1931年9月，建设了实验室、解剖室等教学设施。当时经费来源十分紧张，尤其是由于战争等，校舍多次遭到破坏。但每次修缮或重建，均将解剖教学设施置于较为重要的地位。譬如在条件极为艰苦的抗战期间，在当时负责人张锡祺等的支持下，通过动员学生捐款（每人捐储备票1 000元），一起动手将萨坡赛路（今淡水路）学校内的汽车间改建成尸体解剖室，并制作了4张解剖台，向普善山庄要来了4具尸体，由叶曙教授带领学生们做尸体解剖。尸体解剖室的建成，大大提高了解剖学的教学质量。

安徽医学院在合肥建校伊始，教学设施严重匮乏，生活条件极为艰苦。作为解剖学专家，赵敏学教授为筹建解剖学教研室不辞辛苦，四处奔波，带领工作人员千方百计收集骨骼和尸体制成教学标本，因陋就简地创制教学设备，组织编写教材，指导学生实习，为解剖学科的建立付出了汗水和心血。1952年，安徽医学院的标志性建筑——东、西、南、北4座教学楼建成，其中东楼作为人体解剖学教研室的教学实验楼，以后又在东楼后面建了一个小院，增设了尸体储藏间和标本处理设施等，满足了学生的理论及实验教学的需求。

1955年，在赵敏学的倡导下，中国解剖学会合肥分会（后改名为安徽省解剖学会）成立，赵敏学历任第一届至第四届理事长、第五届名誉理事长。赵敏学教授献身医学教育50多年，长期坚持在教学第一线，他备课认真，讲课深入浅出，治学严谨，为人正直，赢得了师生的尊敬和爱戴。

赵敏学是国内最早招收解剖学专业研究生的教授之一，也使解剖学科成为我国首批硕士学位授予点之一。1956年，他开始招收研究生，江家元和武义鸣是他的研究生开门弟子。他从临床应用的角度指导研究生，先后进行过脑血管、环池及其邻近结构、颅后窝手术中结构定位的外科解剖学研究。

江家元1958年获得副博士学位后，先后在安徽医学院、蚌埠医学院和皖南医学院任教，1983—1991年任皖南医学院院长，1992年返回母校，担任人体解剖学科研究生导师，培养了数名硕士研究生，均为学科发展的中坚力量。武义鸣1958年获得人体解剖学副博士学位，后到南通医学院（今南通大学）人体解剖学教研室任教，他培养的学生顾晓松后来成为南通大学校长、中国工程院院士。

“文革”后，安徽医学院解剖学科的一些骨干教师在赵敏学的关怀和指导下，重新开始了“文革”前的中国人体质调查研究，重新拉开了对国人进行体质调查研究的序幕。杨顺生、邓道钧、万丽明和方竹培等先后在《解剖学报》《临床应用解剖学杂志》等杂志上公开发表多篇体质调查论文，为临床应用提供参考依据，同时对臂动脉干的分型及定名提出了独到而有价值的意见。1981年12月，邓道钧的《国人上臂动脉干的变异、分型及其定名的研究》获得国家卫生部科技成果奖二等奖。

1981年11月，经国务院学位委员会批准，人体解剖学成为学校首批硕士学位授权学科。赵敏学教授再次招收研究生。为了进一步推动学科的发展，赵敏学教授从白求恩医科大学引进了张为龙教授。由此，在张为龙教授及同侪的共同努力下，安徽医学院解剖学科的临床应用研究得到了进一步的发展壮大，在全国处于领先地位。

安徽医学院人体解剖学科以临床应用解剖学作为传统研究方向，赵敏学教授等老一辈解剖学家为学科在全国占据较为优势的地位做出了不可磨灭的贡献。后来，韩卉教授在临床应用解剖学研究领域也取得了较为突出的成绩。

四、预防为主的公共卫生学

预防为主是医学的共识。安医人始终把助人类身心健康作为天赋的神圣职责，把目光瞄准社会，把智慧献给工农，用技术回报社会，用仁爱服务人民，想人民之所想，急人民之所急。安徽南北有江淮，西倚大别山，风光无限好，灾难却频繁。淮河流域的“出血热”、长江流域的血吸虫、大别山区的碘缺乏症等，折磨着安徽一代又一代人，严重地危害着当地人民的身心健康，严重地影响着安徽省人民的生命质量。安医几代人怀着满腔的热情，深入安徽的淮河流域、长江流域和大别山区，为安徽省遏制急性传染病、地方病的暴发流行等公共卫生事业做出了巨大的贡献，在社会上引起强烈的反响。

蒋本沂挂帅征服地方病

1949 年，东南医学院内迁安徽喜获新生，蒋本沂倍感自豪的同时，也着手推广他的社会医学理想。在他的积极努力下，以开拓者的勇气和魄力，于 1959 年以流行病学、卫生学及保健组织等教研室为基础成立卫生系，并担任第一任系主任。

安徽医学院以蒋本沂、赵韻闻为首的一批公共卫生学者，积极响应号召，响亮地提出以“农村卫生为方向”的口号，面向安徽农村开展防病治病和学术研究工作，为安徽卫生事业的发展做了大量工作。血吸虫病防治研究过程中，在他的带领下，经其他同事的辛勤劳动，创建成的三格五池防病厕所，至今仍为农村广泛使用。1959 年，他带领师生到安徽省界首县(今界首市)进行农村卫生调查，其研究成果影响全国。

赵韻闻(1911—1995)，浙江东阳人，1933 年 7 月毕业于上海东南医学院。新中国成立前，先后在江苏、浙江、福建、广东等地从事卫生防疫和卫生行政工作。1950 年回东南医学院从医执教，1957—1966 年任安徽医学院流行病学教研组主任，长期从事流行病学研究，为安徽省的血吸虫病研究和防治做出很大贡献。他曾任中央血吸虫病研究会委员，安徽省中华医学会常务理事，卫生学会、流行病学会主任委员，安徽省血吸虫病研究会第一副主任委员、教授，中国民主同盟会盟员。

1950 年夏季，淮河流域发生洪水，皖北地区灾情严重。经上级批准，学校成立“灾区防治委员会”。赵韻闻受指派，负责带领教授、医师、公共卫生护士、工人及学生等 115 人，组成 3 个防治大队，分赴怀远城郊、凤台、来安等地抗击疫情，救治患病灾民 61000 余人，被皖北人民称颂为“共产党和政府派来的好医生”。1952 年，安徽省成立防疫委员会，赵韻闻担任安徽省防疫委员会办公室下设的小组组长，作为技术领导参与并指导开展全省卫生防疫工作。翌年，安徽省防疫委员会改称为爱国卫生运动委员会，他继续担任组长。1954 年，六安地区闹水灾，治淮工程佛子岭水库建设工地发生肠道传染病大流行，建设受阻。接到指令，赵韻闻会同流行病学教研组朱敖荣等人火速赶到现场，调查原因，制订防疫方案，及时消灭疫情，确保工程当年顺利完工。同年，安徽阜阳地区发生流行性乙型脑炎，他又前往当地指导防控。1955 年，安徽太和县流脑流行，他带领卫校和护校学生，在疫区成立临时隔离医院进行救治。同年，安徽全椒县发生疫情，他受派调查取证，确认是恶性疟疾流行，建议成立抗疟站，疫情因此得到及时控制。

在致力时疫防控的同时，赵韻闻积极开展地方病的流行病学调查和防治。1955—1956 年，配合生物化学教研组万昕在霍山舞旗河一带开展地方病甲状腺肿调查，以加碘盐降低发病率。1958 年，在安徽肥西县馆驿乡设立钩虫病防治试点，带着 60 名三年级学生开展调查研究，撰写了安徽省首篇关于钩虫病流行病学的完整报告，为疾病防治提供依据。

后来，安徽医学院以吴系科、杨兆莘、孙桂华等为代表的一大批知识分子，怀着满腔的热情，深入淮河流域、长江流域和大别山区、皖南山区，冒着危险，走村串户，调查摸底，制订方案，精心治疗，为安徽省遏制急性传染病、地方病（如地方性克汀病）的暴发流行等公共卫生事业做出了巨大的贡献，当时在社会上引起强烈的反响。他们服务人民、治疗疾病的同时，取得了丰硕的科研成果。这些成果既为学校的学科发展攒足了后劲，同时也奠定了安徽医科大学在安徽省医疗卫生事业上举足轻重的地位。

寄生虫学是研究寄生虫病病原，寄生虫的生物学、生态学、致病机制、实验诊断、流行规律和防治的科学。发现、诊断，乃至消灭“小虫”，是寄生虫学研究学者的追求。杨兆莘教授从完成学业、迈出校门又走入校门的那一刻起，便与“捉虫”结下了一生的缘分，穷其一生围绕寄生虫病免疫诊断方法和结膜吸吮线虫生活史这两个主要方向开展研究。他在《中华医学杂志》《中国寄生虫学与寄生虫病杂志》《中国血吸虫病防治杂志》《中国人兽共患病杂志》《安徽医科大学学报》等学术期刊上发表50余篇论文，参加编写了《中国人体寄生虫病文献提要》《寄生虫病免疫学及免疫诊断》等著作。他自己主持的血吸虫病研究项目通过卫生部鉴定，与苏州医学院等单位合作申报的课题，获得了江苏省科技进步三等奖。他还参加了“环卵免疫酶试验诊断血吸虫病的研究”“直肠黏膜刮检法诊断血吸虫病的研究”“碘液染色法鉴别肠组织内血吸虫卵性质的观察”等课题，研究成果被陆续推广应用，有不少成果被选入《人体寄生虫学》教材。

结膜吸吮线虫病是一种人畜共患病，主要在亚洲流行，因此有“东方眼虫病”之称，亦是我国常见的眼内寄生虫病之一。吸吮线虫寄生于眼结膜囊内，可不同程度地影响人的视力。但长期以来，该病在我国的传播媒介、传播方式、虫体发育过程等一直是个“悬案”，很多中外寄生虫学专家对此做过大量研究和探讨，但一直未能解决。从1984年起，杨兆莘教授参与到王增贤主持的国家自然科学基金项目研究工作中，在结膜吸吮线虫病的生物学特征、超微结构、致病机制、动物模型等方面的研究中取得进展。1988年，他们在五河县疫区长时间进行现场调查和观察，终于捕获我国从未报道过的变色纵眼果蝇400多只。该蝇体长仅3毫米，蝇体呈浅褐色并有灰色斑纹，蝇体检查发现有4只果蝇带有结膜吸吮线虫丝状蚴共30多条。经动物感染后丝状蚴发育成虫，从而证实了变色纵眼果蝇为该病的中间宿主。这项成果获得了当年安徽省科技进步四等奖，并被选入《人体寄生虫学》全国统编教材中沿用至今。

长江两岸送瘟神

血吸虫病是一种人畜共患的寄生虫病，它除寄生在人体外，还可以寄生在水牛、黄牛、猪、狗、猫、羊、兔、鹿、鼠类等多种动物体内。儿童得了此病，影响发育，甚至成为侏儒；妇女患此病，多不能生育；青壮年患此病，影响劳动。此病到了晚期，腹大如鼓，丧失劳动力直至死亡，造成许多农村人烟稀少、田园荒芜，还出现了不少“寡妇村”、无人村。血吸虫病成为危害人们生产、生活、生育、生长、生命的一种严重疾病。新中国成立初期，党中央就号召“全党动员、全民动手，消灭血吸虫病”。因此，血吸虫病流行区迅速开展群众性消灭血吸虫病的运动并取得明显的效果。疫区江西省余江县提出了“半年准备，一年战斗，半年扫尾”的口号，发挥冲天干劲，与瘟神作战。同时大力兴修水利，填平沟壑，根绝血吸虫的滋生地，仅用了两年时间，就根绝了血吸虫病。1958年6月30日，《人民日报》用头版头条报道了这个消息。毛泽东读后十分欣慰，彻夜未眠，第二天早晨便写了两首诗，并在诗题下用一段优美的文字描述了作诗时的喜悦心情。

七律二首·送瘟神

其一

绿水青山枉自多，华佗无奈小虫何！
千村薜荔人遗矢，万户萧疏鬼唱歌。
坐地日行八万里，巡天遥看一千河。
牛郎欲问瘟神事，一样悲欢逐逝波。

其二

春风杨柳万千条，六亿神州尽舜尧。
红雨随心翻作浪，青山着意化为桥。
天连五岭银锄落，地动三河铁臂摇。
借问瘟君欲何往，纸船明烛照天烧。

安徽省是血吸虫病重流行区的省份之一。安徽沿长江的洲、滩以及与长江相通的大小湖泊沿岸，均有血吸虫病流行，主要分布在池州、安庆、宣州、黄山市(徽州)、巢湖等地区。尽管人类血吸虫病暂时可能被消灭了，但它还可以通过唯一中间宿主钉螺传播给人。钉螺是一种水陆两栖动物，钉螺的生存离不开水。所以消灭血吸虫病，是一项卫生防疫与水利事业、畜牧事业相结合的伟大工程。通过查阅大量安徽省血吸虫病研究资料，血吸虫病相关的流行病学、传染病学资料，走访相关专家，证实安徽医学院的师生在血吸虫病防治战线上为安徽省消灭血吸虫病做出了重大贡献。

新中国成立后，百废待兴，党和国家高度重视卫生防疫工作，提出“预防为主”“面向工农兵”“团结中西医”的三大方针。安徽省于1950年开始组建防治血吸虫病专业机构，安徽医学院师生从这一年开始就积极参加血吸虫病防治工作。1955年3月，安徽省人民政府血吸虫防治委员会成立，第一任主任委员是傅大章，同年12月，安徽医学院附属医院院长汤蠡舟任副主任委员。安徽省血吸虫病防治所成立于1955年10月，它是安徽省血吸虫病防治技术指导和科学研究中心。

赵韻闻在卫生防疫上取得的最为突出的成绩，要数血吸虫病的防治和研究。当时，全省各地血防站都在积极探索防治新方法。如原徽州地区(今黄山市)血防站采用粪便沉淀和孵化法，曾在绩溪、歙县、桐城等地搞过“水田改旱地”(简称“水改旱”)，在安徽宁国县(今宁国市)搞过“开新沟填旧沟”的研究。还有铲草皮堆肥灭螺，垦殖灭螺，“杨柳”灭螺，野生植物、茶籽饼、化肥灭螺，芦苇滩杂草“火烧”灭螺等，以及安徽医学院流行病学教研组陈其泰在安徽宣州、郎溪南漪湖做过氨水灭螺的研究。安徽医学院寄生虫学教研组唐后俊、陈孝龄、夏立照等在安徽贵池做过氨水灭螺、堆肥灭螺和化学药物五氯酚钠灭螺的研究。

早在1952年12月，赵韻闻就和寄生虫学组陈超常一起带领1954届学生百余人，在安徽歙县、绩溪突击治疗血吸虫病，被当地百姓称为"毛主席派来的救命医疗队"。当时山区天气恶劣，从宁国到歙县一段路程，车辆不通，他们背着行李，一路步行至歙县。在歙县农村进行救治血吸虫病患者的同时，他们积极开展粪检普查血吸虫病和设点治疗血吸虫病的研究。1956年春，根据赵韻闻等人的建议，安徽省在巢县（今巢湖市）半汤乡成立全省第一个综合性血防试点小组，由他负责研究血吸虫病的流行规律和防治措施。在接下来的10年间，赵韻闻除学校教学工作之外，几乎常驻在半汤，与试点组工作人员吃住在一起、工作在一起，实地参加各项调查研究，获得了大量的第一手资料，为安徽省血吸虫病防治积累了丰富的经验。

1952—1957年，赵韻闻带领学校卫生学教研组教研人员，深入安徽省各流行区农村和城镇，进行粪便污染的考察和粪便管理的研究。先后在各地试用野生植物沤肥，粪便定期储存，高温堆肥和茶籽饼、石灰氮灭卵等现场研究。1959年，与中国科学院寄生虫研究所合作，在安徽省全椒县成立粪便无害化试点，开展粪便无害化研究，为安徽省血吸虫病流行区实行人畜粪便管理、解决农业用肥与疾病控制的矛盾提供了科学依据。他们的研究打破了当时治疗血吸虫病必须在有条件的医院进行的规则，为安徽省开展大规模普查普治提供了理论和实践依据。研究成果在安徽省推广，在全国也有较大影响。1960年11月，《人民日报》发表粪便无害化社论，并对相关研究成员做了介绍。

1963年，赵韻闻与安徽省地方病防治所合作，在巢县半汤乡进行"结合农田施肥杀灭钉螺"的研究。1964—1966年，在贵池成立血防消灭试点，他带领1965届、1966届学生在贵池解放公社查螺灭螺，查病治病，开展氨水灭螺研究工作。1978年，赵韻闻重新回到钟爱的血吸虫病防治工作岗位，着手开展湖沼地区血吸虫病流行病学调查，跑遍了大江南北大多数的江洲湖滩，发现湖沼地区血防问题严重，并提出消灭对策，引起重视。1979—1984年，他被聘为苏、鲁、豫、皖、鄂5省疟疾联防会议技术指导。

安徽医学院寄生虫学教研组工作人员，从1953年4月至1956年6月，经常到安徽省血吸虫病流行区，如华阳湖农场、望江县青草湖、贵池县(今贵池区)东南湖、青阳县木镇等地区从事查螺灭螺工作。1959年7月4日至8月4日，学校还从1956级医疗系抽调学生60余人，参与湖滩钉螺血吸虫病调查。陈超常、杨兆莘、唐后俊等教师率先垂范，不辞劳苦，多次去现场做技术指导工作。

安徽医学院流行病学教研室教师们长期战斗在防治血吸虫病第一线。1956—1958年，他们在巢湖地区(今巢湖市)半汤从事血吸虫病的流行病学调查。先是从事田中钉螺调查，后又从事温泉钉螺生态观察。1976年，他们再次来到半汤，做消灭血吸虫病后的追踪和监测工作。通过调查研究，他们获得了大量的第一手资料，为安徽省血吸虫病的防治积累了丰富的经验。1965年10月20日至1966年2月底，安徽医学院7名教师在贵池县师范学院举办“半农半医学校”。60名农家学子毕业后，在夏立照、蒋美荣、陈启仁、陈孝龄等老师的带领下，到贵池解放公社解放大队余河生产队，参加“血防”样板工作，主要进行查螺和灭螺、安全用水的研究。群众说:安徽医学院老师，是我们老百姓健康的保护神。

1978年，杨兆莘担任寄生虫学教研室主任。他是皖南人，从小生活在血吸虫病肆虐横行的地区，深知其危害和百姓的疾苦。因此，他来校参加工作不久，便响应党中央的号召，满怀着一定要消灭血吸虫病的坚定信念，在老一辈寄生虫学专家陈超常教授的带领下，投入了血吸虫病的防治研究工作。1959年，他与同事共同发表了《安徽省山区和湖沼地区钉螺生态的研究》一文，对控制当地血吸虫病的流行提供了第一手资料。“文革”后，他又担任全国血吸虫病研究委员会委员、安徽省血吸虫病研究委员会副主任委员，把更多的精力投入早日为安徽省消灭瘟神的事业中，多次设计了诊断血吸虫病的研究方案。1982—1984 年，连着三年暑假，他不顾自己体弱多病，放弃休息，冒着烈日酷暑，一个县一个村地转，挖钉螺、查疫水，越是重灾区，越是贫困县，越能见到他的身影。1983 年，他正准备到现场考察，独生子突发疾病住进医院，可他牵挂着疫区那一个个腆着肚子的血吸虫病患者，还是一咬牙转身踏上了行程。3 年里，他组织安徽省内有关单位开展诊断血吸虫病研究的现场工作，完成了 8 份研究资料。他主持开展的国家“七五”科技攻关专题《环卵免疫荧光试验诊断日本血吸虫病的研究》，形成了试验操作规范，为血吸虫病诊断找到一个简便易行、更加经济、效果稳定的试验方法，以“花钱不到一分，便能测知瘟神”的美名称誉同行间。

五、祛病消灾的外科学

附属医院的外科发展一波三折。1952 年东南医学院迁至合肥时，医院外科有病床约 50 张，当时的外科能开展阑尾切除术、痔核切除术、疝修补术、膀胱切开取石造口术、胸腔闭锁引流以及外伤性骨折手技复位石膏外固定等手术。1954 年学习苏联模式，学校成立了临床外科学教研室、系统外科学教研室和总论外科教研室。临床也分为三个病区，教研室主任兼任病区行政主任。刘春生医师担任临床外科学教研室主任，耿兆麟担任系统外科学教研室主任，李同度担任总论外科学教研室主任。1956 年，陈邦典担任安徽医学院副院长兼外科主任，耿兆麟担任外科副主任。

“沪上名医”陈邦典与泌尿外科

东南医学院在沪始建之初，众多留学归来的医学志士云集，学院学科虽不齐备，但所教课程较为丰富，其中包含泌尿科学授课和实习内容。1956 年，转建合肥后，李同度教授亲手创建泌尿外科，当时将泌尿外科患者相对集中在外科病区，成立一个泌尿外科治疗组，可以集中专病专治，这就是学院泌尿外科的前身。1956 年 8 月，陈邦典教授响应支援内地建设的号召，来安徽工作，被任命为安徽医学院副院长，兼安徽医学院附属医院外科主任，国家一级教授，并被选为安徽省人大代表、政协常委、中国农工民主党安徽省委常务委员。他的到来，为安徽泌尿外科事业注入了活力。

陈邦典（1901—1976），江苏嘉定（今属上海市）人，是“沪上名医”，他积极参加社会活动，社会影响大。抗美援朝期间，陈邦典是中华医学会上海分会、上海市医师公会和医院职工会组成的三联会主任。他响应已内迁安徽的东南医学院"华东 18 所医药院校联合起来，增产节约"的倡议，发动全市医师捐献(筹资购买)"白求恩大夫号"飞机，并组织上海市抗美援朝志愿医疗手术队奔赴朝鲜前线救治伤员。1951 年 12 月，他作为赴朝慰问团团长，代表上海市医务界去朝鲜慰问伤病员和志愿医疗手术队全体成员。1953 年，他又任上海市卫生工作者协会副主任委员，协助人民政府做好团结中西医工作。

陈邦典作为我国现代医学泌尿外科的先驱和开拓者，是我国医学界著名的一级教授，又是国际泌尿外科学会会员、国际著名的泌尿外科专家。他担任安徽医学院副院长，分管科研并兼任附属医院泌尿外科教研室主任后，泌尿外科正式从普外科独立，病床增加到 60 张之多，成为当时华东地区规模较大的泌尿外科，也是安徽省唯一的独立专科，发展迅速、规模庞大、专用器械齐全，是安徽省泌尿外科的鼎盛时期。1957 年开展肾脏部分切除术治疗复杂性肾结石，居安徽省前列，并能开展低温下阻断肾动脉行肾部分切除治疗鹿角形结石。1956 年来安徽医学院附属医院后，在全国较早开展全膀胱切除＋回肠膀胱术、阴茎癌根治性切除＋双侧腹股沟深浅淋巴结及盆腔淋巴结清扫术以及全膀胱切除＋直肠膀胱＋结肠腹壁造瘘术，使得安徽省泌尿外科学科走在全国前列。

作为外科主任，陈邦典与副主任、著名外科专家耿兆麟同心协力，使得附属医院外科发展较快，病床数增加到 180 张，开展了胆囊切除术、胃大部切除术、脾切除术、肠切除吻合术、甲状腺次全切除术、乳癌根治术等，同时选派了李同度、王德生、许建平等医师赴苏联留学，提升了附属医院的医疗水平，享誉江淮。

1963 年以后，陈邦典教授因高血压、心脏病在上海治疗休养，任命王克孝为泌尿外科副主任、外科总论教研组秘书，并开始主持泌尿外科临床和教学工作。

1964 年，陈邦典在安徽省开展了首例全膀胱切除＋直肠膀胱术。

1965 年 9 月，科室举办了第一次全省性肠道在泌尿外科应用的专题论坛会，会议由陈邦典主持，王克孝向参会者做专题学术报告，从此大大推动了安徽省各地肠道在泌尿外科应用的热潮，提高了泌尿外科同道的学术水平，活跃了学术氛围。

1979 年，王克孝在陈邦典研究的基础上整理、编撰的《实用膀胱镜检查学》出版，成为目前医学生和专科医师学习与深造的重要参考书之一。1987 年在安徽省首家引进全套内腔镜包括经皮肾镜、输尿管软镜和硬镜、电切镜＋汽化电切、尿道内切开镜，在安徽省首家开展了经皮肾镜、输尿管镜手术、前列腺电切和尿道内切开术，临床治疗病例已超过 3000 例，居全省之首，在国内亦居领先地位。1987 年，石天凯从北京整形医院引进应用阴囊隔血管蒂皮瓣一期正位修复尿道下裂获得突破性成功。

安徽医学院第一附属医院泌尿外科自 1956 年创建以来，在几代人的共同努力下，从无到有、从小到大、从弱到强，虽然经历了“文革”十年动荡，但在王克孝、梁朝朝等几代专家的共同努力下，不断开拓新技术和新疗法，探索临床诊断、治疗新模式，保持泌尿外科持续稳定发展，终于实现凤凰涅槃，再次走在了全国泌尿外科的最前沿。

安徽一把刀

耿兆麟担任附属医院副院长兼外科主任后，临床大外科病床增加到 180 张左右，医疗技术也大幅度提升，开展了胆囊切除术、胃大部切除术、脾切除术、肠切除术、甲状腺次全切除术、乳癌根治术等。特别是耿兆麟医师创导的痔环切除术(Klose 术)，在安徽省内外有一定的声誉和影响，彼时他被称为“安徽一把刀”。

耿兆麟(1915—2015)，江苏张家港人。1943 年毕业于上海同济大学医学院医学系，后在上海中美医院任住院医师、主治医师。1950 年参加抗美援朝医疗队，在长春开展救治工作。1953 年来到安徽，先后任安徽医学院附属医院的外科主任、副院长、院长等职。1978—1983 年任安徽医学院副院长。在跨越世纪的传奇人生中，他在师生中树立了一个忠于自己理想信念，并矢志不移地把它贯彻到言行之中的光辉榜样。

新中国成立初期，医学领域大致分为“德日派”和“英美派”两大体系，同济大学毕业的耿兆麟与其先后期同学——现同济大学“人民医学家”裘法祖院士以及“模范医学家”、国家最高科技奖获得者吴孟超院士一样，既熟练德语又精通英语，这自然为他学习国外医学新知识、新技术和掌握新动态奠定了扎实的基础。早在20世纪50年代，他就利用软木塞和大头针首创内痔环切术，成为国内著名的肛肠外科专家，该手术也被写入了肛肠外科手术专著，在国内肛肠外科界产生了广泛而深远的影响。

每做一例手术，他都以科学的态度全面分析手术的安全性、耐受力等因素。他一直坚持在手术前仔细阅读复习手术图谱，认真做到对每一例手术心中有数。完成所有的分析论证后，患者才被推进手术室，主刀的耿兆麟在手术台上一丝不苟、解剖清晰、操作细致从容。耿兆麟手术最大的特色是爱惜患者的肌体组织，一般不做大块结(缝)扎，始终保持手术的人性化和高效性。耿兆麟的手术始终保持手术野的清晰，出血很少，能使用1号线绝不用0号线和4号线。熟练的手术技巧，难以置信的手术速度使人仰慕，观看他手术简直是一种精神上的享受和满足。渊博的学识和精湛的医术，加上人性化的手术操作，使他在医学界赢得了“安徽一把刀”的美誉。

“文革”开始不久，耿兆麟便被关进了牛棚，不久又转移到老外科楼的东外科二病区杂用间隔离反省。“文革”结束以后，耿兆麟恢复了工作和自由，他以更大的热情投入到医院的建设和发展之中。作为院长的耿兆麟教授深知医院管理要有非常严格的规章制度，他要求每一位医护员工爱岗敬业、无私奉献，以崇高的医德、恪尽职守的精神，捍卫医学的圣洁和尊严。他强调要加强“基本理论、基本知识、基本技能”的“三基”培训。要求全体医护员工在上班时要衣冠整洁，不准谈笑和大声喧哗，一经发现类似的现象，当事人要在科会上做出书面检查。在查房时，住院医师、主治医师、主任要逐级汇报病史和检验结果，并提出诊断分析和治疗意见，在此基础上,上级医师进行更正。他要求新患者入院必须在 24 小时内完成病史和三大常规检查。

那时医院在晚上 11 时前,宿舍内总是灯火通明,大家都在埋头苦读。外科住院医师要求在上班前必须完成创口换药,交班后 15 分钟必须进手术室手术,迟到者在手术室门口自己的姓名牌上挂白旗,3 次白旗者,科主任要进行训话。另外,还禁止无菌手术使用抗生素。有一次,一位来医院进修的医师,在阑尾炎手术后使用青霉素,耿兆麟查房发现后严厉训斥道:“既然可疑感染的病灶已全切除,为什么要用青霉素?”当时外科的医疗管理非常严格,按照医师的不同级别,主刀手术的类别有严格的区分,实习医帅只能在上级医师指导下做“四大金刚”手术,即阑尾切除术、疝修补术、痔切除术和大隐静脉剥脱术。而未满 3 年实际临床工作的住院医师只能做胃、脾、直肠等手术的第一助手。任何大小手术,进修医师不能单独施行。所以,因手术发生的医疗事故和纠纷很少,甚至可以说是几乎为零。

耿兆麟工作时总是那样严厉,甚至经常皱着眉头训斥,正因为他的“凶”,所以,在当时,他私下里被职工称为“耿老板”。在很多人印象中坚持原则、铁面无私的“耿老板”总是一副很凶的样子。实际上,生活中他则是一个平易近人的好院长、好管家,博学多才的好教授。在平时的工作中,大到医院的发展和规划,小到每条道路的绿化、每个病房的设置,就连医院职工的个人问题,如夫妻长期分居两地等,他都分外关心。一旦发现职工在这些方面有困难,他总是想方设法地予以解决。有时,面对医院中的困难,他会毫不犹豫地倾囊而出,除工资外,他一生没有多少积蓄,两袖清风的形象让后来者肃然起敬。

中西医结合的烧伤科

烧伤,在医学上是指由热力所引起的组织损伤,包括火焰、热液、热蒸汽、热金属等,由电、化学物质所致的损伤也属烧伤范畴。大面积烧伤不仅皮肤受伤，而且影响和损害身体内部器官的功能。大面积烧伤患者，一般都要经过休克复苏关、抗感染关和创面修复关这三个过程。

传统的烧伤医学认为，烧伤后人体内液体的渗出是难以制止的，解决的办法就是从静脉大量输入液体；在烧伤患者的创面处理上，通常采取包扎疗法，将创面包上多层纱布或绷带。多少年来，这种传统的治疗方法，一直成为治疗烧伤患者的主体。在20世纪五六十年代，这种治疗方式受到了挑战。

安徽医学院烧伤科始于1958年大办钢铁时期，当时为了抢救一名烧伤面积达75%的炼钢工人郭某，由普外科胡家骅教授领衔成立了隶属于普外科的烧伤病房，由普外科低年资医师轮转参与烧伤患者的治疗。“文革”开始后，大批医务人员下放，医院各项工作几近瘫痪。1969年，35岁的骨科医师陈国钧，轮转到烧伤病房工作。在收治烧伤患者的过程中，他发现大面积烧伤患者，由于体内的液体大量渗出，体内血容量减少，往往造成休克。治疗过程中输入的液体越多，渗出越多，造成创面和内脏肿胀，患者十分痛苦。老一套治疗方法不仅不易防治休克，而且常常引起感染，甚至发生败血症，同时也给烧伤患者的创面处理带来许多困难。为防止创面细菌侵入，通常采取包扎疗法，将创面用绷带包上多层纱布，但因创面继续渗出大量蛋白等营养物质，在纱布的遮护下，反而适宜细菌生长，容易引起创面感染。

中国医药学是一个伟大的宝库，应当努力发掘，加以提高。当时，黑龙江、北京等地报道了探索中西医结合治疗烧伤的有关信息。在附属医院内，此时兴起中西医结合的热潮，成立了以普外科为主的中西医结合治疗急腹症研究室，还承办了全国急腹症学术会议。面对患者，在感受中西医结合的过程中，陈国钧陷入沉思：能否另辟蹊径，以中草药为主、中西医结合治疗烧伤？能否研制出一种特效药，既能改善血液循环、调整体液平衡、控制体液外渗，又能抗菌消炎、活血生肌、愈合创面？探索的欲望在他心中涌动，他按捺不住，与专家和同行进行了广泛深入的交流。他的想法马上得到了专家同行和医院领导的赞同。

于是，陈国钧和同事一道，利用业余时间查阅了大量的资料。他们发现，1958年11月在上海召开的全国烧伤防治经验交流现场会议上，就提出了中草药应用于烧伤患者治疗的课题；1960年1月在重庆召开的全国烧伤学术经验交流大会上，中国医学科学院血液输血研究所进行了中药紫草膏和绿豆甘草汤对烧伤治疗作用的动物试验等。陈国钧和他的同事们茅塞顿开，开始了自制、自用中草药的探索性研究。陈国钧从医院召开的中西医结合学术经验交流会上了解到，有一个抗炎中药方对治疗烧伤很有借鉴意义。于是，陈国钧亲自参与并组织同事，按其药方配制药水。药水制成后，先做动物试验，然后在自己身上试验，再将配方改进，增增补补、删删减减。有了相当把握，再试探性地涂到烧伤患者的局部创面，然后再涂到更大创面直至全身。观察发现，该药水能促使创面收敛，并且很快生成新皮，保护创面不受感染，皮下血液畅通。患者感觉良好，康复得很快。经反复试验，发现这种药水质量稳定，疗效可靠，大家兴奋地为其取名为“结痂酊”或“制痂酊”。

在两年多的时间里，大家齐心协力，反复实验，科学论证，自制、自用各种剂型、内服外用的中草药就有60多种，研制出了抗休克合剂、创面外用中药1～12号膏剂、中药制痂酊，并应用于治疗大面积烧伤患者。他的团队在中草药研制上终于取得重大突破。

1972年初，附属医院成立烧伤科，陈国钧医师任科主任。同年5月，医院收治了一个烫伤患者，因跌入高温酒糟池，除头部还保留一小块皮以外，全身烫伤总面积达97.5%，其中Ⅱ度烫伤面积为74.5%，Ⅲ度烫伤面积达到21.5%，伤后12小时入院。入院时，皮肤大部分已经起泡，四肢和背部的真皮层裸露在外，变成了暗红色，血压、脉搏测不到，心率120次/分，四肢冰凉，恶心呕吐，烦躁不安，呈休克状态。接诊后当即予以少量静脉补液，并内服中药抗休克合剂Ⅰ号和灼伤饮料，结果平稳度过休克期，然后进行药液清创，创面外敷中药8号烧伤膏，配合抗生素注射。伤后第四天起，按照临床征象进行辨证施治中药内服。伤后 15 天起，Ⅲ度创面应用中药蚕食脱痂、换药。治疗 30 天创面愈合 80%，治疗 45 天创面基本愈合，50 天离床进行功能锻炼，功能恢复良好，能参加体力劳动。治疗过程中未发生败血症，医药费用 500 余元。在此前后的两三年时间里，医院烧伤科用此方法治疗了 140 多名烧伤患者，治愈率达到 90.9%。中西医结合治疗大面积烧伤取得了显著成效。

为了使中西医结合治疗烧伤的方法得到进一步改进和完善，学校和医院成立了烧伤研究组，制订课题论证方案，组织检验、药理、病理、生理、中医等部门科研工作人员开展科技攻关，既对人员进行分工，又强调整体协同作战。在此过程中，大内科主任汪国良教授全面负责组织协调工作，陈国钧主任负责课题的具体实施，收集和整理实验研究资料和数据，马如纯、彭华民、朱敖荣、龚西騟、蔡天沛、黄建泰、孔昭遐、毕敏明、郑干才等一大批理论教师和临床医师共同参与，重点进行药品的有效化学成分、药理、剂型等研究。研究组还对课题进行分解，如烧伤对患者机体内环境、心脏、脾胃、肺脏、肾脏、肝胆的影响，中西医结合防治烧伤休克、败血症、修复创面与处理Ⅲ度烧伤焦痂等，并逐一进行论证，还对 60 种中草药及 95 组联合用药做了抗菌实验研究。

1972 年 11 月 4 日，《人民日报》在头版头条以《安徽医学院附属医院为创造祖国新医学贡献力量：中西医结合治疗大面积烧伤取得新成就》为题做了报道："安徽医学院附属医院自 1969 年以来，用中西医结合以中医为主的方法治疗了 144 名大面积烧伤患者，治愈率达到 90.9%。临床实践证明，这种新疗法疗效高、疗程短、药源广、费用低，而且方法简便。"《人民中国》画报也做了大篇幅报道。一时间，安徽医学院附属医院烧伤科在国内外享誉盛名。

1973 年 11 月 1 日，由烧伤研究组承担的全国中西医结合治疗烧伤经验交流会在安徽医学院召开。烧伤研究组完成了《中西医结合防治烧伤休克 149 例的临床观察》和《应用中西医结合疗法治疗 227 例大面积烧伤患者的临床观察》等课题报告。接着，学校和医院组织编写剧本，安排拍摄场景，与安徽摄影站记者合作，拍摄了一部片长约40分钟的《烧伤新疗法》影片。1974年，这部科教新闻片还送北京汇报展播。同时，在药品研制方面又有新进展，在女贞叶酊剂的基础上，成功地研制了以中药儿茶为主要成分的创面外用药复方儿茶酊，即现在的制痂酊。与此同时，烧伤科副主任孔昭遐医师开展研制中药内服药及复脉注射液针剂。

1975年11月，由医院承办的全国中西医结合治疗烧伤经验交流会在合肥召开，出席会议的代表148人，分别来自18个省市区、解放军和卫生部直属单位及新闻宣传部门。陈国钧医师在会上做了《开展中西医结合治疗大面积烧伤的体会》的发言，并展示了烧伤研究所取得的成绩：5年多来，医院共治疗了近2000名烧伤患者，除部分中小面积烧伤患者全部治愈外，烧伤较重的患者1154名，总治愈率为96.7%，比“文革”前医院最高治愈率提高16%。其中大面积和特大面积烧伤患者371名，治愈率为90.3%，比原先最高治愈率提高30%。医疗费用比过去减少了80%，治疗时间缩短一半以上，用血量和化验亦减少80%～90%。

为了将此项成果造福社会，医院选派一批烧伤专业人员，到武汉、长沙、上海、马鞍山等地进行巡诊指导，还深入工矿、农村，就地抢救烧伤患者，并开展短期训练班，使偏僻的农村和山区的烧伤患者及时得到了治疗。

1976年2月，有两位加拿大烧伤科专家来院访问。陈国钧主任向他们介绍了中西医结合治疗烧伤的经验，并陪同客人进病房参观。当时，“安徽医学院接待了两位外宾”的话题一下子成了合肥市家喻户晓的新闻。

1977年8月10日，是载入安徽卫生史册的日子。在医院烧伤科东边的教室，悬挂着“世界人民大团结万岁”标语和《毛泽东与白求恩》大幅油画，摆放着自制的药品、药草标本、挂图和照片。由WHO总部组织的20多个国家20多位代表所组成的传统医学考察团到达访问。他们听取了医院中西医结合治疗大面积深度烧伤的经验，观看了《烧伤新疗法》电影，并参观了烧伤病房以及中药麻醉取皮手术。一位外宾激动地用中文讲道："谢谢你们中国为人类做出的贡献！"

1978年，烧伤科获得"安徽省科学技术工作先进集体""全国科学大会先进集体"光荣称号。当年3月18日，陈国钧主任代表安徽，步入了庄严雄伟的人民大会堂，出席了全国科学大会。这是安医人的光荣，也是安徽人民的骄傲！

1998年，该科建立了安徽省唯一的一个深低温生物皮库，为科室开展自体微粒皮加大张、同种异体皮联合移植术，进一步提高大面积深度烧伤的治愈率创造了条件。

六、厚积薄发的药理学

药理学是安徽医学院的强势学科，改革开放更让安徽医学院药理学科如沐春风。1978年，经国务院学位委员会批准，药理学恢复为硕士学位授权学科。自1985年开始，安徽医科大学的药理学主要有两个分支：基础医学院的药理学教研室主要承载药理学科的教学任务，临床药理研究所主要承载药理学的科学研究任务。

徐叔云创办临床药理研究所

1961年10月，在原西德妇产科医生的一次学术会议上，有3位医师分别报告发现有数千名新生儿发生畸形。这些畸形婴儿没有臂和腿，手和脚直接长在躯干上，样子像海豹，故称为海豹肢畸形(或海豹儿)。不久，海豹儿相继在英国、澳大利亚、加拿大、日本以及巴西等国出现。后经研究证实，造成婴儿海豹肢畸形的罪魁祸首，是妇女怀孕初期服用反应停所致。反应停是商品药名，它的化学药名为沙利度胺，1953年在德国首先被合成出来，作为镇静剂用于临床，并且多用于孕妇的妊娠早期止吐。反应停导致的海豹儿事件，引起国际学术界的高度重视，进而产生一门新兴学科——临床药理学。多年来，徐叔云一直默默坚持着临床药理学研究。1975年，他与陈敏珠、胡先亚联合主编的我国第一部临床药理学专著《临床药理20讲》，在我国同行引起不小的震动。

1984年，随着学校发展形势和学科发展需求，徐叔云和陈敏珠两位教授带领一部分教师从药理学教研室分出去，成立临床药理研究所，在不影响教学的前提下，开始把主要精力投入到药理学的科学研究上。1985年，徐叔云主持的“白芍总苷的基础与临床研究”，获得安徽省“七五”科技攻关项目立项，该项目是该学科在20世纪80年代获得的最具影响力的科研项目。

1986年，临床药理研究所成为国家卫生部临床药理基地(1999年更名为国家药品临床研究基地)，是我国较早从事新药临床试验的专门机构，多年来主持了包括萘丁美酮、双氯芬酸、来氟米特、鸡Ⅱ型胶原、艾拉莫德等几十个新药的Ⅰ、Ⅱ、Ⅲ期临床试验和生物等效性试验，为我国新药创制和经济社会建设做出了重要贡献。

根据学科定位和方向凝练，临床药理研究所开展了类风湿关节炎、肝病和系统性红斑狼疮等疾病病理机制和治疗药物的系统研究，取得了明显成绩，进一步提升了抗炎免疫药理学、临床药理学等研究方向在国内外的学术影响。1991年，安徽省教育委员会授予临床药理研究所“安徽省高校实验室工作先进集体”光荣称号，国家教育委员会也授予该所“全国高等学校实验室工作先进集体”光荣称号；白芍总苷制备工艺获得国家发明专利；徐叔云教授主持了安徽省“八五”科技攻关项目“丹皮总苷治疗慢性乙型肝炎的基础与临床研究”。1994年，陈敏珠教授主持的“淋巴细胞肾上腺素受体特征与功能的研究”获得安徽省科技进步奖一等奖。1997年，魏伟入选“国家百千万人才工程”一、二层次国家级学术技术带头人，陈敏珠主持的“白芍总苷的免疫调节及其机制的研究”获安徽省自然科学奖一等奖。2001年徐叔云卸任，2002年魏伟担任临床药理研究所所长。

2002年魏伟教授主持的“白芍总苷对实验性关节炎滑膜细胞信号转导机制的影响”，获国家自然科学基金面上项目资助，这是该学科首次获得国家自然科学基金面上项目立项。同年，魏伟获得了安徽省“十五”重大专项“治疗类风湿关节炎新药木瓜总苷及其胶囊的开发研制”、国家“863计划”、“治疗肝炎中药SQDG及其胶囊的研制”、安徽省首批人才开发资金立项“中药SQDG治疗肝炎的研究”等项目立项支持。十余年来，临床药理研究所获得国家自然科学基金面上项目6项、国家自然科学基金青年项目8项、教育部博士点基金3项、安徽省科技攻关项目3项以及安徽省自然科学基金、安徽高校自然科学省级重点项目等 30 余项的资助。魏伟教授主持的“新型活性单体芍药苷-6-氧-苯磺酸酯在类风湿关节炎免疫应答与炎症中的调控作用”,2013 年获国家自然科学基金重点项目资助,是药理学科首个国家自然科学基金重点项目。

由中国药理学会主办、安徽医科大学临床药理研究所承办的《中国药理学通报》,徐叔云教授任主编。该刊是目前我国最有影响的核心期刊和论文评价的文献源期刊之一,影响因子和被引总频次位居全国药学类期刊之首,获得一系列奖项和高度评价。

马传庚主持药理学教研室

马传庚,出身于安徽舒城一个较富裕家庭,较为优越的家庭环境使他接受了完整的基础教育,1951 年高中毕业后考入东南医学院,入学后马传庚如饥似渴地学习医学知识,全身心地投入到医学理论课学习和临床实习中。经过一段时间的临床实习后,马传庚对内科产生了浓厚的兴趣并立志要当一名内科大夫。1955 年,马传庚出任班级政治辅导员一年,因而推迟一年于 1957 年大学毕业留校并选择了药理学教研室。1958 年 10 月,在邢文鑅教授的大力推荐下,马传庚赴苏联学习。先是在北京俄语学院留苏预备部学习俄语,并于 1960 年 10 月赴苏联彼得格勒第一医学院药理教研室攻读副博士研究生。课题开始后,马传庚以百倍的热情和干劲投入到科研实验中去,并多次放弃校方安排的考察和旅游,甚至还放弃周末和寒暑假休息时间。因为勤奋学习和努力工作,他整整提前一年时间完成了所有实验工作。他在等待提前答辩的半年多时间里,又到莫斯科等其他药理学实验室参观学习,为回国后以优异的成绩报效国家和学校夯实基础。1964 年 1 月,他获医学副博士学位,同年 2 月回国。曾出任安徽医学院基础部主任、药理学硕士和博士生导师。还先后出任中华医学会、中华医学会疼痛学会、国际疼痛研究会会员,安徽省药理学会常务理事,《中国药理学通报》常务编委、编辑室主任等。

当时的基础部药理学教研室由马传庚教授负责，他们承担全校所有专业《药理学》、留学生《Pharmacology》的教学和科研任务，此外还承担了《麻醉药理学》《美容药物学》《精神药理学》等专业的授课任务。为了建设一支优秀的教师队伍，药理学教研室一方面全面提高在岗教师的学历水平，另一方面大力引进其他高校毕业的优秀博士生。经过多年的积累和发展，教研室的教师队伍实力得到了跨越式的提高和进步。为了不断提高教学质量，他们采取多种措施，加强对青年教师的培养，规定新进教师都将安排一名高年资教授从教学、科研上予以一对一的帮扶和指导，使教研室优良的传统、经验与知识得到了较好的传承。他们坚持每月一次集体备课，不断改进教案和授课技巧，在每个学期结束立即开展回顾总结，探讨既往教学工作中存在的问题，寻求解决办法。他们不断探索、开发适合于本科生的自主创新实验，努力提高学生独立思考问题、分析问题和解决问题的能力。教研室先后安排戴俐明、明亮两位女教师分别去日本和法国学习，她们回国后在教学科研及研究生培养上皆做出很大贡献。

科学研究也是他们的重要任务。目前，药理学教研室共开设了分子药理学、心脑血管药理学、内分泌药理学、神经药理学、抗炎免疫药理学、肿瘤药理学等多个研究方向。围绕各个研究方向，他们组织教师积极申报各类科研课题，取得了丰硕的研究成果，有些成果在安徽省药理学界尚属首次。2009 年至今共承担了国家级课题 14 项，省部及地方多项重要课题 24 项；发表 SCI 论文 98 篇，中文核心期刊学术论文 112 篇；获得专利 1 项，正在申请 1 项。1997 年，马传庚主持“局部镇痛剂及其钙拮抗机制”获得安徽省自然科学奖二等奖；2001 年、2007 年连续两次获安徽省科学技术三等奖和安徽省高等学校省级优秀科技成果一等奖；2010 年，陈志武主持的“黄蜀葵花和映山红花黄酮类物质对心脑缺血性损伤的保护作用”获中华中医药学会科学技术奖三等奖，杨雁获第十一届安徽省青年科技奖；2014 年，陈志武主持的“血管内皮舒张功能在心脑缺血性损伤中的作用及中药黄酮物质的保护作用和机制”获华夏医学科技奖三等奖，陈志武和高杉分别在国际著名心血管期刊《心血管研究》杂志上发表了研究论著，周兰兰在药理学领域国际著名期刊《英国药理学》杂志上发表研究成果，在安徽省尚属首次。

省属院校第一个博士点：第四次发展高潮

1990年，国务院学位委员会下文，安徽省属高校第一个博士点落户安徽医科大学，从此安徽医科大学成为博士学位授权单位，药理学成为博士授权学科，徐叔云教授为博士生导师，开创了学校和药理学科高层次人才培养的历史。经过两年的博士点建设，1992年，学科带头人徐叔云教授招收了安徽省属高校第一位博士生李俊，开创了学校乃至安徽省博士研究生教育的全新历史。一时成为安徽医科大学人的骄傲，也掀起了学校发展的第四次高潮。

药理学科一直是国内从事药理学研究的重要单位之一，是抗炎免疫药理学和临床药理学两个研究方向的创始单位和主要研究单位之一。该学科在炎症免疫性疾病的病理机制、治疗药物的基础与临床研究等方面做出了重要成绩。他们协助卫生部制定了抗炎免疫药物的药效学和临床研究指导原则，主编的《药理实验方法学》(1—4版)对我国生命科学研究做出了重要贡献。《抗炎免疫药理学》作为第一部抗炎免疫药理学专著，为抗炎免疫药理学系统研究做出了重要指导。该学科带头人目前担任了国际药理学联合会临床药理学委员会委员、中国药理学会常务理事、中国药理学会临床药理学专业委员会主任委员、中国药理学会抗炎免疫药理学专业委员会副主任委员、中国药理学会药学监护专业委员会副主任委员、《中国药理学通报》主编、安徽省药理学会理事长等职务。

药理学科目前有“国家百千万人才工程”一、二层次人选1人，教育部骨干教师1人，教育部新世纪人才2人，皖江学者特聘教授1人，安徽省学术技术带头人8人，安徽省学术技术带头人后备人选3人，其年龄、职称、专业背景结构较合理。

本着“服务经济社会、服务学科建设、服务人才培养”的目标，药理学科以学科建设为龙头，以科学研究和人才培养为中心，以高水平师资队伍建设为重点，大力加强学科建设，促进科学研究水平和人才培养质量更上一个台阶，继续巩固和提高学科在国内外药理学领域的学术地位，基本成为国内具有重要地位、特色鲜明、高水平的学术研究中心和高质量人才的培养中心。

药理学科主要研究方向包括抗炎免疫药理学、临床药理学、神经药理学、肝脏药理学和分子药理学5个主要研究方向。以魏伟教授牵头的抗炎免疫药理学省部共建教育部重点实验室建设，2011年通过教育部专家组验收，更名为抗炎免疫药物教育部重点实验室。面向安徽省战略性新兴产业——生物医药产业，安徽医科大学作为牵头单位抗炎免疫药物协同创新中心，2014年成为安徽省级协同创新中心，抗炎免疫药物重点实验室获得学校国家重点实验室培育支持。魏伟教授牵头的团队，2015年成为抗炎免疫药物安徽省高效创新团队。

该博士学位授权单位培养的徐德祥博士，其学位论文获2006年全国优秀博士论文提名论文奖。博士毕业生王华2013年获得教育部新世纪人才资助，2015年获得国家自然科学基金优秀青年(“优青”)资助。该博士点自创建至2019年，共培养博士研究生250余名，多已成为医药战线的精英、杰出专家、受人尊敬的医生和药师，架起国内外、校内外合作与学术交流的桥梁，得到了社会的普遍好评。

2010年，学校在药理学博士学位授权点和药学一级学科硕士学位授权点基础上，整合学科教学和科技资源，以高水平学术带头人为依托，申请了药学一级学科博士学位授权点，2011年获得国务院学位委员会批准。药学一级学科博士点的获批，进一步促进了药理学科的发展，提高了学科人才培养和社会服务的水平。

第一位博士生及其药学院

李俊是安徽医学院1984届临床医学专业毕业生，毕业后留校任学生专职辅导员，1987年以优异成绩考入临床药理研究所，攻读硕士学位，师从徐叔云教授和陈敏珠教授。李俊严谨认真的科研精神和坚持不懈的学术态度给导师留下了深刻印象。作为第一位博士生，徐叔云对其博士课题尤为重视。在准备做博士课题时，李俊遵行导师的“松果腺有可能是高级免疫调节”的科研设想，着手去解决究竟“如何调节”的科研论证。他按照导师的思想，提出准备从海马着手，探讨松果腺褪黑素的免疫调节作用。导师知道后非常支持，并积极多次帮其修改方案，过程中又不断给予精心指导。李俊的课题提出“松果腺有可能通过海马下丘脑—垂体—肾上腺等调节免疫功能的设想”并顺利完成。博士论文送审时，受到国内许多著名学者的较高评价。在论文答辩时，时任安徽省副省长杜宜瑾还亲临现场，给这位安徽省属院校自己培养的第一位博士生以莫大鼓励。李俊的博士课题，其成果后来还获得安徽省自然科学奖二等奖。

20世纪90年代末，随着我国经济社会高速发展，高等教育也迎来了前所未有的大扩招。当时，我国传统的药学人才培养模式存在着明显的缺陷。医学生不懂得为什么用药，也不懂得怎样合理用药，造成药物临床实践过程脱节，迫切需要既懂医又懂药的医药复合型人才。医学教育改革，为安徽医科大学医药学教育发展带来了新契机。

1998年，学校根据发展需求，准备增设医学相关专业，在老一辈药理学家徐叔云教授的倡导下，1998年，李俊教授受命牵头筹建安徽医科大学药学(临床药理)本科专业。1999年9月，随着首批60人的药学(临床药理)专业五年制本科生的到来，标志着安徽医科大学药学学科本科教育的正式开始。2004年，药学系升级为药学院，李俊任院长，陈飞虎任副院长。

2001年12月，经校第二批重点学科遴选，药学学科成为14个重点学科之一。2002年，经安徽省学位办评审，药学院获得中药学一级学科硕士学位授权点，下设中药药理学、天然药物活性成分研究、中药药物代谢动力学、中药药物分析学等4个研究方向。建院初期，他们就高度重视教师师德修养和敬业精神的培育，并千方百计促进教学质量和水平的提高。学科带头人李俊在师德建设方面发挥良好的模范作用，他身兼数职，长期在教学科研一线工作，专业上有建树，教学上有创新，发表论文70多篇，出版著作10余部，获安徽省自然科学奖一等奖、二等奖各1项，1999年获全国"五一劳动奖章"，2003年获得"教育部骨干教师""安徽省跨世纪学术带头人"称号。2005年，李俊主讲的临床药理学课程被评为安徽省级精品课程，他申报的"医药复合型人才培养模式的建立""临床药动学教学内容、方法改革研究与实践"分别获得安徽省教学成果一等奖、三等奖。2006年，金涌教授主讲的生物药剂学与药物动力学课程被评为安徽省级精品课程。2008年，临床药理学课程被评为国家级精品课程，这是该学院获得的首个国家级精品课程。同年，李俊教授申报的"基础医学实验教学中心的建设和实践""七年制临床医学专业课程体系研究"分别获得安徽省教学成果一等奖、二等奖。2009年，陈飞虎教授主讲的药事管理学被评为安徽省级精品课程。吕雄文教授申报的"药事法规类课程群建设的创新与实践"获得安徽省教学成果一等奖。在此期间，李俊教授还承担卫生部规划教材《临床药理学》(第四版)、《临床药物治疗学》及《美容药物学》主编，参编教材5部。

药学院始终以"立德树人"为根本，以提高培养质量为核心，注重基础，强调实践能力训练，注重学生社会责任、组织能力、团队精神、创新意识、道德修养等综合素质的培养，通过广泛深入、丰富多彩的课内外科技学术活动、文体活动、志愿活动、社会实践等形式，培养学生创新能力、创新精神和科学作风，促进学生德、智、体、美、劳全面发展。在全国医药院校药学/中药学大学生药学实验技能大赛中，连续三届获得特等奖；全国大学生"药苑论坛"上获一等奖4项、二等奖2项和三等奖3项。学院还注重加强博士生和硕士生导师队伍建设，强化博士和硕士研究生培养过程管理，选派优秀研究生赴国外参与科研工作，全面提高研究生综合素质。为培育一流药学人才，他们高度重视教师的培养。2012年，学院启动“青蓝工程”，聘请药理学专家马传庚、戴俐明、赵维中3位教授为药学院“青蓝工程”专家指导教师。已有多名青年教师接受了为期两年的培养，形成了老中青、院内外结合的教师指导培养体系。

药学院的青年教师获得了国家自然基金青年项目资助，新增厅级以上科研项目70余项，其中国家科技重大专项1项、国家中医药行业重大专项1项、国家自然基金项目23项，纵向科研经费为2 000余万元。2009年，陈飞虎教授“治疗肝纤维化新药鬼针草总黄酮胶囊的临床前研究”获得国家科技重大专项重大新药创制资助，总经费146万元，是学院第一个获得国家科技重大专项的项目。陈飞虎领衔的药学院教师团队是教育部首批“全国高校黄大年式教师团队”。

药学院积极参与国际国内合作与学术交流，碰撞智慧、深入交流，学习国内外新的学术思想和先进技术，促进教学研究水平的提高及人才培养。从2011年起，由学院和美国国立卫生研究院酒精依赖和滥用研究所联合承办的“肝纤维化、肝脏自噬和药物新靶点研究国际论坛”已举办4届。邀请北京302医院王福生院士、美国国立卫生院高斌教授、美国克利夫兰临床基金会劳拉教授、美国哈佛牙科学院杨英姿教授等大批国际知名专家来院访问和做学术讲座。同时，与国外高等学校和科研机构进行项目合作，尤其加强与美、澳、德等国的大学联合合作，互派访问学者和青年教师，聘请11位国内外知名专家作为学院的兼职教授。学院以开放、合作、创新、共赢为宗旨，通过学术交流，鼓励和而不同，促进交叉融合，推动学术创新，取得了良好的效果。

目前，药学院已拥有药学博士后流动站，药学一级学科博士授权点，药学和中药学两个一级学科硕士授权点，药学、中药学、临床药学3个本科专业，教育体系更趋完善，专业结构和布局更加合理，近3年，药学院“药理学与毒理学”ESI(基本科学指标数据库)全球排名一直位于前1%，发展潜力不可估量。

七、国家科技进步奖二等奖

科技创新是一个国家综合实力的重要因素，更是一个单位“做强”的显著标志。2008年新年伊始，张学军教授率领他的团队，在人民大会堂从党和国家领导人手中接过国家科学技术进步奖二等奖奖牌。获得国家科学技术大奖，这不仅是皮肤病研究所创新团队的骄傲和自豪，更是全体安徽医科大学人的骄傲和自豪，它表明安徽医科大学在科学研究上已经跻身于国内先进行列。

皮肤病研究所

安徽医科大学皮肤病研究所2000年经安徽省政府批准成立。经过20年的奋斗，如今它是皮肤病学国家重点实验室(培育基地)、皮肤病学教育部重点实验室和疑难重症皮肤病协同创新中心。集临床、教学、科研于一体，是皮肤性病学硕士和博士学位授权点、临床医学博士后科研流动站；同时是卫生部本科生规划教材《皮肤性病学》第五版至第九版和住院医师规范化培训规划教材《皮肤性病学》等教材的主编单位，另外还有《中华皮肤性病学》等皮肤病学专著10余部。

在这个团队里，有一部分人主要从事临床和教学工作，有一部分人主要是在实验室里从事科研工作。无论是从事临床还是科研工作，他们都是一个不可分割的统一体，团结协作、配合默契、互相支持、顾全大局，是他们的优良传统。力可以发自不同的点，但劲都会往一处使，因为他们的目标只有一个，那就是创新。

张学军教授和杨森教授是这个科研团队的带头人，他们在组建这个团队时，一开始就把目光瞄向世界。他们知道，要想创造一流的科研成果，就得打造一流的科技平台，组建一流的科研团队，培养一流的科研精神。张学军教授千方百计地培养这个团队团结协作的科研精神。经过严格的训练，这个团队里的硕士、博士研究生取得了丰硕的成果，像发表在《美国人类遗传学》杂志上的《白癜风易感基因的定位研究》，SCI（科学引文索引）影响因子达13，这样高质量的论文在全国是不多见的。

为了能够走向世界，在组建这个团队的时候，领军人物张学军教授真可谓费尽心机、用心良苦：一是注重引进人才，以拓展团队的世界眼光和战略思维，抢占科研高地；二是所招的博士生来自全国各地，充分利用知识的渗透和互补，涤除门户之见，提高团队的综合素质以适应面向世界的需要；三是科学整合团队力量，关注并尊重个性发展，激活每一个人的创造性思维和方方面面的主观能动性，组成了科研必不可少的全息系统；四是特别要求团队必须与国内同行保持密切联系，借助别人的技术平台提高自己的科研水平；五是要求研究所医疗、科研并重，科研一定要瞄准国际前沿，力求自主创新，走在世界前列。

近年来，安徽医科大学皮肤病研究所汇聚抗炎免疫药理、卫生统计学等处于领先地位的优势学科，组建重大自身免疫性疾病重点实验室，在自身免疫性疾病领域开展临床、基础、药理等方面的研究工作。实验室积淀深厚，学科体系完整，培养的学生中1人获全国优秀博士论文奖，3人获全国百篇优秀博士学位论文提名奖，2人获得安徽省青年科技奖，1人获得安徽省五四青年奖章。毕业生分布在美国、加拿大、德国、澳大利亚等世界各地。

这个研究所真正成为安徽省遗传性皮肤病科研上的一支劲旅，他们的自主创新将为中国汉族人的遗传性皮肤病的最终诊治做出不可估量的贡献。

皮肤病遗传资源的收集与利用

张学军教授领衔开展的“皮肤病遗传资源的收集与利用”项目，是安徽医科大学皮肤病研究所为挖掘、抢救、保护和储备我国汉族人的遗传资源做出的杰出贡献，因此受到党和国家以及科技界的高度重视。“板凳甘坐十年冷”“梅花香自苦寒来”，皮肤病研究所创新团队用了10多年的时间，他们的足迹遍布祖国的大江南北和长城内外，抢救、收集了100多种皮肤单基因遗传病和10多种皮肤多基因遗传病的遗传资源和临床资料，建立了国内最大的皮肤遗传资源库，储备了2万多份汉族人白癜风和银屑病的DNA样本。作为皮肤病重要的遗传性疾病资源，与国外其他皮肤遗传病研究实验室相比，他们所收集的汉族人银屑病核心家系和白癜风家系在世界上处于首位。这些资源为银屑病和白癜风的易感基因研究奠定了基础，为我国克隆自主知识产权的基因和药物奠定了基础。在此基础上开展的一系列研究获得重大突破，特别是对汉族人银屑病和白癜风病的研究令世界瞩目。他们先后在世界上首次发现染色体4q31－q32上存在汉族人银屑病的易感基因，首次发现染色体4q13－q21上存在汉族人白癜风的易感基因。其成果被中国科协认为是基础科学研究高水平的原创成果，并连续两次荣获中华医学科技奖一等奖。

遗传病的研究，需要收集大量的带有家族特征的人群。每个家族中同一病例出现多发性，也就是至少有两个可能是同代，也可能是隔代的人遗传某一疾病，这种情况在科学上就被称为某个病的一个“家系”。近20年来，安徽医科大学皮肤病研究所通过门诊病例，建立遗传性皮肤病协作网，已经建立起银屑病遗传资源数据库和基因样本库，收集到的中国汉族人银屑病核心家系近250个、白癜风核心家系达180个。

安徽医科大学皮肤病研究所利用自己组建的资源库，同时也借助国内先进的科技平台，所取得的科研成果令世人瞩目：牵头成立了全国皮肤病遗传资源收集协作网，覆盖全国100余家重要医院皮肤性病科，收集储存了10余种皮肤复杂疾病和100余种皮肤单基因病近30万份遗传资源，是国际上较为完整的皮肤病遗传资源中心。他们先后主持国家“863计划”、国家“973计划”、国家自然科学基金重点项目、杰出青年B类、一般项目和青年基金项目等国家重大科研项目 60 多项。

安徽医科大学皮肤病研究所首次在基因水平上对中国汉族人寻常型银屑病遗传背景与环境因素的交互作用进行研究，为研究寻常型银屑病的发病机制提供了新思路，它填补了我国银屑病易感基因定位研究的空白；首次找到俗称“花手花脸”的皮肤病致病基因的藏身地；首次在染色体上找到中国汉族人的雀斑基因，并将其定位在 4 号染色体长臂 32—34 带区域；首次克隆出中国汉族人多发性家族性毛发上皮瘤致病基因（CYLD1），这是迄今为止我国科学家发现的少数几个基因之一。2009 年 1 月 25 日起，国际著名杂志《自然遗传》分别在线上和纸质发表安徽医科大学皮肤病研究所的重大成果——发现与银屑病发病机制密切相关的 LCE 基因变异。这一发现，标志着我国银屑病的易感基因研究达到了世界领先水平，这也是我国科学家首个利用全基因组关联分析研究获得的成果。

十多年的卧薪尝胆，换来的是硕果累累：安徽医科大学皮肤病研究所除获得 2007 年国家科学技术进步奖二等奖外，还有教育部高等学校科学研究优秀成果奖一等奖 1 项、中国青年科技奖 2 项、中华医学科技奖一等奖 4 项、安徽省自然科学奖一等奖 5 项。研究成果先后入选 2010 年、2014 年度中国科学十大进展和 2012 年度中国高校十大科技进展。

八、新时代、新平台

党的十八大以来，习近平总书记站在全局和战略高度，多次对教育工作做出重要指示，提出了许多富有创见的新思想新观点新要求。习近平总书记关于教育工作的重要论述，指明了我国教育改革发展的目标和方向，揭示了中国特色社会主义教育的本质和发展规律。十八大以后，安徽医科大学紧紧抓住新时代安徽省为促进我省高水平大学建设，深化内涵发展，加快建设高等教育强省，助力制造强省、科教大省、技工大省和“五大发展”美好安徽建设的发展机遇，先后跻身安徽省地方特色高水平大学建设行列和部委省共建高校，又一次提升了发展平台。

地方特色高水平大学建设

2014 年 11 月，安徽医科大学依据国家及安徽省《中长期教育改革和发展规划纲要(2010—2020 年)》、安徽省委省政府《关于建设高等教育强省的若干意见》(皖发〔2010〕9 号)、《安徽省高等教育振兴计划》和《安徽省支持本科高校发展能力提升计划》(皖教办〔2013〕8 号)等文件精神，响应安徽省教育厅和安徽省财政厅《关于做好 2013 年度安徽省高等教育振兴计划项目申报工作的通知》，积极申报“地方特色高水平大学建设项目”，提交了《安徽医科大学地方特色高水平大学建设方案》(以下简称《方案》)。《方案》结合校第七次党代会提出的构筑建设高水平医科大学的大担当、培育百千万良医的大责任和服务人民群众的大情怀的“安徽医科大学发展之梦”和到建校一百年(2026 年)时，把学校建设成为走在同类高校前列的高水平医科大学，到内迁一百年(2049 年)时，把学校建设成为国内一流的高水平医科大学的“两个一百年”奋斗目标，规划了地方特色高水平大学建设目标，即通过5年的建设，形成结构合理、人才聚集的师资队伍；完善医学“卓越人才”培养模式；构建布局合理、特色鲜明的学科体系，实现若干优势学科达到国内一流、国际知名水平；取得一批具有国际影响力的研究成果；推进现代大学制度与大学文化建设不断发展；推进医疗服务能级显著提升；综合实力进入全国同类医学院校前列，服务地方和国家战略能力显著增强。努力提高学校对安徽经济社会发展的支撑度、对人力资源强省和科技成果转化的贡献度和人民群众的满意度，为2026年把我校建成走在同类高校前列的高水平医科大学奠定坚实基础。《方案》中的“目标”还对人才培养质量、科学研究能力、社会服务水平、文化传承创新4个方面进行任务细化。

2013年11月，《方案》和安徽大学、安徽师范大学、安徽农业大学、安徽工业大学、安徽理工大学、安徽财经大学、安徽中医药大学等8所大学的建设方案一起，经过安徽省教育厅公示，得到社会各方面认可。2017年7月，安徽省教育厅和财政厅根据2016年《安徽省人民政府关于印发一流学科专业与高水平大学建设五年行动计划的通知》和安徽省财政厅、教育厅《安徽省属公办普通本科高校高水平大学奖补资金项目实施细则》精神，开展公办普通高校高水平大学奖补资金申报。经申报，安徽医科大学与安徽大学、安徽师范大学、安徽农业大学等4所高校连续4年获得每年3000万元的高水平大学奖补资金。这个奖补资金对办学经费一向紧张的学校来说，无疑是雪中送炭；对受到奖补的相关学科和专业来说，更是助推和加油。

部委省共建：第五次发展高潮

2015年9月2日，安徽省人民政府、国家卫生计生委、教育部颁发文件《关于共建安徽医科大学的意见》(皖政秘〔2015〕211号)，标志着安徽医科大学正式迈入部委省共建高校行列，这是学校发展历程中一个重要的里程碑。

“部委省共建”源自“省部共建”，是指国务院相关部委（教育部及其他国家部委）与相关省、直辖市、自治区共建高校。2012年5月，教育部、卫生部（现国家卫生健康委员会）发布《关于实施临床医学教育综合改革的若干意见》指出，教育部、卫生部将共建一批部属高校医学院（部、中心），促进医学教育改革。同时，教育部、卫生部与地方政府共建一批地方医学院校，推动卫生人才培养和区域医疗卫生事业发展。参加这批共建的部属高校有北京大学医学部、北京协和医学院（清华大学医学部）、复旦大学上海医学院、四川大学华西医学中心、上海交通大学医学院、浙江大学医药学部、吉林大学白求恩医学部、华中科技大学同济医学院、中南大学湘雅医学院、中山大学中山医学院、暨南大学医学部。另有13所地方院校：中国医科大学、安徽医科大学、温州医科大学、南方医科大学、南京医科大学、天津医科大学、哈尔滨医科大学、重庆医科大学、首都医科大学、河北医科大学、新疆医科大学、宁夏医科大学、内蒙古医科大学。

《关于共建安徽医科大学的意见》（以下简称《意见》）指出：“为加强医教协同，促进教改服务医改，加强医学人才培养，推动卫生计生与教育事业改革发展，经安徽省人民政府与国家卫生计生委、教育部协商，决定共建安徽医科大学。”“共建”的目的是“通过共建，指导学校以需求为导向，深化院校医学教育综合改革，提升办学水平和人才培养质量，服务地方卫生计生事业发展；加大对中西部薄弱地区医学院校和人才培养的帮扶力度，提升人才培育能力，促进本土化医学人才培养；推动学校附属医院积极参与城市公立医院改革并发挥示范作用”。

关于“共建”的主要任务，《意见》一是要求“安徽省人民政府把安徽医科大学列入地方特色高水平大学建设的高校，支持学校内涵建设和特色发展，在政策、资金、项目等方面给予倾斜，为学校提高人才培养质量、科学研究水平和社会服务能力创造条件”。具体任务有7项。其中有“加快推进安徽医科大学改革发展，在‘安徽省高等教育振兴计划’和‘安徽省高校基础能力提升计划’项目立项与建设中对其予以倾斜；积极推动安徽医科大学与地方政府、有关科研院所、医疗卫生机构、其他企事业单位和社会组织的合作,共建创新平台”。

“支持安徽医科大学高水平人才队伍建设,在实施安徽省百人计划、皖江学者计划,省学术和技术带头人申报,以及人事编制、岗位设置等方面给予政策倾斜。”

“加大对安徽医科大学的经费投入,进一步提高学校医学生生均拨款标准,确保到 2016 年生均拨款标准不低于部属高校医学专业生均拨款标准,并随着部属院校医学专业生均拨款标准的提高而相应提高”等,从人、财、物以及平台建设等方面,对学校今后发展有着实质性的重要意义。

《意见》二是要求“国家卫生计生委和教育部进一步加强对学校的指导,通过政策倾斜和项目扶持,深化院校教育综合改革,促进学校根据卫生计生行业需求优化人才培养结构,提升办学水平和人才培养质量”。具体任务有三大项,其中有“将学校列入临床医学人才‘5+3+X(X 为 2~5 年专科医师培训或临床医学博士专业学位研究生教育)’改革试点单位,对符合条件的附属医院列入专科医师培养基地试点单位,并对基地建设给予支持”。这一要求,对学校走上高层次发展意义重大。

《意见》同时对安徽医科大学的“人才培养”“科学研究”“社会服务”“文化传承”规定了责任和义务。

成为部委省共建高校,是安徽医科大学师生的共同期盼,这既为安徽医科大学“十三五”期间建设和发展提供新的机遇和更广阔的发展平台,也为建设高水平医科大学提出了新的巨大挑战和更高的要求。

九、安徽试管婴儿之母

在安徽医科大学第一附属医院生殖医学中心的创始人曹云霞看来，每一个新生命的诞生，都是爱和光明的延续。为了每个家庭的微笑，她努力了 20 个春秋，和团队一起为渴望孩子的夫妇送去近两万个健康的小生命，她被誉为“安徽试管婴儿之母”。①

第一家“爱婴医院”

妇产科是任何综合性医院都不可或缺的一个大科室。东南医学院初建时即开设有产妇科学，聘请分别来自日本千叶医学专门学校和京都医学院毕业生董德新、宋殿生来校授课。附属医院设有妇产科检查室。1934 年，毕业于日本东京女子医专的杨采芝受聘来校任妇产科学教授并任妇产科主任医师，在她的带领下，医院设产科模型实习室，另设研究室招研究生两人及助理医师 4 人共同研究。1953 年，北京协和医院妇产科大夫李其学受邀来到安徽医学院附属医院，担任妇产科主任和教研组主任。李其学(1919. 9—1992. 9)，江苏苏州人，1946 年 7 月毕业于上海第一医学院，1946 年 7 月至 1950 年 5 月在北京中和医院担任住院总医师，1950 年 7 月至 1953 年 6 月在上海第一医学院妇产科医院任主治医师。1953 年调任安徽医学院第一附属医院任妇产科主任。他精通妇产科专业的疑难病症的诊治，对绒毛膜上皮癌膀胱阴道瘘等有较深研究，在《中华妇产科杂志》《中华放射学杂志》等杂志上发表论文多篇。当时医院地

① 《10 年“孕育”2000 多个试管婴儿——专访安徽试管婴儿之母曹云霞》，《安徽商报》2009 年 3 月 10 日。

理位置相对较偏僻，妇产科与外科合用病房，交通不便，加上生活条件差和一些行为习惯，病员大多是妇科患者，产科孕产妇较少。1955年妇产科病区独立，当时也仅有医师5人，以后每年均有毕业生留院，人员逐渐增加。随着妇产科事业逐渐发展，科室声誉越来越好，疑难病患者逐渐增多。至“文革”前，妇产科的技术水平已明显提高，并初具规模，能处理绝大多数常见病、多发病、疑难病，可以开展许多较大型的手术，如剖宫产术、全子宫切除术、子宫和卵巢肿瘤切除术等较复杂的手术，床位增加为40余张。在此期间，安徽省卫生厅经常组织医疗队下乡、扶贫等，进一步扩大了科室影响。在前辈扎实的积累及李其学主任的带领下，妇产科形成了乐于奉献、团结一致、工作严谨、教学有方、科室管理有序的良好氛围，开创了科室文化，沉淀和夯实了妇产科医疗技术，为妇产科未来进一步发展奠定了坚实的基础。

“文革”后，妇产科得到发展，床位也在不断增加，并不断开展一些新技术项目。1983年由沙玉成和罗永明在国内率先开展了妇科诊断性腹腔镜工作，是安徽省最早开展此项工作的单位，为日后开展腔镜手术奠定了基础。1988年11月，曹云霞率先在安徽省内开展了妇产科专科超声工作，为产科和妇科的临床诊治提供了极大的方便，提高了妇产科整体的诊治水平，并开展了与超声相关的临床研究，如胎儿脐带血流的研究与胎儿宫内安危、胎儿生物物理评分等。1992年正式成立妇产科B超室，由曹云霞和刘晓军负责，在妇产科临床上更广泛地应用超声，如高危妊娠的监护等。1994年4月，医院获得安徽省首批“爱婴医院”称号，也是安徽省综合性医院的第一家“爱婴医院”。同年又在国内率先开展分娩导乐和硬膜外及笑气无痛分娩技术，获得了很好的临床效果，提高了阴道分娩率。1996年开展无痛人流技术，1997年成为安徽省临床重点学科。在此阶段，科室积极启动并开展科研工作。曹云霞主持安徽省教育厅自然科学研究项目《超声对高危妊娠的监测及对其治疗的指导作用(1993—1995)》，并于1997年获得了安徽省科技进步奖四等奖、安徽省医药科技进步奖二等奖，还主持了安徽省卫生厅自然科学研究项目《先天性TORCH感染患儿的跟踪研究》。

近年来，妇产科开展的新技术、新项目层出不穷，科室学术气氛活跃。妇科手术从传统开腹手术逐渐向微创领域拓展，在开展多年的宫腹腔镜手术的基础上，近年来开展机器人辅助的微创手术，微创手术的范围已经达到了四类手术，达国内先进水平，在研究子宫收缩力方面承担国家自然科技基金1项。目前妇产科年住院人次为8000余人，住院患者各类手术7000余台，年门诊量41万余人。科室特色突出表现在微创手术、盆底疾病的诊治、宫颈癌的改良手术、凶险型前置胎盘的保宫处理、羊水及脐带血的穿刺产前诊断技术、国内领先水平的辅助生殖技术、高通量的基因筛查应用于优生优育等。妇产科临床获批国家临床药物试验基地、国家卫计委妇科4级内镜培训基地。生殖中心获得过国家重大研究计划1项，国家自然科学基金5项，教育部博士点专项基金1项，国际合作项目1项，省科技厅课题3项(包括一项"十二五"科技攻关项目)，省卫生厅课题5项，省教育厅自然科学基金重点项目2项及两次教学立项。2015年颜士杰获安徽省第二届"江淮名医"称号。

妇科临床已经进一步分化为6个亚专科，分别是普通妇科、妇科内分泌、妇科微创腔镜、妇科肿瘤、计划生育、盆底疾病，门诊也细分为普通妇科、妇科内分泌、妇科肿瘤等。产科临床分化为产前诊断、病理产科、生理产科3个主要板块，设有产前诊断门诊、普通产科和高危产科门诊。生殖医学中心已经高度分化为妇产科的一门独立的学科，包括辅助生殖技术和生殖内分泌，2003年为安徽省第一家获得卫生部准入的中心。科室有3个特色中心，分别是生殖医学中心、产前诊断中心、宫颈疾病治疗中心。其中，生殖医学中心是国内13家能开展高通量技术进行PGD的中心之一，也是全国前16家获得能开展所有辅助生殖技术项目的中心之一，在国内处于领先地位。

生殖医学中心

安徽医科大学第一附属医院生殖医学中心是在其妇产科内建立的。20世纪90年代后期，曹云霞在广州读博，师从庄广伦教授。彼时，中山大学一附院生殖医学中心辅助生殖技术开展得如火如荼，曹云霞向导师提出想学习生殖内分泌和辅助生殖技术，将来回到安徽工作，也要把这项工作开展起来。1998年5月，在科室主任邱林霞的支持协助下，曹云霞敢于“吃第一只螃蟹”，在妇产科狭小的房间内创立了妇产科生殖医学中心，克服各种困难开展了超声监测排卵、人工授精、体外受精胚胎移植技术、精液检查等工作。2000年10月诞生了安徽省第一例试管婴儿。2001年对严重少弱精子症及无精子患者，在安徽省内率先开展了单精子胞质注射技术。2002年，在国内率先启动人未成熟卵母细胞(IVM)技术的研究，应用于PCOS患者治疗，并创新性地将自体血清-IVM技术应用于ICSI周期中人未成熟卵母细胞的再利用研究。2003年10月，生殖中心通过卫生部检查验收，成为安徽省首家唯一获得卫生部准入的生殖医学中心。2004年9月诞生了安徽省首例IVM试管婴儿。2005年11月诞生了中国第三例、安徽省第一例人类冷冻卵子试管婴儿。卵子冷冻技术在中国处于领先水平，曹云霞教授多次代表中国在国际会议上进行国际辅助生殖技术交流，提升了辅助生殖技术在国内外的影响力。

生殖医学中心自创建以来，临床工作及科研工作日新月异。目前在国内，安徽医科大学第一附属医院生殖医学中心是能够全部开展人类辅助生殖技术的16家生殖医学中心之一，综合实力位于国内先进水平，部分项目达国际先进、国内领先水平。与此同时，妇产科临床也得到了进一步发展，1998年开展羊水泡沫振荡实验、阴唇涂片(省内唯一一家)；2000年开展阴道镜检查，2000年产科领域内TORCH系列感染的临床研究获得安徽省科技进步奖二等奖；2001年开展TORCH系列检测(酶标法和PCR法)，2001年建立安徽省首家宫颈疾病诊治中心；2002年完成了先天性 TORCH 感染患儿的临床跟踪课题并获得安徽省科技进步奖三等奖;2003 年开展 TCT(宫颈液基薄层细胞学检查,安徽省内首家)和宫颈癌前病变的利普刀手术;2004 年开展了宫颈癌前病变的自凝刀技术,引领和推动安徽省宫颈疾病进行规范化治疗。

2014 年 6 月 20 日,与复旦大学合作的"极体基因自移植预防母源性线粒体遗传病"研究成果在《细胞》杂志发表。该研究被评为"2014 年度中国科学十大进展"。2015 年经国家卫计委批准,成为我国第一批开展高通量基因测序植入前胚胎遗传学诊断临床应用试点工作的辅助生殖机构。

安徽医科大学第一附属医院生殖医学中心从创立之初的 6 人团队、工作场所仅仅 30 平方米,发展到今天上百人的团队,并且汇集了国内外一批高学历、高年资、经验丰富、医术精湛的专家教授和青年才俊。如今,生殖中心每年取卵周期 6 000 多个、移植周期 8 000 个,成功率达到 60%,能够开展所有辅助生殖技术项目,也是原卫生部首批评审、安徽省首家被正式准入的生殖医学中心。在曹云霞的带领下,这个团队的每一个医生都把关爱患者当作一种责任,用最真挚的服务和前沿的技术,把幸福、欢乐和未来带给每一位患者、每一个家庭。生殖医学中心坚持全方位、个体化治疗,采用全中心讨论和治疗组负责的管理模式,一起为每一位患者制订最合适的治疗方案,以期获得最好的治疗效果。曹云霞说,几十年与爱同行,一双手呵护天伦。辅助生殖领域的技术在不断发展,虽然我已经有了 20 余年的行医经验,有了一定的积累。但我认为,中国辅助生殖领域的中坚力量永远是年轻一代的医生。我希望所有的辅助生殖医生们能够一起用手、用心、用脑呵护每个家庭,让医疗行为染上爱的温度,真正关爱每个家庭,为他们送去欢乐与幸福,为社会和谐稳定做出贡献。

"有时去治愈,常常去帮助,总是去安慰",曹云霞和学生分享特鲁多医生的墓志铭。她要求学生要有医者宽厚仁爱的心性与品德,仁心仁术,将救死扶伤作为精神追求,发扬校风"厚德至善、博学济世",做一名平凡的医生或医务工作者。她认为“常常去帮助，总是去安慰”，会发现美好的医患互动瞬间，不仅温暖患者，也会照亮医者前行的路。她希望学生注重医德的养成与坚守，用高尚的人格和精湛的医术赢得患者的尊重和信任，用医者的仁心为患者送去关怀和服务，在守护人民健康事业中传递医学的温暖。“医者的人生就是学习的一生，是不断提高自己和挑战自己的一生。”曹云霞谆谆教诲毕业生，要常怀“空杯心态”，坚持终身学习，保持明辨思维，不断精求医术，成为人民健康的合格守护人。

十、服务社会的责任担当

安徽医科大学人始终把助人类身心健康作为天赋的神圣职责，无论是它的前身先处于上海大都市后又内迁到淮河边小县城的老东南，还是再迁省会合肥的老安医，抑或是今天的部委省共建的安徽医科大学，一如既往，一以贯之。内迁后，在中国共产党的英明领导下，随着祖国一起成长。在 90 多年的发展中，安徽医科大学人始终贯彻党的教育方针，把服务地方经济社会发展特别是人民的医疗卫生和身心健康作为自己的主要工作，常抓不懈。

走向社会，积极推进公共卫生

安徽医科大学人总是利用自己的优势，结合专业，走出课堂，在第一时间利用专业知识将仁爱送到人们最需要的地方。1954 年，长江流域发生水灾，安徽医学院师生有 100 多人战斗在水灾一线为民工服务。有一次一民工虚脱，高旭东医生就嘴对嘴地为他进行人工呼吸。有一民工食管出血，有两位同学主动献出自己的血。在 50 多天的战斗中，由安徽医学院组成的医疗队获得 18 面奖旗。胡家骅医生的衣服上被民工偷偷写上了“人民医生为人民”7 个大字。1960 年冬，淮河流域发生大规模的流行性出血热，吴系科等流行病学老师立即奔赴第一线，为疫情预测和防治做了大量工作，获得大批成果，为国内同行称道。每次抗洪抢险时，安徽医学院组建的医疗队，总是战斗在最前沿。2003 年 7 月，安徽省淮河流域发生特大洪涝灾害，附院先后派出 4 批医疗队，携带药品奔赴利辛县进行防病救灾工作。医疗队员在灾区顶烈日、战酷暑，早出晚归，诊治灾民 4 000余人，受到当地政府和人民群众的一致好评。安徽医科大学人还把服务老区作为自己责无旁贷的任务，每年师生组织不下几十支义务医疗队深入金寨、六安等革命老区访贫义诊、送医送药；康复医学专业多年来坚持义务为合肥市特殊教育学校的盲学生们传授推拿等康复技术，并组建了以“扶弱、助残，培养学生对残疾人和社会的爱心”为宗旨的献爱心志愿者小组等，都在全国相关行业产生了相当大的影响。

公共卫生学院高年级学生在导师的指导下，纷纷根据自己的兴趣和爱好，组成相应的科研小组和志愿者活动，走出课堂，跨入社会，利用所学专业的优势开展服务社会的各种活动，如艾滋病预防教育、关注弱势群体（留守儿童）调查、特殊人群调查（车祸流行病学调查）、高血压健康宣传、室内空气污染与健康、环境与健康等。

大批的学生志愿者怀着强烈的社会责任感，开展各种服务社会的公共卫生实践活动。如每年的“世界艾滋病日”，他们都要走向街头，深入学校、工厂和农村，开展有效的艾滋病防治知识宣传。公共卫生学院开展的“学生艾滋病预防青年同伴教育”活动，有多人先后获得安徽省红十字会颁发的“全球基金项目预防艾滋病青年同伴教育主持人”称号。青年志愿者们踏遍了安徽省艾滋病防治的7个项目县和1个示范区，先后组织了20期的中学生艾滋病同伴教育，培训主持人600多人。他们制作的《艾滋病青少年科普知识巡回展》先后在濉溪、利辛两个艾滋病项目县的8个乡镇展出，5000余人受到教育。

在构建和谐社会、建设社会主义新农村中，该学院的部分学生在导师的指导下，又把关注点投到了中小学留守儿童的心理健康关怀上。他们认识到，随着农村外出务工人员的增多，留守儿童的心理健康问题日益凸显。于是，他们凭着课堂上所学的知识和自己强烈的社会责任感，在导师的指导下，深入安徽省外出务工大县无为县的农村，在4000余名学生中开展调查，寻找因父母外出打工后亲情缺失对留守儿童心理健康的影响。

公共卫生学院的学生凭借所学知识和强烈的社会责任感，早期接触社会、了解社会、服务社会的事迹，先后受到新华社、人民网、《健康报》、

《安徽日报》、安徽电视台、《新安晚报》等近20家媒体关注和报道，也为学校赢得了荣誉。

服务健康，大力建设附属医院

21世纪以来，安徽医科大学人积极扛起“一校跨两业，一身担两责”的责任担当，坚持大学和附属医院一体发展，努力写好教书育人和治病救人“两本书”，积极投入社会经济建设主战场，服务国家健康战略和“五大发展”美好安徽建设。学校从实际情况出发，提出“一校多区”的发展战略，通过构建多校区各具特色的空间布局，克服空间局促带来的严重困难。依托各直属附属医院建立临床学院，强化附属医院的临床教学责任，明确临床学院管理模式和权责。以提高人才培养质量为核心，着力加强临床学院的内涵建设，促进各直属附属医院的教学、科研、医疗和学生管理水平全面提高。直属附属医院从20世纪50年代的1家发展到今天的6家（下面介绍其中的5家），阵容不断壮大，综合实力进一步增强。

第一附属医院是“三甲”医院，一直保持良好发展态势，连续9年入围全国百强医院，其在合肥大蜀山西兴建的高新分院，又将服务区域辐射至六安，扩大了自身的服务半径，提升了自己的服务功能。该院是临床医学一级学科科学和专业博士学位授权点，临床医学博士后科研流动站，硕士学位点覆盖所有的临床科室。拥有国家级重点学科1个，国家临床重点专科建设项目8个，安徽省临床重点专科建设项目26个。拥有国家重点实验室培育基地1个，教育部重点实验室1个，安徽省部级共建重点实验室1个，安徽省级重点实验室4个。医院拥有疑难重症皮肤病协同创新中心、神经精神疾病与心理健康协同创新中心两个安徽省级协同创新平台，学科综合实力位列全球前1%。

该院拥有安徽省唯一一台手术机器人，目前机器人手术已经在泌尿外科、普外科、妇产科、心脏大血管外科广泛应用，处于国内领先水平。2020年又新增合肥市首台骨科机器人，机器人家族不断壮大。3D腹腔镜手术技术，辅助生殖技术，体外循环和心脏不停跳冠脉搭桥，心脑血管介入治疗，胸腔镜和腹腔镜微创手术，自体、异体造血干细胞移植，小儿先心病介入治疗，小儿脑瘫的康复治疗，电子耳蜗技术，中西医结合治疗肿瘤等专业技术水平达到国内先进水平。在肝肾联合移植、婴幼儿肾脏捐献移植等复杂器官移植领域取得了积极成效，达到国内领先水平；在中西医结合治疗大面积烧伤、微粒皮移植、角膜移植术、颅底肿瘤临床手术和立体定向放射外科等方面积累了丰富的经验，处于省内领先地位。

2000 年动工兴建、2008 年即投入使用的第二附属医院也是“三甲”医院，服务区域瞄准合肥市经济开发区，建成开诊以来各项指标快速攀升，率先在省内通过 JCI 国际认证，2018 年被评为首届中国最美医院。

第二附属医院位于合肥市经济技术开发区、高新技术开发区和政务文化新区交会处，总建筑面积 281 668 平方米，目前开放床位 2 200 余张。院内以连廊及科学的流线设计将医用、人流、物流科学分开，配以现代医用净化空调、全面集成数字化信息系统、完善的生活休闲服务设施和大面积休闲绿地，共同构筑了一座花园式、人性化的大型医院。医院拥有规范化的中心实验室和标本库，为临床科研提供了坚实的平台支撑，是美国心脏协会（AHA）心血管急救培训中心、安徽省住院医师规范化培训基地。该院近年来与美国弗吉尼亚联邦大学医学院 Weil 危重研究所、美国德克萨斯大学 M. D. 安德森癌症中心、美国加州大学旧金山分校医学院等国际一流院校医疗机构建立了长期科研合作、人才培养和学术交流等方面的关系，不断提升医院青年骨干的临床专业能力和科研水平。

第四附属医院位于合肥市东北角的新站区，服务区域覆盖合肥东北广大地区。该院病理中心现为省级临床重点专科，是安徽省病理质控中心病理技术操作培训基地、安徽省临床病理专科医联体省级平台和区域性远程病理诊断中心；医院与中国科学院合作共建国科健康院；成立胸痛中心、安徽医科大学疑难消化道疾病影像检查诊断中心、吴阶平医学基金会支持建设的远程会诊中心，为患者提供更精准的医疗诊断和便利的医疗服务。

该院设备先进，配有64排CT、3.0T超导型核磁共振、DSA、SPECT/CT、体外生命保障系统（ECMO）、主动脉球囊反搏泵（IABP）、超高清腹腔镜系统、胆管镜、数字病理切片扫描系统、全自动检验流水线、椎间孔镜手术系统、超乳波切一体机、经颅磁刺激仪等先进医疗设备，四维专用心血管彩超、高档全身应用彩超、实时四维产科彩超等超声设备；同时还有百级层流手术室，为患者的诊治及危重患者的救治提供了雄厚的硬件支持。

附属巢湖医院位于巢湖之滨，目前获批安徽省精神医学中心，独特的功能将造福安徽人民。现已成为一家集医疗、教学、科研、预防、保健、康复等功能为一体的三级甲等省管综合性医院。医院始终秉承"博极医源、精勤不倦"的院训，坚持"救死扶伤、济世康民"的办院宗旨，不断改善服务质量，提高患者满意度，着力建成高水平、有特色的医科大学附属医院，赢得了社会各界的广泛赞誉。

该院拥有647排、16排、6排螺旋CT，3.0T超导型核磁共振，中能15兆伏直线加速器，数字血管减影系统（DSA），DR，全自动生物化学分析仪，混合动力碎石清石系统，钬激光等大型医用设备。该院全面实施创新兴院、人才强院、质量立院三大战略，注重医疗、教学、科研建设。现有安徽省临床重点专科2个、安徽省临床重点培育专科1个、国家住院医师规范化培训基地专业基地15个。

与合肥市共建的附属阜阳医院位于阜阳市，建成开诊填补了皖北地区没有省级医疗机构的空白，给皖北人民带来福音。附属口腔医院获批三级口腔医院，新院区建设稳步推进。

直属附属医院总床位达1.1万张，年门诊人次730万，收治患者近40万人次。各附属医院与60家县级医疗机构、40家社区卫生服务中心建立医联体，在自身做大做强的同时，带动安徽省医疗服务水平整体提升，为服务健康安徽付出了安徽医科大学的责任担当，贡献了安徽医科大学的巨大力量。

“医心”照亮扶贫之路

2015年11月29日，中共中央国务院颁布了《中共中央国务院关于打赢脱贫攻坚战的决定》，提出的目标是：到2020年，稳定实现农村贫困人口不愁吃、不愁穿，义务教育、基本医疗和住房安全有保障，俗称脱贫攻坚的“两不愁三保障”。为了落实党中央提出的着力解决贫困群众“两不愁三保障”的要求，打赢一场中华民族史无前例的向贫困宣战的脱贫攻坚战，2017年4月，学校选派了以药理研究所直属党支部书记、副所长吴成义为队长的3位同志组成驻村工作队，赴安徽省六安市霍邱县城关镇泽沟村开展驻村帮扶工作。他们把课堂搬到贫困村的村头巷尾，把先进医疗手段送到村民家门口，狠抓精准扶贫，大力发展村级经济。

为了切实改善泽沟村的基本医疗服务和公共卫生服务，学校直属党支部无偿提供了设备和资金，建成了新的村卫生室。新卫生室面积近600平方米，设有诊室、治疗室、药房等，布局合理，环境整洁，超出了标准化村卫生室的要求。驻村工作队还积极争取，为村里选配了6名医护人员，与全体村民们签订《家庭医生签约》，建立村民健康档案室，记录全村贫困人员家庭情况、有无患病、致贫原因、联系方式等健康台账，打造了一支带不走的健康驻村队伍。

为了让贫困村群众在家门口就能享受到省级三甲医院专家的优质服务，驻村工作队组织学校各附属医院医生定期来村开展义诊及健康咨询活动，2019年还向村卫生室捐赠5万多元的医疗设备。仅2019年，学校共组织赴帮扶地区开展大型义诊5次，为4 000多人次提供免费诊治服务，捐赠药品、医疗设备达13万元。目前，已成功建设一套以第一附属医院为省级远程终端，六安市7个县级医院和16个乡镇中心医院为下联平台的远程医疗服务系统，实现了“小病不出村，大病不出县”，贫困村群众在家门口就能享受到省级三甲医院专家的优质服务。

驻村以来，扶贫工作队与村党支部充分发挥战斗堡垒作用，全村党员充分发挥先锋模范作用，紧紧围绕脱贫攻坚，狠抓精准扶贫，大力发展村级经济。他们通过建设光伏发电站、水面承包等项目，采取自主发展、大户带动、互助合作、带资入股等方式，带动贫困户发展；发展特色产业，壮大村集体经济。学校2018年为泽沟村村内主干道投资15.3万元修建路灯，2019年再次捐资6.4万元，为村民小组进行路灯安装和户与户之间道路硬化，以方便村民出行。截至目前，泽沟村发展家禽家畜养殖200多户，水面养殖155户，打造了占地2000亩的湿地公园，并引进两家企业对公园进行花卉苗木的规模化种养，在扩大产业发展的同时拓宽了当地群众的就业渠道，为发展乡村文旅产业、带动地方经济打下良好基础。

扶贫工作队还注重弘扬孝道文化，倡导乡风文明，将孝善文化建设与精准脱贫有机结合，探索实施孝善扶贫模式，走出了一条弘孝善、促脱贫的路子。通过开展“最美家庭”“好媳妇”评选表彰活动，重新起草了村规民约，组织全村60岁以上家有儿女的贫困户召开了家庭会议，帮助老人与子女签订《赡养承诺书》，让每一位老人都老有所依、老有所爱。工作队向村民发放了敬老孝亲倡议书和村规民约宣传单，制作文化墙，组织县文化团到村里演出传统文艺节目，开展孝善评选，设立孝善红黑榜，晒出子女在物质生活、精神慰藉等方面给老人的关心和关爱情况。2018年4月15日，霍邱县城关镇泽沟村隆重举行村民大会。与以前不同的是，这次大会邀请了17位好媳妇，给她们佩戴大红花，发放奖品，进行了隆重的表彰。

扶贫工作队采取多种举措，让贫困村的孩子们接受更好的教育。启动泽沟村小学校舍安全加固工程，教室里外修葺一新，为孩子们接受教育营造良好的环境。他们采取措施，提高村小学教师的整体素质，引进优质幼儿园入驻泽沟村，补齐了学前教育短板。进一步发挥“农家书屋”的育人和扶智作用，组织学校有关部门不定期赠送图书。暑假期间，驻村工作队组织校大学生暑期“三下乡”实践团队赴泽沟村开展主题社会实践活动。大学生们为孩子们普及农村卫生安全常识，送去学习生活用品，为他们带来关爱与祝福。

在这之前，学校的“三下乡”活动也开展得如火如荼。1996年12月，中央宣传部、国家科学技术委员会、农业部、文化部等十部委联合下发《关于开展文化科技卫生“三下乡”活动的通知》。1997年，“三下乡”活动在全国正式开展。

多年来，学校组织附属医院分别对口帮扶岳西县人民医院、岳西县中医院、来榜镇卫生院、枫树村卫生室。通过创办医疗联合体，开展远程医疗，加强对岳西县的“科技扶贫”，选派医院专家驻点支援岳西县县级医疗单位，给予技术指导。学校每年都要组织10余支由帅生、医护人员和青年卫生志愿者组成的医疗队赴店前镇、来榜镇及枫树村开展义诊、保健、教学等“三下乡”活动，积极宣传疾病防治科普知识。学校各附属医院还面向岳西县接收进修医护人员，安排岳西县医院医护人员进行进修和短期学习，并由医院开展“一对一”导师带教。建立双向转诊通道，为患者就医提供了便利。

在岳西定点帮扶期间，学校主要通过孵化农民合作社促进集体经济发展，通过帮助畅通销售市场，3年间累计销售岳西县农特产品300余万元，初步形成生产、加工、销售一体化产业扶贫模式。学校各项扶贫举措不仅服务包村扶贫点，还对周边及其他地区贫困村产生辐射效应，其中，由直供农场项目带来的对农特产品的大量需求，激发了当地居民从事农业生产和经营的积极性。学校自2017年9月中旬开始共建“肥西县桃花镇就业扶贫驿站”，由学校孵化的岳西县风云种养专业合作社承接运营，成效显著。学校还协同工会和校内多家食堂开展定向采购，仅2019年1月，学校及附属医院工会采购及教师职工购买岳西县农特产品(包括栝楼子、木耳、香菇等)总额超过110万元。通过开展定向采购，有力推动了地方经济发展。

学校药学院与岳西县来榜镇中心小学长期保持密切联系，多次开展

“爱心支教”活动。2013年，药学院在岳西县来榜镇建立爱心书库，连续3年共向爱心书库捐赠图书1 300余册。2016年，采购捐赠体育用品180件。多年来图书和体育用品捐献金额合计3万多元。在六安市江家店镇中心小学，选派附属小学优秀教师开展支教工作，定期捐赠室内乒乓球台和配套球具等物资以及助学金，帮助提高教学水平，有效提高了农村教育质量。

2017年1月，安徽医科大学定点帮扶单位岳西县枫树村经评估验收实现“村脱贫、户出列”。2017年12月，再次接受安徽省安庆市专家组考核检查，圆满完成脱贫任务。驻霍邱县泽沟村工作队来村的3年间，泽沟村村容风貌明显好转，基础设施逐渐完善，村集体收入达到7.5万元，一举摘掉了重点贫困村的帽子。

组团式援藏医疗队

援藏工作是党中央的决策，是中国特色社会主义事业发展战略中的一部分，是发展少数民族经济、促进民族团结、共创富裕文明的伟大工程。自20世纪90年代以来，全国不少省份都先后派出7批援藏工作队赴藏进行对口支援。自2015年8月19日安徽省组建首批组团式援藏医疗队进驻西藏山南市人民医院开展对口支援工作以来，到2019年底，安徽省共派出5批组团式援藏医疗队。安徽省不仅把医疗卫生援藏工作作为支持西藏地区发展的重要内容，而且还把它作为发展安徽省医药卫生事业的重要举措。

在安徽省组团式援藏医疗队中，安徽医科大学第一、第二附属医院是骨干力量，先后派出30多名专家在西藏山南市人民医院为广大西藏人民服务。特别是从2018年7月起，安徽省第四批组团式援藏任务交由安徽医科大学第一附属医院牵头。当年，安徽医科大学第一附属医院原人事处处长吴晓莉同志任安徽省第四批援藏医疗队队长，同时担任山南市人民医院院长。这不仅体现了安徽省委组织部、省卫健委对安徽医科大学附属医院的充分信任，也凸显出安徽医科大学附属医院在医疗卫生援藏工作中的重大责任。

多年来，一批批医疗队员们远离家乡，克服高寒缺氧、身体不适等困难，在积极开展危重病患者救治的同时，重点加强医院的专科建设、人才培养和管理能力提升等工作，取得了明显成效。山南市人民医院医疗服务能力和管理水平稳步提升，医疗服务量快速增长，患者满意度逐步提高。安徽医科大学组建的援藏医疗队以及安徽省组团式援藏工作得到了中共中央组织部、国家卫生健康委员会和受援地党委、政府及有关部门的充分肯定和高度评价，两次在全国组团式支援工作会上做经验介绍和交流发言。

一附院神经内科田仰华医生虽然对高原反应早有思想准备，但进藏后异常严重持续的高原反应却是他始料未及的。持续血压升高、剧烈头痛、心慌以及严重的失眠伴随着整个援藏过程，严重地影响着他的正常生活和身体状况。他在尝试了多种方法都没有改善的情况下，不得不每天服用多种降压药和安眠药。“我睡不着的时候就会看关于西藏的新闻，一遍遍不停地看。看完就不自觉地想起小时候的自己，在艰苦的条件里读书，接受过那么多人的帮助。现在西藏需要我，那里有很多人需要医生。”田仰华说起援藏任务时，心情无法平静。进藏后，他出任山南市人民医院党委委员、副院长、内二科主任等职务。

人才建设是医院发展之本，为了快速促进人才梯队的形成，让优秀人才在医院起到带头和榜样作用。在院党委的支持下，田仰华组织开展了山南市人民医院首届学科带头人和后备人才选拔活动。他率领实施了市级临床重点学科的评选，经过市卫生和计划生育委员会评选，最终成功申报市级重点学科 12 个。虽然他每天都在和“高反”做斗争，但仍以时不我待的精神努力做好每项工作，为山南市人民医院创“三甲”做出巨大的贡献，为此《西藏日报》报道了他的事迹。

肝包虫是西藏、新疆等牧区较常见的寄生虫，也称“肝棘球蚴病”。患者多为青壮年，肝包虫严重威胁牧民的健康。山南市是肝包虫高发地区，限于技术条件，山南市当地医院以往治疗肝包虫病的手术方式主要是囊内摘除。这种手术方式简单、风险小，但容易造成包虫囊破裂，致腹腔内种植转移，严重的可导致过敏性休克，术后复发率高达80%。安徽医科大学援藏专家、二附院普外科副主任医师侯辉经过考查及病例研究，根据自己多年开展肝切除手术的经验，为当地患者开展了肝包虫病的完整外囊摘除手术。这种手术方式用肝切除技术，完整摘除包囊，相较于囊内摘除手术操作复杂，但是治疗效果彻底，不易复发。2017年9月16日，由侯辉倡导创办的山南市人民医院肝胆外科正式揭牌成立，这也是全西藏自治区的第一个肝胆外科。侯辉受聘担任山南市人民医院肝胆外科首席专家。肝胆外科的成立将为肝包虫病患者带来更专业的治疗。在他们的帮助下，山南市人民医院还将开展肝包虫病的科学研究，计划成立全自治区第一家肝包虫病防治中心。

还有把山南医院当作第二个家的一附院检验科主任技师夏红灯，以“师带徒”的方式，通过观念交心和技术交流，使当地的医疗观念和技术一点一滴地提升。他通过举办山南市首届医学实验室质量控制规范化培训班、首届雅砻医学论坛、第一届组团式援藏学术交流会等，促进山南医院更新质量管理观念，提升医院管理水平。

二附院肿瘤科护士长汪晓兰抵达山南医院后，立即投身创“三甲”活动中。她结合自己的专业特长，决定先从制度上规范护理部的管理，从三级护理管理体系的建立、护理文件书写规范的修订、护士长管理方法的培训、护理质量标准的改进等做起，扎扎实实做了两个月，撑起山南护理一片天，为此《健康报》报道了她的事迹。

2018年3月，一附院还派出短期柔性援藏队员3位专家抵达山南市人民医院工作，帮助医院完成“三甲”创建任务。另外，为帮助医院完成“三甲”创建，二附院原党委书记都鹏飞带领二附院相关部门负责人赴山南市人民医院，全面调研指导该院创“三甲”工作，将自己三年三次成功创

"三甲"的工作经验毫无保留地传授给他们,使他们成功完成了山南市人民医院"三甲"评审、挂牌工作。

一批又一批,接力再接力。安徽医科大学组团式援藏医疗队一直在战斗着,他们将用自己的灵巧双手和聪明才智,着力打造一支永远带不走的医疗队,让新理念和新技术在藏区生根发芽、开花结果。

远赴他乡的援外医疗队

新中国对外医疗援助事业始于20世纪60年代,派遣医疗队是主要形式之一。从1970年组队参加我国首批援南也门医疗队,到2012年牵头组建中国(安徽)首批援南苏丹医疗队,近50年来,安徽医科大学第一附属医院作为安徽省内公立医院龙头,积极响应国家号召和省委省政府工作部署,在安徽医疗援外工作中始终甘当急先锋,争做排头兵。一批批医疗队员们牢记党和人民的嘱托,对工作极端负责,对人民极端热忱,对祖国无限忠诚,圆满完成了援南也门、援南苏丹等多项医疗援外任务,为保障当地人民身心健康、增进国家间友好关系做出了卓有成效的贡献,先后荣获全国、安徽援外医疗工作"先进集体""最美援外医生"等称号。

位于亚洲西南部、阿拉伯半岛南端的南也门1967年建国,由于长期战乱不断,局势动荡不安,当地居民的医疗健康服务需求难以得到满足。1969年8月,受到国家卫生部指派,安徽省开始着手组建中国第一批援南也门医疗队。安徽医科大学第一附属医院立即响应,积极选派队员参加。

新中国成立初期的南也门自然条件恶劣,基础设施落后,经常缺水断电,但医疗队员们克服困难,创造性地开展工作,实施了许多高难度手术。"亚丁当地一名叫卡努的老太太,肚子里长了一个30斤的瘤子,曾找过本国和别国医生就医,都因为她年龄太大不敢做手术。后来,我们医疗队为她做了手术。经过两个多小时的手术,瘤子终于取出来了。"手术医生之一、援外医疗队队员李同度回忆说。中国医疗队顺利取出卡努体内肿瘤的消息像海风一样，迅速吹遍了当地。卡努出院后，逢人便说："随尼，太玛姆(中国医师好)！"

从口对口为急诊患者吸痰，到连续7个小时为因枪伤大出血的患者手术，从一次次在地雷边缘穿行的出诊，到一次次枪声中的听诊……援外医疗队员们肩负起白衣天使的职责，妙手施仁术，与当地的百姓建立起了深厚的友谊。

从1970年第一批援南也门医疗队出征至2012年止，医院累计派出援外医疗队15批次，共计121人次，约占全省援外医疗任务的十分之一。医疗队员们不辱使命，出色地完成了援外医疗任务，为维护国家外交大局和国家利益做出了突出贡献。

2011年7月，南苏丹共和国宣告独立。翌年，牵头组建中国(安徽)首批援南苏丹医疗队的重任落在了安徽医科大学第一附属医院的肩上。作为牵头单位，安徽医科大学第一附属医院广大医务工作者积极踊跃报名。经过精心遴选，医院选派了6名当地急需的相应科室医生，这在首批12名援南苏丹医疗队员中占到了一半。

2012年12月底，首批援南苏丹医疗队抵达南苏丹首都朱巴。初到南苏丹，队员们的第一印象是：贫穷与落后。即便是像朱巴医院这样当地卫生部直属的、最大的教学医院，也是设备奇缺，没有血库，没有准时查房，甚至没有完整的病例记录。作为中国首批援助南苏丹医疗队，队员们一切都要从零开始。

一次，一名患者因上消化道大出血住院，情况危急。医疗队主动接下难题，实施脾脏切除术。没有消毒设备，队员们用高压锅为手术器械消毒。患者需要补充营养，队员们拿出自己的鸡蛋、水果给他。手术成功完成后，患者父亲连声感谢："我们没有食物，也没有钱，但会日日夜夜为你们和家人祈祷！"

不仅要面对贫困落后的经济条件、高温酷暑的自然环境，队员们还要面对军事冲突中枪林弹雨的考验。2013年12月15日，距离医疗队回国只剩 10 天时，南苏丹突然爆发严重军事冲突，流血伤亡事件不断发生。最危险的时候，枪战就发生在医疗队的院子里，队员们只能躲在墙体单薄的房间里，用柜子抵着门窗。面临这样的危险，医疗队没有一个人申请撤离，仍坚持在炮火中成功救治了 10 余位当地居民和祖国同胞。“患难见真情，中国医疗队是南中友谊的白衣大使。”时任南苏丹卫生部长感动地说。

除送医万里远渡重洋外，接收对口援助医院医务人员研修也是开展医疗援助的方式之一。2019 年 8 月下旬，医院为第三批南苏丹研修医务人员举办结业典礼，8 名南苏丹医务人员顺利结业。即将离开生活和学习了几个月的科室和医院，南苏丹医务人员代表 Esta 不禁眼眶湿润，她感慨地说：“安徽医科大学第一附属医院有着科学先进的医疗环境、现代化的医疗设备、高度专业的医疗团队，在培训期间给予了我们无微不至的关怀，非常感谢！这段经历我们将终生难忘！”

截至目前，医院已接收 3 个批次 26 名南苏丹医务人员研修。这些研修人员回国后，将所学的实用诊疗技术服务于本国人民，很快成长为当地医院的优秀骨干，更成了中国与南苏丹交流的友好使者。

连续两次抗击 SARS

2003 年春末，阴雨绵绵，骄阳无辉。两个魔鬼在肆虐地啖噬着人类美好善良的心灵：中东的伊拉克战争、中国非典型肺炎。这是两场方式不同、结果相似的人类灾难！抗击非典是一场不见硝烟、不见敌人的特殊战役。4 月 21 日晚，学校传达了上级指示精神，动员部署学校防治非典的任务，迅速组建校防治非典工作领导组。同时，向全校师生员工发出公开信，要求全校党员干部一定要全面正确认识这场战斗的至关重要性，号召全校师生员工，全力以赴做好非典型肺炎的防治工作。至此，安徽医科大学关爱师生生命的坚固长城已在党组织上正式奠基。

鉴于形势需要，早在 10 天前，一附院就已经成立了领导协调组，在一周时间内，制定了《安徽医科大学第一附属医院非典型肺炎预防控制预案》《院内疫情报告程序及要求》《可疑患者的就诊、会诊、转诊流程图》《发热门诊工作制度、就诊流程、就诊须知》《SARS病区和发热门诊消毒隔离工作指南》《医护人员防护措施》等，并从一线抽调了经验丰富的专家，成立了非典患者救治组的两个救治小分队、3个防治专家指导组和3个专家治疗组。在门诊部建立了呼吸道发热门诊，护理部紧急抽调精干护士进行培训，加强发热门诊咨询和分诊工作。

遵照上级指示，安徽医科大学第一附属医院为收治外籍人士和港澳台同胞非典型肺炎患者及疑似患者的定点医院。为了不折不扣地完成省市下达的指令性任务，第一附属医院集中力量完成SARS病区建设。4月11日至14日，呼吸内科专家利用夜晚的时间对相关科室的人员进行集中辅导，明确SARS诊断标准和防治、消毒隔离技术要求。4月22日，安排呼吸内科技术骨干赴北京医疗机构专门学习，回来后立即展开对相关医务人员的培训。

疫情就是命令，防控责任重于泰山。在刚刚传出医院要组建发热门诊和SARS病房时，几名年轻的护士便主动请缨。一位刚刚走上护理岗位的护士在决心书中写道：我坚决要求到抗击非典一线工作，发扬南丁格尔精神，去实现青春的真正价值。在安徽省阜阳发现第一例非典病例后，4月26日，呼吸内科主任医师胡杰贵作为专家，紧急被抽调到抗击非典的最前线阜阳。20多天，他一直坚守在第一线。呼吸内科主任医师孙耕耘每天都奔波在病房和合肥市非典型肺炎指定医院之间，24小时听候省市主管部门的调遣，常常是忙到晚上九十点钟才吃饭。护士童天娇被抽调到隔离病房工作，她二话没说，立即走进了隔离病房。60多岁的呼吸内科教授庞玉英的腿曾受过伤，行走不大方便，平时很少出门。而作为安徽省防治非典专家组成员，一天24小时随叫随到，一个电话庞教授便立即出发，多次奔赴各地检查指导抗击非典。发热门诊是抗击非典的最前沿，也是最危险的地方。志愿者、护士谢昌菊每次值完班，都要利用休息时间拖着疲惫不堪的身躯将垃圾搬上专用车，并随车到垃圾处理站，帮助处理完垃圾后又赶回发热门诊。用她自己的话说，“作为一名志愿者，只要是抗击非典需要，工作没有范围。我多干一个人的工作，就可以减少一个人被感染的机会”。全国优秀青年志愿者许邦龙是第一批来到发热门诊的医生。他说：“为了患者的康复，作为医生，就是要奉献爱心，这是我最大的心愿！”

战斗在隔离病房的护士施艳群曾说：每次进入病房，我们都要全副武装，整个人被裹得透不过气来，而且一穿就是七八个小时。吃住在医院里，有家不能回，为了大家的幸福与安宁，我们夜以继日地工作。病房里一个女孩的男朋友从外地打来电话焦急地询问病情，病房无电话，为了让其男朋友放心，我们的护士长一手拿电话，一手拿呼叫机，充当他们的传话筒。当女孩被排除非典允许出院时，她紧紧地握着我的手说：“我特感动！同事听说我住院都不敢来看我，而你们却像亲人一样照顾我。”同样在隔离病房的护士徐莹也说：“时间紧、任务重，在这里，我们既是医护人员，也是护工，除了要认真接待每一位患者，耐心地解释SARS的症状、体征、预防等，还要做好隔离患者和家属的沟通工作。由于生活没有了规律，加上精力和体力的超负荷支出，我们中许多人出现了声音嘶哑、口角溃疡等，但没有一人抱怨过，没有一人后悔过，没有一人退缩过。”

“抗击非典，我们义不容辞！”当医院号召参加抗击非典志愿者行动后，不到半天的时间，1 300多名职工怀着同样的心情递交了志愿书，占全院职工的三分之二。在医院，被选为抗击非典一线的志愿者，已经成为大家羡慕的对象。对口腔科副主任韩晓兰来说，2003年的“五一”，将是她一生中最难忘的日子。这一天，她向党组织递交了入党申请书。她说：“正是在这次抗击非典的战斗中，共产党员的先锋模范作用得到充分展现。他们冲锋在前，我被他们这种无私奉献、不怕牺牲的大无畏精神深深感染。”感染科党支部书记尹华发是支援省肺科医院第一批志愿医疗队成员，他说：“我们不但要自己冲锋在前，更主要的是发挥党支部的战斗堡垒作用，万众一心，众志成城，共抗非典。”全国人大代表、整形外科主任汪春兰第一个递交志愿书。在志愿书中，她写道：只要是人民需要、抗击非典需要的，让我做任何事情都行。一位70多岁离休老干部表示，其他的事我做不了了，替工作在一线的职工照顾家庭和孩子是我力所能及也是义不容辞的责任。

2003年抗击非典，除了一线的医护人员外，全校的师生员工也积极捐助，无数的幕后善举，为全面战胜非典出钱出力，功不可没。其中在读的公共卫生学院预防医学的陶颖同学捐了300元。当时的300元，对他来说不是个小数目，但他说：“现在我把牙缝里挤出来的钱用到了最需要的地方，我觉得很开心。”他的善行受到了卫生部肯定，还收到了卫生部发来的感谢信。

2003年5月19日，抗击非典的战争才开始出现胜利的曙光。据报道，当日北京非典新增病例数降至个位；10天之后的5月29日，北京非典新增病例首次出现零纪录。直到6月14日，世界卫生组织（WHO）解除对河北、内蒙古、山西、天津的旅游警告；7月13日，全球非典患者人数、疑似病例人数均不再增长，本次抗击非典的战斗基本结束。

非典，对安徽医科大学来说，还真的是祸不单行。

2004年4月23日，国家卫生部新闻办正式公布，经卫生专家组复核，安徽省发现一例传染性非典型肺炎确诊病例、疑似病例各1例。她们是一对母女，女儿宋某是安徽医科大学硕士研究生，她于3月7日至22日在中国疾病预防控制中心病毒预防控制所形态实验室学习，23日乘火车从北京回合肥，25日出现发热等症状，后又乘火车返京，29日到北京市健宫医院就诊，以肺炎入院治疗。3月31日以后，其母亲魏某全程陪护宋某，4月2日她们乘火车返回淮南治疗，4月4日以病毒性肺炎转入安徽医科大学第一附属医院继续治疗。4月8日，其母亲魏某因乏力、畏寒、发热，也到第一附属医院就诊，经查为右侧肺炎，遂和宋某收治在同一病房治疗。魏某入院后，高热一直不退，4月19日下午，病情突然恶化，经抢救无效死亡。第一附属医院立即将有关情况上报省卫生厅。当日18时，安徽省、市两级疾控中心立即开展流行病学调查。经安徽与江苏两省疾病预防控制中心检测及复核，宋某血清抗体呈阳性。4月21日，安徽省卫生厅将有关情况报告卫生部，22日卫生部组织专家赴皖。23日复核结果仍为阳性，确诊宋某为非典临床诊断病例，其母亲作为疑似病例。

2003年春抗击非典余悸未消，安徽医科大学再一次直面非典！

学校立即启动防控非典工作机制，要求把传染性降到最低，绝不能给社会带来危害！经过全校的共同努力，特别是第一附属医院上下一心，众志成城，不分昼夜，全力以赴，有效地扑灭了疫情。5月10日上午8点半，非典患者宋某痊愈出院，标志着安徽医科大学第二次抗击非典取得胜利。随着宋某的出院，115名密切接触者全部解除医学隔离。安徽省没有发生继发病例，说明SARS疫情在安徽医科大学得到全面控制，疫情没有流向社会，抗击非典取得阶段性胜利。

自4月19日非典患者魏某经抢救无效死亡到安徽省卫生厅迅速做出反应，前后不到一个小时，省、市两级CDC负责人带领工作组赶到医院，调查疫情，采集标本，讨论病情，研究对策。对宋某和发热学生隔离观察治疗，加强医护人员防护，病区消毒和交叉感染监控，在非典确诊之前基本上完成了疫情布控工作。之后，学校特别是附属医院迅速采取一系列果断措施，实行科学防控，为切断疫情传播途径，防止疫情扩散赢得了宝贵时间。安徽医科大学第二次抗击非典工作为社会做出了重大贡献，受到世界卫生组织以及社会各界的高度好评。

十一、国家级特聘教授和国家级教学名师

2018 年 9 月 21 日，中华人民共和国教育部正式颁布相关人才奖励管理办法。该管理办法规定："长江学者奖励计划"实行岗位聘任制，支持高等院校设置特聘教授、讲座教授、青年学者岗位，面向海内外公开招聘。2012 年，中央组织部、人力资源社会保障部等 11 个部门启动实施国家人才计划体系，体系由 3 个层次构成，第一层次为杰出人才；第二层次为领军人才，包括科技创新领军人才、科技创业领军人才、哲学社会科学领军人才、教学名师；第三层次为青年拔尖人才。

入选教育部人才奖励和国家人才计划中的国家级教学名师的称号，既是对教师个人成就的认可，也是高校的一种学术标志和荣誉象征。它们的获得，对地方院校来说，难能可贵，具有较高的激励意义。在 2014 年第一批国家教学名师名单中，安徽医科大学流行病学教授叶冬青榜上有名；2019 年教育部相关人才奖励的评审中，安徽医科大学神经心理学教授汪凯蟾宫折桂，荣获"特聘教授"称号。

国家级特聘教授

汪凯，中华医学会神经心理学和行为神经病学组长、第一附属医院神经内科主任。

1998 年，汪凯在神经内科做一名神经内科医师已经 14 年了。14 年的临床经验，业务上可以说是呱呱叫了，出人没有不称"专家"的。可他并没有感到满足和轻松，在专家的光环下，他反而越来越感到有种无形的东西在压着，自己的腰杆似乎总也挺不直。因为他一直想能有突破性的作为，让自己的事业更上一层楼，可老是觉得力不从心。这一年的 7 月，他

来到香港大学,这是他又一次宝贵的求学机会。在选择博士论文研究课题时,他婉拒了导师给他明确的思路和提示,也就是放弃了捷径。汪凯说这是他考虑良久的选择,因为早在1990年底,参加第一届中科院神经语言学和失语症学术会议时,他第一次知道了认知神经心理学,并敏锐地认识到掌握它会对自己的事业产生极大的影响。这次到香港大学求学,正是他瞄着目标、抓住机会更好地实现人生价值的良机。于是,他毅然选择了"情绪与表情认知的神经学机制"这一研究课题。

然而,在他之前,亚洲人还从未涉足这方面的研究。当他沿着课题深入下去时,想找点相关资料参考一下,却怎么也找不到。原来,这一领域的研究完全是西方人的天下,亚洲人在这一领域是一片空白。他发现,不能参考西方人的研究成果,因为他们的研究成果完全是以西方人为研究对象的,而他的研究只能以亚洲人为研究对象。汪凯发现他遇到的难题是前所未有的。

几年的研究会不会归于失败?时间花了能不能拿到学位?他面临着人生的艰难抉择,焦虑不安,夜不能寐,失眠、手心冒汗、食欲下降,几乎失去了坚持下去的信心,他从香港"逃"回来了。他原本想,趁在香港大学学习时间还不长的时候回来,可能会保住自己的脸面。可在家里,他还是心神不宁,坐立不安。他不得不扪心自问,难道求学仅仅是为了一张文凭?难道就这样放弃自己的人生目标?在人生最困难的时刻,他的同事、他的妻子给了他巨大的精神安慰,这让他终生难忘。

汪凯毅然回到了香港,全身心地投入到这项具有重大挑战性的研究中。一切从零开始,经过3年的独立研究,2001年,汪凯的博士论文完成了。他已记不清自己在研究中究竟吃了多少苦,是怎样克服了重重困难,结束了研究,完成了论文。

2001年7月,汪凯的论文经美国艾奥瓦大学认知科学研究权威阿道夫斯教授审阅后,给予的评价是:"对理论上的杰出贡献;研究的方法是周密的、新颖的;论文完全符合一个神经科学博士论文水平,比许多美国的博士论文要好。”

完成学业后，汪凯没有被异乡优越的工作和生活条件所吸引，而是踏上了故乡的土地。他说，这里有母校的温暖、同事的友爱，更重要的是，能为安徽人民做点事。他说，这也是他克服一切困难、百折不挠奋斗下去的精神支柱。

回国后，他积极参与建立心理学系，培养临床心理学、健康心理学、认知心理学、认知神经科学的专门人才，以适应现代医学的生物—心理—社会医学模式对人才的需求。在他的努力下，科室先后成为原卫生部国家临床重点专科建设项目、卫生部脑卒中筛查与防治临床研究基地、安徽省首批 2011 协同创新中心、安徽省临床重点学科、安徽省神经内科质控中心、安徽省医学会神经病学分会及安徽省医师协会神经内科医师分会主任委员单位。

“师者，传道授业解惑也”，汪凯一直将此奉为座右铭。因此，他努力做到在生活上关爱学生、关注学生身心健康，在科研上鼓励学生勇于探索、敢于创新、拓宽眼界，要有志于站在国际学术舞台的中央。虽然身兼繁重的领导职务和繁忙的临床工作，汪凯仍然对硕士及博士研究生进行认真带教。在培养博士生及硕士生过程中，着重培养研究生的独立思考能力、求实创新的科学精神。他经常组织学生积极参加国内外学术会议，使他们能及时了解国内外相关领域的最新研究进展，培养学生的科研学术素养。对于学生撰写的每一篇论文，他都精心修改、字斟句酌，以求提高质量。近年来，他培养了不少年轻有为的青年学者，其中包括安徽省杰出青年基金获得者、安徽医科大学十佳科技新星等，指导的研究生曾多次获得“国家奖学金”“研究生十佳学术新星”“双优毕业生”。

“目前，心理相关疾病已成为全球排名第一的疾病负担，严重影响患者的生活质量和社会功能恢复。阐明心理相关疾病的神经机制，对解决心理相关疾病的公共卫生问题具有重要意义。心理相关疾病首选药物治疗，对于难治性疾病，探索新技术、新疗法是当前心理学研究应用的热门话题，未来技术研发的成功将有效促进人类心理健康卫生的建设。”作为一名神经内科医生，汪凯教授深感肩上责任重大。他心系患者健康，既行医治病救人，还不断进行学术研究；既抓患者的疾病治疗，又推动神经疾病的预防。

汪凯教授一直关注患者的认知情况，把自身所观察到的病例、发现的方法加以整理，并最终形成多项科研成果。他通过研制一套临床神经心理学测查方法并建立常模，建立了情绪、决策、注意等认知实验方法。他应用脑电图和磁共振成像等新的技术来研究观察脑疾病患者的认知和行为，研究其脑机制。他还积极探讨脑疾病的新的干预方法，近年来他利用经颅磁刺激(TMS)、经颅直流电刺激等物理方法干预脑环路，并在帕金森病、阿尔茨海默病、抑郁症中获得了较好的临床效果。汪凯还在遗传临床应用方面进行了研究，发现肌萎缩侧索硬化、孤独症等罕见病易感基因，推进认知科学在神经精神学科转化医学的研究。他的研究成果获得了广泛的认可，并先后获得安徽省科技进步奖一等奖、二等奖等多种奖项。

作为中华医学会神经病学分会神经心理学和行为神经病学组的组长，汪凯启动编写了《综合性医院焦虑抑郁与躯体化障碍的识别与诊断共识》《综合性医院的精神障碍的诊断与识别》《综合性医院的记忆障碍的特点预处理共识》。启动情绪障碍药物的综合研究、改善记忆和老年痴呆记忆障碍的研究、研究药物促进认知功能改善的方式、认知康复等多项研究。他组织举办全国神经心理学术会议和神经心理学习班，取得了良好的社会影响。

汪凯主要研究项目：国家自然科学基金 8 项，其中国家基金重大研究计划集成项目 1 项及国家重点研发计划——组长负责人1 项，“973”子项目 3 项；国家教育部归国留学人员科研启动基金1 项。

国家级教学名师

2014年4月，安徽医科大学叶冬青教授入选第一批国家级教学名师，实现学校在国家高层次人才特殊支持计划上的重大突破。

叶冬青自1982年毕业留校任教至今，已近40载，他刻苦钻研，精益求精，几乎把所有的精力都放在促进公共卫生事业发展和公共卫生人才培养上，取得了累累硕果。他在教学和科研上取得的丰硕成果正是他对师德和师风的严守和升华。作为导师，他不仅给学生指引着科研的方向，传授着科研的技法，更是言传身教，以身作则地践行着科研的态度。他说，“在安徽医科大学孕育的这片天地里，我这些年只做了三件事：当好一名老师，研究过一个病，还办了一本杂志”。

叶冬青是一名好老师。非常重视一线教学和教学研究工作，擅长与学生开展课堂交流。他常说，教学相长。互相启发、相互促进才能不断进步。作为课程负责人，他主讲的流行病学课程，入选国家首批精品资源共享课程。他作为第一完成人，带领团队共同写成的《深化教学改革，提高医学生预防控制疾病的研究》，曾获得第五届国家级教学成果奖二等奖。这也是安徽医科大学首次问鼎这种高级别的教学奖项。

尽管身兼数职，工作繁忙，承担的研究工作也非常繁重，叶冬青却从不因此占用上课的时间。30年来，他始终坚守三尺讲台，用自己的人格与学识去感染学生，主动承担本科生、硕士生、博士生等多层次学生的流行病学、医学科研设计、实验室生物安全和公共卫生发展简史等多门课程的教学工作。多次获评“校级优秀教师”“省级模范教师”，并获得“省教学名师奖”“校级名师奖”“优秀硕士生导师奖”等荣誉称号。此外，他根据公共卫生事业发展需要，积极开拓新的课程，首次在本科生中开设公共卫生发展简史课程，并主编出版了国内第一本教材《公共卫生发展简史》。

叶冬青对学生始终充满着关爱和宽容。在他眼里，没有学不好的学生，只有不认真的老师。“我也许不能把每个人都培养成精英，但我希望我向社会输送的每一个学生都是一个合格的人。”其身正，毋令则行；其身不正，虽令毋从。相比干涩枯燥的书本语言，他更多地用自己的言行去引导学生。教学中，他能根据学生不同的个性和兴趣，制订不同的培养方案，因材施教。对于性格内向、细致谨慎的同学，就安排他们分析研究实验数据；对于性格外向、精力充沛的同学，就安排他们做现场调研。通过个性化安排，不断找寻着师生教与学最大化的结合点，培养着一批又一批的优秀人才。他因此先后获得了“安徽省模范教师”“安徽省教学名师”“优秀硕士生导师”“安徽医科大学优秀教师”等荣誉称号。

叶冬青毕生课题研究的是红斑狼疮，据说他的家族中有因这个病而失去生命的。因此，他对红斑狼疮是有切肤之痛的！对待学术，他是赤诚与刻苦的，特别体现在他对红斑狼疮的系统性研究上。他的研究团队以研究生和青年教师为主体，瞄准的研究方向是自身免疫病。这项研究的初期，环境相当恶劣，条件极其匮乏。为了收集样本，获取相关数据，他带领学生们会同当地医务人员，深入农村，走家串户，日复一日，风雨不辍，历时 20 余年坚持不懈，终于收集了 38 万余人的基础数据。在此基础上，经过科学分析，他的团队完成了国内外首项大样本的红斑狼疮流行病学调查。他们历时 20 余年开展的红斑狼疮、类风湿关节炎等自身免疫病的系列流行病学研究成果，荣获了中华医学科技奖一等奖、中华预防医学会科学技术奖二等奖和安徽省科技进步奖二等奖各1项。

多年来，他积极投身于疾病防疫工作，参加了安徽省颍上县流行性出血热的流行病学调查、某学校食物中毒死因调查，尤其是 21 世纪初的抗击 SARS，受到上级相关部门的高度评价。

叶冬青是《中华疾病控制杂志》主编。除了完成教学和科研工作外，他还担任中华预防医学会常务委员、中华预防医学会流行病学分会副主任委员、中华预防医学会伤害预防与控制分会副主任委员、中华预防医学会系列杂志期刊编辑委员会副主任委员、《中华流行病学杂志》《临床与输血杂志》《中国公共卫生》《肿瘤防治杂志》编委、安徽省政协常委、九三学社安徽医科大学基层委员会主委、九三学社安徽省委员会委员等社会兼职，他深厚的学术底蕴和丰硕的学术成果使这些荣誉和责任并存的头衔显得恰如其分。而他对待这些荣誉，更多的是看重其中的责任。近10年来，他在国内外刊物上以第一作者和通讯作者发表论文300余篇，其中SCI收录200余篇；他撰写出版了专著、教材数十部，包括《实验室生物安全》《红斑狼疮》《皮肤病流行病学》《公共卫生发展简史》《流行病学研究进展（第13卷）》等。

十二、立德树人，桃李芬芳

近百年来，安徽医科大学几代人历尽沧桑、风雨兼程，大力弘扬“爱国爱民，献身人类健康”的优良传统，始终秉承“兴国、奉献、仁爱”的育人理念，尤其是改革开放以来，安徽医科大学不忘初心、牢记使命，在党的教育方针指引下，坚持以“立德树人”为根本任务，举校大兴“厚德至善、博学济世”的校风，“崇教、乐教、善教”的教风，“求真、求精、求新”的学风，以培育人才、服务社会为天职，以助人类健康为己任，以成为合格医生为目标，凝聚成一个伟大母亲的情怀，哺育千万学子，为安徽乃至全国的中国特色社会主义建设做出自己的贡献。

造就良医　德育为先

学校始终把德育放在首要位置。早在1950年3月，老东南还在怀远时，学校就聘请当时皖北医校政治协理员周济群来院兼课。5月，皖北团工委学生部部长黄辛白等来校做了数场政治报告。9月，学校聘请政治教员。11月，皖北行署指派陈韧等人来校指导和加强思想政治工作，有力推动了学校思想政治教育。从1951年上半年起，各班级正式开设政治课，先后开设了社会发展史和新民主主义论教程纲要两门课。在课程教学中，做到课堂教学与形势讲座相结合，理论与实践相结合，将爱国主义教育和课程改革的思想贯穿其中。

学校由私立改为公立并更名为安徽医学院后，广大教师更是把“教书育人”作为天职，“立德树人”蔚然成风。安徽医学院首任院长张锡祺不仅自己医德高尚，更是要求把德育摆在教育教学的第一位。之后的历任党政领导都坚持党的教育方针对德育的基本定位，强调育人为本，德育为先，促进学生全面、健康、可持续发展。著名二级教授邢文鑅，药理学造诣很深，他注重理论联系实际，突出学以致用，因此，他在学生心目中地位很高。国家二级教授、病理解剖教研室主任孔锡鲲，治学严谨，非常重视教学工作，坚持认真备课，亲自给学生授课，讲课条理清晰、概念明确。他还承担微生物学的实验指导，他看片子非常认真，为学生不厌其烦地讲解，有时一个细胞要看一个小时，一张片子要看一个上午，是学生非常敬重的一位先生。微生物学教授洪抡元执教勤奋，治学严谨，他经常对学生的听课笔记和实验记录进行细心批改，使学生们受益终身。病理生理学教授史敏言热衷教学改革，在教学方法上做大胆尝试，把学习成绩较好和较差的学生混合编成互助小组，让成绩优良的学生帮助落后的学生。还喜欢把学生带进病房，结合典型病例，实施床边教学。杨兆莘教授十分注重加强大学生思想政治教育。1989 年闹哄哄的外环境中，校园里经常是教室无人，搞得教师不能正常上课，有的老师干脆不去上课，但他却是例外，每天都坚持上课，他说："只要有一个学生，也要开课，咱不能放弃教师的责任。"

还有公共卫生学如流行病学、环境卫生与劳动卫生学和儿童少年卫生学等的老师们，都将课堂扩大到现场，带领学生走出课堂，指导并放手让学生承担课题的某些具体研究，将课堂教学和社会实践、理论传授和科学研究紧密结合在一起，极大地提高了学生的学习积极性，推动了教与学、理论与实践的成功对接。如每年的"世界艾滋病日"，他们都要走向街头，深入学校、工厂和农村，开展有效的艾滋病防治知识宣传。老师们通过让学生"早期接触社会、早期了解社会、早期服务社会"，培养他们的职业素养和社会责任感。

临床实践的教与学是医学院校的一个特质。临床工作是教与学的载体，教与学是辩证统一体，两个方面相互融合，严师是严教的重要方面。张锡祺自 1952 年出任安徽医学院院长直至他 1960 年因病辞世的近 10 年中，德艺双馨。在教师的岗位上，他严谨求真，既教书又育人。在他因病不能上课时，仍念念不忘学生。他特别强调医学生的临床教学，要求身边的同人，一定要搞好临床带教；他还念念不忘对年轻教师的培养，经常带着病痛慢慢来到教室后面，听年轻教师讲课，结束还要做几分钟的点评。在医生的岗位上，他对医术精益求精。他曾对他的学生说："做一个眼科医生，要有鹰一样的眼睛、绣花一样的手。要想到，你的手术刀下去后，可能使失明的患者重见天日，也可能使患者永远看不到五彩缤纷的世界，责任重大啊！"对患者，他一贯平易近人、和蔼可亲，无论是工人、农民还是干部，他都一视同仁，献以爱心。他曾对他的学生说："唯有善人能为良医。"

20世纪60年代初，汪国良、耿兆麟、陈绮年、夏爱玉、高寅春等都是内科的开创性和奠基性的精英人物，他们的共同特点就是求真、客观、诚实。汪国良教授时任内科主任，同时负责组建泌肾组。他在尿液分析上的研究，广受医学界赞誉。他先后受邀到广州、长沙、汉口等地做学术报告，受到了安徽省外同行专家的尊敬和好评。临床教学上，他善于引导学生从实际病例中发现问题、解决问题，提高学生自主学习的积极性，受到了学生们的普遍欢迎。汪国良的课堂，每每学生爆满。耿兆麟教授在国内算是有名的肛肠外科专家，在医院也是以严格管理著称的主任医生，全院上下既敬重他又敬畏他。高寅春医生戴一副金丝眼镜，文静、端庄、娴雅得像女菩萨，轻声慢语，从未见过她激动。可她查房时细致入微，任何一点差错，她都不会放过。如有不满，往往先显示在她面部的红晕上，这时，她还会小声地嘱咐道："下次要注意！"让下级医生在温暖中不得不内疚。陈绮年主任20世纪50年代在国内就是小有名气的心脏学临床专家了，她为人诚恳、直率，遇事实话实说，谦虚低调，从不表现自己。查房谈吐果断精确，论证突出深刻，直指要点。1965年的一次门诊，她接诊一位来自安徽阜阳的患者，诊断后只开了一张药价一角五分钱的处方。患者感到十分诧异，说仅这几天在合肥花的交通费也超过了药价的数十倍。我的心脏问题是10多年多处求医不治的宿病，怎么只需要一角五分钱的药,该不是糊弄我吧?回去一服用,果然药到病除。患者一周后特地来访,深表感谢。夏爱玉主任内科学识渊博,为人不喜言表,对临床工作要求严格,态度严肃,很重视下级医生特别是实习医生基本理论、基本知识和基本技能的“三基”训练,尤其对病史和体检的要求更规范仔细。每次查房她总亲自先接触患者,在收取详尽病史和系统的体检数据中,总能发现重要的新的诊断证据,她的言传身教令人感受深刻。

拆建并举 优化育人环境

世纪之交,我国高等教育发生重大变化,先后有招生并轨、缴费上学、自主择业以及扩招等一系列重大举措出台,高校面临着重大的发展机遇。“学校抓住这一机遇,多方筹措资金,以聚沙成塔、集腋成裘的方式,加强基本建设,改旧建新,使校园从以前校舍以低层楼房和平房为主、校园道路残缺不平的状况,转变为今天的高楼新舍林立、道路宽阔平整、环境幽雅宜人的局面,校园面貌发生了很大变化。”①

实验教学楼的兴建。学校早在1984年就获准立项的12000平方米实验教学主楼(今天的基础医学院楼),后因基建压缩而缓建,致使学校教学、实验和科研用房严重不足,供需矛盾非常突出,基本建设已难以承受学校教育事业发展需要。在安徽省委省政府的关心支持下,安徽医科大学的实验教学楼终于在1997年9月28日由时任安徽省计划委员会领导正式宣布再次批准立项。1998年4月29日,实验教学楼设计方案通过评审,1999年1月奠基,2000年底投入使用,2001年7月正式命名为基础医学院楼。该楼决算造价为1275万元,建筑总占地面积2340平方米,总设计面积为11998平方米,主楼9层。该楼与伟人毛主席塑像、学校主干道以及学校大门同在一条主轴线上,与后来的文化广场融为一体,成为校园景观的重要组成部分。实验教学楼的建成,不仅极大地缓解了学校

---

① 李俊、曹云霞:《安徽医科大学校史》,安徽人民出版社,2016。

教学、实验和科研用房的紧张，也成为学校的标志性建筑之一。

理论教学楼的建设。至20世纪末，安徽医科大学学生上理论课的教室，只有后来被称为“第一教学楼”一栋楼，它是改革开放高校恢复招生时拆除原先的第一阶梯教室后建的，共3层，有6个大教室和3个小教室，另加第二、第三、第四3个阶梯教室。第一教学楼内的大教室能容纳200人左右，第二阶梯教室也能容纳200人，第三、第四阶梯教室很大，能坐300人，阶梯教室的桌椅都是20世纪50年代早中期用水泥和长条木板做成的。随着扩招，这些教室远远不能适应学校发展的需要，于是学校从1999年开始兴建教室。首先是拆除了第二、第三、第四阶梯教室，建了现在被称为“第二教学楼”“第三教学楼”两栋楼。它们与第一教学楼形成连体，东、西两栋各3层，中间的即第二教学楼为4层。3栋教学楼建筑外形呈“品”字状，赋有寓意（第一教学楼现已拆除，建成绿化带）。随后，学校又拆除了“五工区”破旧住房、原苗圃和花房等，兴建了第四教学楼。同时，卫生管理学院又在办公楼的北面建了一栋教学楼。不久，学校又将校园南面原成人教育学院办公平房拆除，建了研究生教学楼。至此，理论教学的教室基本能满足需要。

“破”字当头，以立为本，拆建并举，美化校园。2000年3月，校党委做出重大决策，为了美化校园、调整布局、改善办学条件，决定对校园内四大片平房等进行大拆迁。为此，学校专门成立了以分管后勤副校长挂帅的房屋拆迁工作领导小组，下设4个工作小组和办公室，从学校相关部门、单位抽调专人组成精干的拆迁队伍。当时的所谓“4大片”：一是和平村教工宿舍区西北角的3栋平房，涉及15家住户，拆除后将建2栋职工宿舍楼；二是女生宿舍区3栋两层的楼房，这3栋楼内住有女生450名，还有17户职工，拆除后，将建塑胶篮球场（已建成）；三是楼房郢的两栋平房和成教院的1栋平房，涉及住户20余家，拆除后，按照规划是建排球场和学生活动场地，后来建成了今天的体育馆等；四是校园西区一大片，涉及20家住户和学校相关单位用房，拆除后，建成了今天的校园西门、第二学生食堂、3 栋女生宿舍楼等。在整个拆迁过程中,困难是显而易见的,但学校决心已定,通过反复动员,细致工作,并不断强调,以立为本,拆迁只是手段,重建才是目的。经过上下齐心协力,历经两年,这次大拆迁终于达到了预想的目的。

文化广场的建设。在对校园内四大片平房进行大拆迁的第二年,学校又有大动作:决定在校园腹地再来一次大拆迁,即以当年的水泥球场为中心,兴建校中心广场,以实现净化、优化、美化学校育人环境的目的。校中心广场 2001 年 3 月正式动工,不仅拆除了当时学校主干道上的水泥篮球场,而且还拆除了篮球场东边的 3 栋宿舍楼及周围平房。经过一年多的建设,2002 年 1 月,占地14 000平方米的中心广场正式落成,并被命名为"文化广场"。校园文化广场以文化为主旨,集交流、活动、文化、休闲于一体,给安徽医科大学校园带来现代化气息。校园文化广场面对从校大门而来的读者,首先映入眼帘的是 6 根文化柱擎起的 32 面浮雕,它是五线谱上的音符,在默默奏响着天籁之音,诉说着学校的过去、现在和未来。它告诉人们,这里有广大师生抗日救亡的英姿、勤奋学习的身影、刻苦钻研的精神、放眼世界的胸怀。环绕在广场四周的,有源、孕、育、擎 4 尊小品,它诠释着生命之崇高。置于广场之中的,有高高的 4 个灯饰,它昭示着人文之光华;4 个三方围合,学生能在这里召开小班主题班会。东边的近 90 米展览橱窗,也称"文化长廊",3 窗一组,共 7 组,"三七"之设,是世纪之初的畅想。文化广场最引人注目的当属伟人塑像。坐南朝北的毛泽东全身塑像,那雄伟挺拔的身躯、凝视远方的目光、高高举起的手臂,如磁石般吸引着莘莘学子和南来北往的读者。这是安徽省高校内唯一保留的塑像,也是安徽省仅存的毛泽东同志室外雕塑,2011 年被合肥市政府颁布为合肥市重点文物保护单位。文化广场整体设计,别具一格,既富于变化,又不失统一;既生动有趣,又不失庄重和谐,在安徽省高校中独树一帜。

安徽医科大学世纪之交的"破"字当头、以立为本的基本建设大举措,不仅美化了校园，优化了育人环境，更为学校的进一步发展，特别是顺利通过2003年教育部本科教学水平评估打下了坚实的基础。

思政教育的个性化

改革开放以来，学校始终把坚持爱国主义、集体主义、社会主义教育，加强社会公德、职业道德、家庭美德建设，引导大学生树立中国特色社会主义共同理想和正确的世界观、人生观、价值观作为德育的基本任务。学校自20世纪80年代中期开展的德育综合测评至今没有中断过，一直把它作为衡量学生成长的一个重要指标。近些年来，学校思想政治教育工作特色明显。

(一)强调思想政治教育工作的个性化，体现在三个方面

第一是医学与人文的融通。医学是按照人的生理规律进行研究的一门科学，它的对象是人。因此，人文人本意识在医学中有着极其重要的意义。于是，学校在对学生进行教育的时候，抓住其学科特点，始终把医学与人文紧密地结合在一起，使之融会贯通。

首先，专业课时突出人文意识。比如学生在上人体解剖课前，教师要告诉学生，我们将要面对的人体，有不少是出自对科学的热爱，他们还在世时就立下遗嘱或办好手续，自愿捐献自己的身体或某个器官用于医学解剖或拯救他人，学校创始人张锡祺先生就是其中一人。正是他们的大公无私、奉献一切，才有安徽医科大学的今天。当学生上人体解剖课时，教师要求学生在人体前默哀三分钟，以表示对逝者的尊重。比如学生在临床实习时，教师要求学生要充分尊重患者，保护患者的隐私，给患者以人文关怀。

其次，成才过程注重心理健康。心理健康教育是学校的优势，心理咨询开展于1998年，在安徽省高校中是走在前列的；心理咨询室开放时间最长，每周达54小时；心理咨询面广，除了心理咨询室以外，还有8个心理健康辅导站和班级心理辅导员；心理咨询力量强，现有专兼职心理咨询教师18名，其中有国家二级心理咨询师5人，有一人是国家心理咨询师师资，有9人具有心理学或相关专业高级职称，辅导员有10人获得国家心理咨询师证书；科研成果丰硕，截至目前，全校共在国家级、安徽省内外专业杂志上发表心理健康教育专业论文数十篇。

第二是传统与时代的融汇。安徽医科大学有着近百年的历史，其文化底蕴深厚。“爱国爱民，献身人类健康”是我们的优良传统。近百年来，正是这个优良传统使我们栉风沐雨、矢志不渝；使我们历尽艰辛，在极其困难的情况下获得了不断的发展。任何一种伟大的精神，都是传统和时代的结合。学校在教育学生时特别强调以下两点。

首先，发扬传统求得发展。我们的传统是老一辈孜孜以求的结果，是他们精神和智慧的结晶，是学校历尽坎坷仍不断发展的精神动力。

其次，光大传统赢得未来。进入21世纪以来，学校已进入了发展的快车道。人们的消费需求以及思维方式和学校的发展规模以及形式、速度是以前所不能比的，但传统精神仍不失为我们今天的一面旗帜。历史告诉我们，只有光大传统才能赢得未来。

第三是好学与力行的融合。党的十八大以来，学校通过开展系列活动，如深入培育践行社会主义核心价值观，推进学习雷锋常态化，开展十佳本科生、十佳研究生评选，举办医学与人文大讲堂、“卫生与健康”创新创业大讲堂、太极拳文化论坛、安全和谐文明友善宿舍创建、“我的中国梦”人人演讲、校园文化艺术节、科学学术节、研究生学术文化季、校园安全文化节等，涌现出了“中国好人”“最美援外医生”等一批先进典型。好学又力行，正是医学教育的一个显著特点。学校在教育学生时特别强调主客观两个方面。一是自身修养，二是外在培育，以实现主客观并进，内外因结合，完成其培养目标。

(二)培养出一支专业化的思政队伍，体现在三个方面

第一是多层次培养。一是利用老辅导员传、帮、带。新任辅导员上岗前，请老辅导员一对一或一对几地向新任辅导员传授工作经验和教育方法，介绍学校的优良传统、校风学风以及校园文化、学生的群体特点、思想现状，并用以往发生的思想政治教育的经典案例引导新任辅导员尽快进入角色。二是参加校内各种培训班。学校每年都要举办一期至两期处级干部培训班或科级干部、青年干部等理论培训班，全体辅导员都是其固定的学员。三是采取各种方式的进修。学校积极选送辅导员参加合肥工业大学、安徽大学和本校研究生课程班在职进修，同时还选送部分辅导员去安徽省委党校（安徽省行政学院）等院校学习，提高他们的业务工作能力。四是为高一级岗位培养干部。近几年来，有不少辅导员被选拔到各总支或机关担任领导职务。

第二是制度化培养。学校从 1999 年就决定每两年举办一期，从 2004 年起又决定每年举办一期学生思想政治干部队伍培训研讨班，专门对全校辅导员进行有针对性的培训。为了使培训班落到实处，取得效果，学校每年都拨出专款，并将其制度化。培训班在辅导员成长过程中发挥了重要的作用。

第三是规范化培养。学校每年一期的学生思想政治干部队伍培训研讨班，无论是内容还是形式都已经进入规范化。一是时间安排都接近半年，跨过暑假，让学员有时间进行社会考察和调查，多掌握一些第一手资料，理论与实践结合。二是内容安排上，每期都围绕一个专题，组织学习和研讨。每期都要请一些知名专家、学者或领导做专题辅导报告，开拓学员视野。三是每期都要求参训学员撰写论文，并出专集。四是每期结束时，都要进行隆重的总结和表彰。

（三）“带着感情跑就业”体现在四个方面

大学生的思想政治教育要努力解决大学生的实际问题。“带着感情跑就业”是学校思政工作者的一句口头语。近几年来，安徽医科大学特别注重以服务大学生就业为切入点，通过有效的思想政治教育，提高大学生的就业率，取信于社会，取信于家长，取信于学生。

学校已构建了“一、二、三、四”大学生就业工作体系，即深化“一把手工程”，加强两级（校院）管理制度，形成三种（考评、反馈、服务）有效机制，搭建四个（实习基地、各地人才市场、校内人才市场、网络）服务平台，思想政治教育工作贯穿这个体系的全过程。

第一是突出层面。将就业工作置于思想政治教育的突出层面，领导重视，全员参与。坚持就业市场分片联系制，实行“一把手工程”。首先是校级领导身先士卒，带头跑市场。建立校院两级管理制度。其次是全员参与，学校要求全体干部、教师无论是在做学生思想政治教育还是在进行专业教育，都必须将其与就业工作紧密结合在一起，取得成效的给予奖励。

第二是重要载体。将就业工作作为思想政治教育的重要载体，建章立制，贯穿始终。一是建立考评机制，二是建立反馈机制，三是建立服务机制。用思想政治教育指导就业工作并同岗位津贴挂钩，同专业设置挂钩，同教学计划挂钩。

第三是重心前移。将就业指导教育重心前移，并贯穿大学教育的始终。一年级至四年级都开设大学生就业指导课，并形成了“分层次、成系统、重实效”的教学特点，深受大学生欢迎。就业指导工作中，实行一对一谈话，量体裁衣，帮学生了解情况、分析原因，为学生提供最好的就业服务。

第四是突出抓手。将就业工作当作思想政治教育的抓手，坚持以人为本，润物无声，细致入微。学校特别倾情于困难生的就业工作，强调两个“特别关注”：一是特别关注来自城乡的贫困生，二是特别关注因偏科而成绩不理想的学生。学校要求全体干部、教师一定要带着感情做好困难生的就业工作。同时要拓宽思路，通过实习基地、各地人才市场、校内人才市场以及网络等平台，为学生提供信息咨询、受聘技巧等服务，并实行一对一个性化的就业指导，将思想政治教育落实到实际工作中，落实到学生的心坎上。

通过以上工作不断推动、完善思政教育体制机制改革，完善综合素质评定办法和资助育人体系，推进体育、美育、劳育，加强创新创业教育和心理健康教育，建立大学生第二课堂成绩单制度，全面推进“课程思政”，将“课程思政”落到实处，引领推动学生德、智、体、美、劳全面发展。

培育医学人文精神

现代医学教育中，人文精神不可或缺，它既是医学模式转换的需要，更是大学教育的核心。尤其是在医学教育的临床教学上，教师要从医学人文精神出发，着眼于学生职业习惯养成，构筑医生的职业操守。老师们经常告知学生，一进入病房就是“望诊”的开始，首先要扫描一下全病房的动态，判定哪儿有什么问题，哪一床位最危险，若有异常必先立即处理；一进入病区即是医疗工作的开始，同事（同学）与同事（同学）之间从无闲谈，而是要集中精力运行各自的工作。作为医院，他们要求医护人员养成低8度音调的讲话习惯，任何人不得在病区任意放声谈话。在病区要做到“三轻”：说话轻、操作轻、走步轻。护士不准穿响底鞋，以保障工作环境的安静。医护人员衣着端庄大方、整齐清洁，做到发不露帽檐、领袖纽扣扣全。医护人员也不准坐在病床沿和患者谈话。严格医患关系，保障患者休息。与患者及其家属交谈，语言要文明、入情、切意、简洁，同时要做到保护患者隐私。查房时需要当患者的面向上级医生介绍病史，一定要做到尊重患者，应是“这位如何如何”，而不能“这个如何如何”，要让患者得到良好的话语感受和精神疗养。带教老师总是说，尊重自己的患者，就是尊重自己的职业，也就是尊重自己的永恒信仰。因此，医护人员才会成为患者心目中的“天使”。他们对医护人员赋予极高的信赖，连父母、夫妻之间都不愿吐露的隐私，此时也会向你倾吐。凡此种种，反映了医护人员的人文关怀、道德素质水准和由此构建的医患之间真、善、美的高尚道德情感关系，充分地体现了安徽医科大学人“一切为了患者”的素质和品格。

勤学苦练是安徽医科大学学子们最突出的品格。在严教的氛围中，激发学生的勤学苦练，奋发上进。为及时准备好上级医生来查房，实习医生必须早晨6点钟就进入病房，处理好自己的患者。晚上11点半以前从来没有人就寝，都在挑灯夜读，熟悉医嘱，抄写病历。医护人员其实是没有节假日的，每当节假日，更要加强对自己患者的监护。很多老医生大年三十晚上和新年初一几乎都是在病房陪同当班的医护人员和实习医生度过的。为了抢救患者，有的医生几天几夜守候不离。每当患者起死回生时，医护人员的欢欣鼓舞之情溢于言表。这些艰苦的临床经历，积累了许多客观的临床经验，是书本上学不到的知识，这也是患者在生死攸关的风险中用自己的生命赐予的医学人文知识，不断地培养和提升医护人员的临床工作的能力和"仰望星空"的情怀，对医生和医学生来说，弥足珍贵。

——医学与人文大讲堂

2009年4月23日上午，学校筹备已久的"医学与人文大讲堂"正式拉开帷幕。开讲仪式特别邀请我国著名学者、复旦大学俞吾金教授做首场学术报告。此后十余年，"百家讲坛"主讲人、鲁迅文学奖获得者等国内外知名的专家、学者、作家、诗人等多位大家登台做客。

举办"医学与人文大讲堂"是基于要办什么样的大学和培养什么样人的思考。安徽医科大学从创办伊始就以救国救民为己任，郭琦元先生在学校前身东南医科大学《创办宣言》中就发出"夫医学为救生强身之学、国家之强弱胥于是系"这样振聋发聩的声音。经历了近百年的薪火相传，学校已由单科的医科专业发展成为涵盖医、理、工、法、管理等多科协调发展的部委省共建大学。进入新时代，医学教育应该认真思考如何把握育人和服务两大根本任务。这就要求我们必须融汇科学与人文精神，孕育关怀生命之诚意，把握治学、育人、行医理应具有的精神内涵和处事准则。

医学是最讲求科学精神的，医学又是最讲求人文精神的，医学史的发展揭示了医学的本质特征是人文关怀。实现现代医学模式的转变，呼唤科学精神与人文精神交融。长期以来，社会上重智轻德、重理轻文、重技术轻人文的倾向，使医学院校的人文教育受到影响，教师和学生人文素质薄弱的状况难以得到根本改变。

“医学与人文大讲堂”目的就是要汇通文理，博采古今，启迪心智，培育良知，召唤日渐逝去的大学人文传统，重铸大学精神；目的就是要进一步强化人文教育，培养人文精神，塑造人文品格；就是使所有的教育工作者认识到人文教育的重要作用，致力于培养既有精湛技术又有高尚品德和丰沛精神世界的良医。

——“我的中国梦”人人演讲

安徽医科大学“我的中国梦”人人演讲活动始于2013年，持续至今。每年的活动分为三个环节，每年10月的初赛环节，新生以班级为单位，开展“我的中国梦”主题演讲比赛；在人人演讲的基础上，选出本班演讲水平较高的同学推荐至学院参加复赛；从中胜出的选手最终参加学校组织举行的“我的中国梦”主题演讲决赛。

“我的中国梦”人人演讲活动虽然每年主题相同，但根据本年度的重大节庆、重大事件，会不断丰富新的教育内容。此外，学校针对活动举办了演讲和职业规划专题培训，邀请教师深入学生班级进行理论宣讲和辅导，各级团组织积极举行主题团日活动。比赛还单独设立了研究生组，有效加强了研究生思政工作。通过构建“导学、讲学、研学、比学、践学、督学”六位一体的学习体系，引导广大青年不忘初心、牢记使命，在受教育的同时增长才干。

多年来，安徽医科大学先后有2万余名同学参加过“我的中国梦”人人演讲活动，做到了“人人都有出彩的机会”，让广大同学将“个人梦”融入“中国梦”。该活动已成为学校开展大学生思想政治教育的生动载体，成为人人接受中国梦教育和医学人文教育的品牌活动。同学们在活动中表达的心声、展示的梦想，与自己所学的专业息息相关，展现出新时代医学生的责任担当、家国情怀和创新意识。

——太极拳活动

2013年，学校开展国粹太极拳活动，将教学太极拳活动写进新生教育实践工作方案。2014年成功举办了首届太极拳比赛，并正式成立校级太极拳教学训练团。2015 年，举办“斌锋置业杯”学生太极拳比赛。2016 年全国武术太极拳公开赛中，学校学生首次参赛，就夺得一项冠军、两项亚军和多项其他荣誉。2017 年，学校学生获第十三届全国运动会群众太极拳比赛银牌。通过太极拳团体赛和个人赛，强健了学生体魄，丰富了太极拳文化品牌建设，增强了中华传统文化的凝聚力，得到社会的高度关注和好评。学校每年召开“太极拳文化与身心健康”理论研讨交流会，研究太极拳的传统文化底蕴，弘扬太极拳文化精神，进一步挖掘、丰富学校太极拳文化品牌内涵，推进文明校园创建，强化学生社会主义核心价值观教育实践，推动学生德、智、体、美、劳全面发展。

——艺术教育教学

党的十八大以来，学校印发《关于加强和改进我校美育工作的实施意见》，积极探索人文学科的教学改革，把德育与智育、体育、美育有机结合起来，着力培养医学生的人文情怀。一是设置美育课程。主要目的在于普及艺术教育，帮助学生掌握一些艺术基本理论知识和鉴赏方法，着重于提高学生审美能力和审美价值取向。二是开展美育课堂教学。通过讲授基本的美育知识、美育途径以及音乐、美术、电影、电视等与大学生生活密切相关的艺术门类的基础知识和欣赏方法，并对具体的艺术作品进行赏析，使大学生能够对美学和美育的含义、基本知识、基本原理有一个比较系统化的了解。通过课堂教学，使学生能运用美育理论简要分析和鉴赏生活、自然、科技和艺术领域的审美现象，提高审美塑造的自觉性，提高大学生审美鉴赏能力和审美创造能力，增强大学生综合文化素质，陶冶培养健康和谐人格。三是创新美育实践活动，加强美育的宣传。配合学工部、校团委，利用大学生思想政治工作、大学生第二课堂、青年志愿者服务、校园文化建设等现有活动和载体，引入美育元素，鼓励和引导学生参加一些艺术欣赏和创作活动，进行自我艺术体验，使学生认识美育的重要作用，改变他们对美育的误解，使他们能够接受美育、重视美育、欢迎美育。

推动医学人文精神教育，将人文医学落到实处，是医学教育的内在追求。习近平总书记指出:“博大精深的中华优秀传统文化是我们在世界文化激荡中站稳脚跟的根基。”他要求:“培育和弘扬社会主义核心价值观必须立足中华优秀传统文化。”[①]因此,学校将通过美育和医学人文精神的教育教学,把培育和弘扬社会主义核心价值观活动推向纵深。

桃李芬芳满园春

在勤学苦练的环境中,安徽医科大学造就了一大批人才。他们既有本专业的特长,也有厚实而成熟的其他专业的理论和技能,更有丰富的实践真知和家国人文情怀,他们奋战在全国医疗卫生、疾病控制和卫生管理的岗位上。新中国成立以来,安徽医科大学共为社会培养医学专门人才(含本、硕、博)共58 200余人,另外还培养了各类成人教育人才71 800多人。据粗略统计,安徽省“三甲”及“三甲”以上医院的中坚力量,绝大部分是该校毕业生;安徽省内外各级医疗卫生部门、疾病防控、科研院所也同样荟萃着安徽医科大学的众多精英。

诸多海内外校友成就卓著,饮誉国内外,他们为经济发展、社会进步和人类健康做出了贡献。限于篇幅,这里只能采撷几位,供读者管中窥豹。

“全国先进工作者”张红、周质胜。他俩都是学校内迁安徽后第一批入校的1958届校友,是在基层工作的代表。张红毕业后回到老家福建龙岩地区漳平县(今漳平市)一个前不着村后不着店的偏远山村矿区医院,在以竹片为墙、稻草为顶的房间里工作和生活,还经常参与夜间工地巡诊。体重只有30多千克的她,经常被山风吹得人都站不稳,但她总能苦中作乐。需要时,她总是毫不迟疑地冒着被感染的危险直接用口为患者来吸痰,一次次地使患者转危为安。因而她真的“红”遍矿区山谷,数万矿工和村民无不知晓,张红成了名副其实的“矿区百姓的天使”。1959年,

① 《习近平总书记重要讲话文章选编》,中央文献出版社。

她出席了福建卫生先进工作者(劳模)会议,1960 年全国“文教群英会”上她被授予“全国先进工作者”荣誉称号。周总理送来请柬,邀请她参加庆功宴会。

周质胜老家在上海,毕业后却去了素有“安徽的西伯利亚”之称的安徽阜阳,做了一位传染病科的大夫。因父母侨居美国的海外关系,他被打成“黑五类”,成了造反派天天批斗的对象。但他仍然兢兢业业,始终用一颗炽热的心去关怀患者,取得了不菲的成就。1983 年、1986 年、1987 年,卫生部 3 次授予他“全国卫生先进工作者”荣誉称号,1989 年被授予“全国先进工作者”和“全国优秀归侨、侨眷知识分子”荣誉称号,1993 年当选为第八届全国人大代表。

“断指再造大师”于仲嘉,安徽医科大学 1959 届临床医学专业毕业。出身于山东省文登市大水泊镇西南台村一个贫苦的农民家庭,骨科主任医师,终身教授,世界外科学会会员。他长期从事骨科和四肢显微外科技术的实验研究和临床应用,取得多项具有国际先进水平的科研成果。他发明的“手或全手指缺失的再造技术”在 1985 年被授予国家发明一等奖,被外国友人誉为“中国手”;研究的“桥式交叉吻合血管游离组织移植术”和“游离组织组合移植术”分别获得国家科技进步三等奖;单侧多功能外固定支架和关节治疗器系列获上海市科技进步奖三等奖。

“心脏搭桥大师”何国伟,安徽医科大学 1969 届临床医学专业毕业。擅长心脏瓣膜成形或置换术、冠心病搭桥术、先天性心脏病根治术及大血管手术。从事心脏外科临床工作 30 多年,主刀完成心脏手术数千例,效果良好。在动脉化冠心病搭桥术方面有所创新。在国际上首次系统研究了作为冠心病搭桥术的移植血管的人类动脉的生理及药理学并将其分型,在国际上被称为何氏分型。提出了移植动脉的节段性药理反应理论,为提高动脉化搭桥的效果、减少死亡率打下了基础,为国际公认,在 SCI 杂志上被引用数百次,并为国际通用的心外科教科书引用。

国家科学技术进步二等奖获得者何蕴韶,1978 年安徽医科大学临床医学毕业。现任中山大学教授，博士生导师，卫生部医药生物工程技术研究中心主任，中山大学达安基因股份有限公司董事长。他主持开发的"核酸 k 扩增(PCR)荧光检测试剂盒"项目不仅在感染性疾病中具有独特优势，且在肿瘤和遗传病的诊断方面有着广阔的应用前景，20 世纪 90 年代达到国际先进水平。核酸检测，是抗击新冠病毒疫情战斗的重要"前哨"，也是临床确诊和患者康复出院的重要依据。2020 年 1 月 12 日，中国疾控中心与世界卫生组织联合公布新冠病毒基因组序列，短短 1 天后，广东达安基因即研制出新型冠状病毒(2019)核酸检测试剂盒(PCR-荧光探针法)，成为广东省首家、全国首批发布研制针对性核酸检测试剂的厂家之一。他于 2002 年和 2004 年两次获得广东省科学技术奖一等奖，2005 年获国家科技进步二等奖。

国家自然科学一等奖获得者金会庆，安徽医科大学 1982 届预防医学专业毕业。国家车辆驾驶安全工程技术研究中心主任，中国人类工效学学会交通工效学专业委员会主任委员。曾任中华全国工商业联合会副主席，第九届、第十届、第十一届、第十二届全国人大代表。曾获国家科学技术进步奖一等奖、二等奖各一项，全军科学技术进步奖二等奖，卫生部科学技术进步奖二等奖，全国民办教育办学优秀奖，"全国优秀留学回国人员五十杰"等荣誉。

国家科学技术进步奖二等奖获得者陈规划，安徽医科大学 1978 届临床医学专业毕业。现任中山大学附属第三医院院长、党委副书记、教授、博士研究生导师。2008 年度获中国医院"先声杯"突出贡献奖等荣誉称号。研究课题"肝脏移植的应用研究"获 2007 年教育部科技进步推广一等奖，"原位肝脏移植的系列研究"获 2005 年国家科学技术进步奖二等奖。

全国医德楷模魏文斌，安徽医科大学 1986 届临床医学专业毕业。现任首都医科大学附属北京同仁医院副院长，眼科主任，同仁眼科中心副主任，眼科学院副院长，博士生导师。国家卫生健康委突出贡献中青年专家，入选首批国家级和北京市新世纪“百千万人才工程”国家特支计划工程首批领军人才。曾获白求恩奖章、全国医德楷模、北京“十大杰出青年”荣誉称号和2018年12月“中国好医生、中国好护士”月度人物。

“中国好人榜”诚实守信好人金书家，安徽医科大学2015届预防医学专业。“心动2010·安徽年度新闻人物”颁奖词是这样说的：作为90后的大学生，他以孝心和面对困难的勇气以及自强不息和勤奋读书的精神，赢得了社会的赞誉，是当代大学生的杰出代表。他用少年的阳光，驱散生活中的阴云；以反哺的回报，为生命染上别样的亮色。两次坚定的选择，一份深重的敬爱，他用背着妈妈上学的行动和在艰苦环境下取得的优异成绩，诠释了90后的青春答案。

“最美青工”王雷，安徽医科大学临床医学院2012届临床医学毕业。在一次车祸中他失去双腿，但他没有倒下，而是充满阳光，入学后顽强学习，热心公益。他说：“虽然我身体残疾，但是我精神并不残废。”2008年获得团中央“中国大学生自强之星提名奖”、全省大学生演讲比赛一等奖。毕业后，进入濉溪县医院工作。2017年被共青团淮北市委、淮北市文明办和淮北日报社联合授予2017年淮北市特别关注“最美青工”荣誉称号。2018年，又获得首届“淮北青年五四奖章”荣誉称号。

桃李不言，下自成蹊。从安徽医科大学毕业的学生，既是安徽医科大学文化的创造者，也是安徽医科大学文化的受益者，同时还是安徽医科大学文化的传承人。离开校园走向社会后，无论是在东南西北，无论是在哪个行业，他们都牢记安徽医科大学校训，传承安徽医科大学精神，用勤劳的双手和所有的智慧，尽最大的努力和付出，报效哺育自己成长、成人的伟大祖国和人民。

郭琦元传略

郭琦元(1891—1964),江苏江阴人。东南医学院创始人之一,首任校长。早年毕业于日本千叶医学专门学校。1926 年 5 月与汤蠡舟、陈卓人等发起创办东南医科大学,并担任校长。1932 年 1 月,淞沪抗战爆发,郭琦元带领东南医学院师生积极参加战地救护。1937 年日军全面侵华,郭琦元带领 200 多名师生员工以“中国红十字会战地服务团”名义,开赴闸北前线,冒着枪林弹雨,抢救伤病员。当年 11 月,郭琦元被任命为中国红十字总会救护总队负责人,跟随抗战部队奔赴抗日前线,为夺取抗战胜利立下汗马功劳。1946 年,郭琦元回到家乡江阴杨舍创办乡村医院。

1891 年,郭琦元出生于江阴县(今江阴市,余同)杨舍乡(今张家港市)的一座普通的农家院落。郭琦元,字颉韩,兄妹 7 个中他年龄最小,自幼聪明好学,深得家人疼爱。郭琦元在青年时考取公费留学名额,东渡重洋,留学日本千叶医学专门学校。在那里,他认识了后来一同创办东南医科大学的好友汤蠡舟、张锡祺等人。留学之时,他们时常聚在一起,畅谈报国理想。

郭琦元学成回国时,正值国民党第一次全国代表大会在广州召开,孙中山的新三民主义得到了一大批有志青年的拥护。立志以医报国的郭琦元在亚东医科大学任职不久,便毅然南下广州,参加北伐战争,任黄埔军校陆军医院内科主任。

战火燃烧下的中国，社会动荡，民生凋敝，疾病蔓延。上海的医疗卫生系统在战争的压力下，艰难运行。很多医院的地下室都腾出来作为病房收治患者，医护人员、药品和各种医疗器械奇缺。当时，由国人自办的医科大学如同德、南洋及亚东等也面临着办学危机。

受五四运动和五卅运动学潮之影响，亚东医科大学因学生罢课而无法继续办学，正值北伐军出师上海，亚东医科大学停办，学生流离失所。应学生代表之邀，郭琦元决定创办私立医学院和附属医院。其挚友汤蠡舟、缪徵中、陈重臣等一批志同道合的医界志士一致赞同。立校之才已聚，办学之资尚缺，经费短缺的困难横亘在郭琦元面前。

为支持丈夫办学，出身富家的郭琦元妻子郑玉英毫不吝惜，变卖嫁妆，联系亲友，四处筹借钱款。为此，日后数年家中举债度日，每到年底，郭琦元一家老小就在讨债者的敲门声中度过。

1926 年 5 月 29 日，在多方共同努力下，以“医国医民、仁心仁术”为宗旨的私立东南医科大学及其附属医院终于创立，地址在南市沪军营外马路 363 号，实行校院合一，郭琦元为校长。学生主要来自原亚东医科大学，同时收留别的学校转来的学生。

9 月 10 日，东南医科大学开学，首期招收医学专科 4 级学生 170 人，缪徵中任教务长，汤蠡舟任医务长兼医院院长。医院总院设在沪军营，另在法租界萨坡赛路 229 号设有分院，设有内科、外科、妇产科、儿科、眼科、耳鼻喉科、皮肤花柳科、齿科、X 光室、化验室、临床检查室、手术室和药局，床位共约 50 张。

1930 年 1 月，因国民政府教育部变更大学体制，单科不设大学，学校更名为东南医学院，医院随之更名为东南医学院附属医院，东南医学院院长郭琦元兼任医院院长。同时，添设生理实验室及标本室。同年 11 月 16 日，上海光华眼科医院院长张锡祺教授应郭琦元院长之邀，就任东南医学院眼科学教授。

1931年3月，南洋医学院停办，210名学生转入东南医学院。郭琦元院长以他曾任北伐军少将军医的名望，动员社会力量，购置沪西桃浦西路真如校基53亩，并率师生植树。同年5月28日，真如新校破土动工兴建，迄9月建成新校舍十余座。学校迁入新址后，学制改为6年。原沪军营校舍全部改作东南医院，设有床位40～50张，承担学生实习。优美的环境，民族式的建筑，齐备的教学设施，加上一流的师资，使东南医学院蜚声上海，但不久，校园的宁静被战争的枪声打破。

1932年"一·二八"事变，日寇侵犯淞沪。真如校舍沦为战区，凡百余日，损失惨重。应宋庆龄、何香凝等知名人士倡导，郭琦元院长率东南爱国师生组成"国难救护队"，支援英勇抗日的国民革命军第十九路军。医院内设国民革命军伤兵收容所，履行救死扶伤的使命。

1937年"八一三"事变，第二次淞沪战争爆发。为了支援抗战军民，郭琦元院长将东南医学院（真如校区）改作伤兵医院。不久，日本侵略者的战机对上海中方非军事目标滥施轰炸，东南医学院（真如校区）及沪军营总医院被炸毁。郭琦元院长带领200多名师生员工，组成战地服务团，开赴闸北前线，冒着枪林弹雨，抢救抗日伤病员，为时三个月。同年11月上海沦陷。时任中国红十字会战地救护总队负责人的郭琦元，别离妻子、女儿和出生不久的幼子郭世龙，奔赴抗日前线，后转战于大西南。途中，与他随行的岳父病逝于安徽屯溪。

1945年8月15日，日本宣布无条件投降。那天夜里，教堂的钟声响了整整一个晚上。钟声停时，黄浦江头已被旭日染红，中国迎来了抗战胜利！

战后百废待兴，郭琦元准备在制造局路546号扩建校舍及医院，中途，领中将之衔的郭琦元离沪赴宁，接收原日本陆军医院。返回后立即参与张锡祺等人筹备新校建设事宜。经过战火的洗掠，东南医学院作为私立学校，正常运行都存在困难，扩建新校谈何容易。

为了扩建新校，1946年11月，学校成立筹备组，策划并举行义演募捐活动，京剧大师梅兰芳、程砚秋等赴约参加义演，所得门票收入全部捐助建校。新校舍建成后，部分工程款无法还清，郭琦元、张锡祺等人叩请施工方，将不足款项算作奖学金予以捐赠。校舍修缮一新后，学校迁入。原萨坡塞路房舍全部改为东南医学院附属医院，即东南医院，由李祖蔚博士任院长。当时，有床位约 50 张，各科齐全，医疗制度健全，尤以眼科闻名。

1947 年初，郭琦元因卷入国民党内部派系之争，受到排挤而惹上官司。为不连累家人，郭琦元只身一人回到江苏老家江阴县（今江阴市）杨舍乡，从此痛别东南，东南复兴之事成了相思之景。

郭琦元来到乡下，看到老家缺医少药，于是就办了一个乡村诊所，用其所长为父老乡亲服务，同时又能维持自己生计，培养一些对医学感兴趣的后生。如此生活，一直持续到新中国成立后的 1951 年。

当时，中共中央出台政策，留在大陆的国民党旧部，通过审查、学习可以重新安排工作。1951 年底，郭琦元到北京中国红十字会总会任职。1954 年，郭琦元作为中国红十字会领队之一，随西北巡回医疗队支援西部卫生事业，后应西安医学院之邀，留校教授解剖学。因其乡言无改，学生难以听懂，故调至该院图书馆任馆长，书香相伴，直至 1964 年 1 月病逝。

遵照郭琦元遗愿，他的遗体捐给西安医学院作教学解剖之用，遗体火化后骨灰撒向祖国大地。郭先生生前辗转祖国山河，死后魂归华夏大地，从医始，献医终，不失医学报国之志！（文/吴鹏伟，有删节）

张锡祺传略

张锡祺（1898—1960），福建惠安人。青少年时期在日本半工半读，1925 年毕业于日本千叶医学专门学校。1927 年在中国台湾开设光华眼科医院，积极参加反对日本帝国主义侵略斗争。1930 年回到上海，创办上海光华眼科医院。抗战胜利后，任东南医学院院长。1949年底，东南医学院迁至安徽，他把光华眼科医院和另一所分院的全部财产捐献给国家，于1951年应邀出任安徽医学院院长。20世纪50年代初被评为一级教授。曾担任中国农工民主党安徽省主委。1957年加入中国共产党，为第二届全国人大代表，还曾担任过中科院安徽分院副院长。有《眼底病图谱》等著作及相关论文存世。

张锡祺1898年11月19日出生于泉州市惠安县秀涂村，父亲是位小商人，母亲擅长刺绣，兄弟3人。张锡祺4岁时，父亲因病辞世，便随母亲和弟弟到台湾找大哥。在高雄市第一公立小学半工半读，14岁读完小学课程。母亲无力负担他继续升学，托人为他找了在台湾银行行长办公室当杂工的工作，行长是日本人。一天，行长办公室少了一张巨额支票，诬陷是他所窃。野蛮的行长狠狠地打了他一记耳光，他十分气愤，毅然出走，不再上班。后来，银行找到那张支票，行长派人来叫他去上班，并说给他加工资，张锡祺断然拒绝。随即离开中国台湾去了日本东京，在金泽夫妇办的家庭式小旅馆当服务员，并考取了东京正则中学。为了生计，他每周还要到一家肥皂厂做一天义工。苦熬苦学了8年，他从正则中学毕业。毕业后，又以优异成绩考取了庚子赔款的官费生，录取在日本千叶医学专门学校，仍半工半读，帮助弟弟读日本高等学校工科。在东京金泽夫妇办的家庭旅馆半工半读的中学生时代，有一位名叫马场崎绩子的小姐常到小旅馆来，因为金泽太太是这位小姐的奶娘。经金泽夫妇介绍，两个年轻人相识。随着时光的流逝，两人友谊日益加深，并自然地发展到爱情。金泽夫妇便热心地为他俩牵了红线，但遭到马场崎绩子小姐父母的坚决反对。因为马场崎绩子的父亲是日本陆军大佐、任职多年的队长。马场崎绩子是大佐的第三位小姐，排行第四。马场崎绩子小姐对品学兼优的张锡祺一往情深，坚决抛弃家庭的优裕生活，跟随张锡祺。1926年在台湾高雄中华会馆和张锡祺举行了简朴的结婚仪式，并改名马绩，次年生一女，取名秀莲。从此，马绩夫人便走上了与丈夫风雨同舟之路。1953年，经中央人民政府内务部长谢觉哉批准，马绩加入中国国籍。

1927年底，张锡祺苦心筹划，克服重重困难，在台湾高雄市新滨町创立光华眼科医院。

台湾光华医院开设不久，张锡祺便加入了反帝同盟，积极参加反对日本帝国主义的斗争，并组织了台湾中华总会高雄分会。参加中华总会的多是工人，还有一批大革命失败后去台湾进行革命活动的共产党员和海陆丰起义失败后的农运工作者。张锡祺代表台湾进步力量，于1929年5月到南京，参加孙中山先生的奉安大典。1930年初，张锡祺的母亲病故。同年8月，为避开日本帝国主义者的迫害，张锡祺和夫人马绩带着女儿来到上海。几经曲折艰辛，终于在上海四川北路开了一所眼科医院，院名仍是“光华”。1932年“一·二八”淞沪抗战后，迁至八仙桥维尔蒙路，并在南昌路成立了总院，他同时兼任上海东南医学院眼科教授，这样光华眼科医院就成为东南医学院的实习与培养医生的医院。

光华眼科医院是当时上海唯一设有施诊部，免费让工农贫苦大众就医的医院。张锡祺在十分繁忙的社会活动和教学活动中，坚持在门诊部诊治患者。从高雄随他来上海学医的江宁静，是中共中央地下交通线的成员。张锡祺收他为徒弟，长期培养，学成后又为他领取了医师证书，江宁静后来担任了汕头市人民医院主治医师。据江宁静回忆，当时光华医院是中共地下交通站的联络点，接待过陆定一、潘汉年、黄良翌、许涤新、王学文等很多著名共产党人，长期为共产党传递情报。

张锡祺接触了进步人士特别是一些共产党员后，思想产生了飞跃。他在冒着生命危险接待一些特殊患者的过程中，直接受到共产党人高度正义感的教育。他曾经多次对人说：“我是医生，光是医人不行，还要医国。”在白色恐怖下，他置生死于度外，毫无畏惧。1934年9月1日，国民党上海市公安局派便衣，以请他出诊为名，把他诱到上海老西门并逮捕了他，把他关押在龙华警备司令部达半年之久。入狱消息一传出，马绩夫人和女儿秀莲迅即前去探视。狱中张锡祺以日语告诉夫人，立即去分院告知江宁静:注意健康,不要外出,当心感冒!马绩夫人回家后当即化装,星夜赶到分院,以急病求医为名,会见了江宁静,安全地保护了这一条地下交通线。张锡祺囚居狱中,始终坚贞不屈,守口如瓶。由于多次审问无果,又由于张锡祺是日本留学生,其亲属在日本陆军界地位显赫,加之没有什么证据,更没有口供,台湾等地进步人士及海外爱国华侨也开展了营救他的活动。最后,终于在中共地下党的多方营救下,张锡祺获得释放。张锡祺出狱后,斗志更加旺盛,社交也更加广阔,接触进步人士更多,光华眼科医院仍是地下党的联络点。

1945年7月25日,由于张锡祺在上海进行反对日本帝国主义的政治活动,被日本宪兵队逮捕了。在审讯中,他始终坚贞不屈,表现了崇高的民族气节。

1936年,张锡祺进行了免疫体及细菌毒素通过角膜的试验研究,取得丰硕成果。日本眼科学会在九州开会,张锡祺作为中国眼科代表到日本参加会议,并将研究论文在会上宣读,得到公认,因而日本千叶医学专门学校授予他博士学位。他的岳父也因此承认断绝联系多年的女儿和女婿。1940年11月,是张锡祺在东南医学院任教10周年,学院为他开了纪念会,上海眼科界同人80多人出席了会议,并编辑出版了《张锡祺教授任职10周年论文集》。

张锡祺眼科学造诣极深,从大学时代到以后创办光华和在东南任教,著述颇丰,其主要著作是《眼底病图谱》,这部著作是他多年心血的结晶。20世纪30年代初,中国眼科学界没有一本自己的眼病图谱与眼底病图谱,都是用外国人的图谱作为资料。他决心要编写一本符合中国人肤色的眼病图谱与眼底病图谱。但当时还没有彩色拍摄技术,经朋友介绍,他从上海美术学校请了画家顾庭康,以一张图一担(1担等于50千克)米的高价用眼科仪器看眼病并画成了图。他把20多年行医中有价值的病例集中起来,写成此书,因而张锡祺被当时眼科学界认为是研究中国人眼底病学的奠基人之一。新中国成立前,张锡祺没有条件出版书,直到他来安徽主事安徽医学院工作，得到中共安徽省委第一书记曾希圣大力支持，才使这部学术价值很高的著作得以在1955年由人民卫生出版社出版。出版后，被翻译成10种文字，并被国家选为对外文化交流的一本好书，1958年参加国际博览会在德国莱比锡展出并获奖，还被国家教育部指定为全国高等医学院校眼科教材。遗憾的是，他的第二部著作《眼底病学》因他的社会活动繁忙，学院的行政、教学、医疗、科研几副担子一肩挑，又担任中国科学院安徽分院副院长的工作，所以未能完成全部，但在百忙之中他还亲自撰写了《眼底病学》初稿8本。另一部著作《眼病图谱》虽于1955年与出版社签订了合同，计划于1959—1960年出版，但因张锡祺高血压、心脏病与慢性肾炎等病愈来愈重，身体日益衰弱，未能完成出版。张锡祺逝世后，马绩夫人及女儿张秀莲将遗稿全部交给安徽医学院眼科教研组。令人欣慰的是，他的高徒黄叔仁带领研究生及眼科医师于1986年完成了《临床眼底病学》专著，于1994年出版。

从20世纪50年代中期到张锡祺逝世时，安徽医学院眼科在全国省一级医学院中是出类拔萃的。张锡祺多方招揽人才，当时安徽医学院眼科阵容相当强大，医疗水平很高，吸引力很大。来安徽医学院眼科求诊者，有些是来自全国各地的眼疾患者，他们都是仰慕张锡祺大名而来的。有些患者眼疾的治愈对其人生影响很大，如著名庐剧表演艺术家丁玉兰，1956年到北京向中央汇报演出时，周总理发现她的一只眼睛有毛病，建议到苏联治疗。丁玉兰演出结束回合肥后，张锡祺与李同济、孙漱兰医师共同给丁玉兰会诊，由孙医生为她做了一只义眼，看上去很逼真，使得这位艺术家一直能够正常进行演出。

上海解放不久，中共中央华东局发出“面向农村，走向内地”的号召。东南医学院首先响应号召，学院成立专门的班子，负责搬迁的组织准备工作。1949年12月28日，由汤蠡舟教授率领，将张锡祺倾注大量心血重建并已具相当规模的东南医学院从繁华的上海迁到十分贫困且是重灾区的皖北怀远县，决心为没有一所医学院校的安徽创办一所新型医学院校。

东南内迁时，张锡祺暂留在上海处理学院内迁后的诸多善后事宜。其间，张锡祺做了一件名垂青史的大事，他决心把自己苦心创办和经营多年的光华眼科医院捐献给国家和人民，这一义举得到上海市政府和社会各界的高度赞扬。后来，上海市有关方面决定，把光华一部分眼科医学设备转给东南医学院使用，李广涛代表安徽到上海接收。光华眼科医院的眼科设备在当时都是全国一流的，如裂隙灯角膜显微镜、直接检眼镜等都是从德国进口的，在东南医学院发挥了重要的作用。

东南医学院内迁怀远后，张锡祺不仅自己带头来安徽，还积极动员陈卓人、陈邦典、赵师震、谢炘、万昕、罗教厚、蒋本沂、邢文鑅、张其本、赵敏学、曹清泰、史敏言等国内医学界一流的教授、专家来安徽服务。他的一批学生和上海的耿兆麟、陈祖厘、李其学、傅律铭、许学受、陈端鉴等一批高级专家随之先后来到安徽。见此情形，求贤若渴的时任安徽省委书记曾希圣十分高兴，多次说过："张锡祺教授来安徽，又组织动员了这么一大批医学专家来安徽，安徽的卫生事业必将因此出现重大转机。安徽卫生医疗事业有了这所高等学府，就大有希望了。"

1951 年夏，张锡祺在上海处理完事宜，曾希圣邀请张锡祺来安徽出任已决定更名为安徽医学院的院长，他立即欣然同意。不久，皖北区党委将东南医学院从条件十分艰苦的怀远县迁至合肥，选定德胜门外的东南岗为建校基地，拨出巨款，派出最强的基建队伍，在一年多时间内，便将医学院教学大楼、实验室、图书馆、教职员工和学生宿舍以及两所附属医院和门诊部等全部工程完成。

由于张锡祺日夜辛苦、奋不顾身地工作，以至于高血压、慢性肾炎更加严重。学院党委曾多次劝他不要再给学生上课了，但他仍坚持上课。后来，只能坐在教室的一角听课，有时还要求给几分钟时间，让他做个小结，或做一些评价性的讲述，起到画龙点睛的作用。看门诊、查病房，更是他必躬亲为之的大事。由于社会活动太多，他总是利用节假日到门诊部给患者看病。

1958年,党中央号召在高等医科院校贯彻落实毛泽东主席"中西医结合,创造祖国新医学"的方针。在张锡祺的安排下,全院第一个聘请了眼科中医老大夫莫德馨在科里任职,他积极与莫大夫配合用中医诊治疑难眼症。随后,其他临床科室也建立了中西医会诊制度。

1952—1960年,在张锡祺担任院长时共招收学生2800多人。在这批学生中,不少成为安徽省内乃至国内知名的各学科专家。张锡祺桃李满天下,而他主事的安徽医学院确实是"安徽医学人才的摇篮"。

张锡祺到安徽后,积极参加各种政治活动,担任中国农工民主党安徽省委员会主任委员、安徽省科协主任委员,被选为第二届全国人大代表。张锡祺经过党的长期教育,政治觉悟不断提高。1957年4月,他向党郑重提出入党申请。学院党委同意他的入党请求,并上报安徽省委。1957年11月12日,曾希圣亲自主持省委常委会,批准张锡祺加入中国共产党。

特别值得一提的是,1952年初,安徽省委在考虑党外人士的副省长人选时,首选对象就是一级教授张锡祺。安徽省委书记曾希圣"三顾茅庐"恳请他出山,主持安徽的文教卫工作。张锡祺非常感激,但经过反复思考,他认为以己之长,在党的领导下,全力振兴安徽省医学教育事业,更能发挥作用,便诚恳谢绝。

后来,又有两次到中央工作的机会,张锡祺以同样理由放弃了。第一次是1958年1月6日,周恩来总理来合肥视察期间,在稻香楼宾馆接见张锡祺,高度赞扬张锡祺从一个爱国者转变成为一个共产主义者。鉴于张锡祺在台湾同胞中影响很大,总理提出调他到中央工作,担任台湾民主自治同盟主席。张锡祺对总理的厚爱深表感谢,然后说:"总理,我是医生,又是教书的,安徽很需要我这样一个人来做医学高等教育工作,请总理让我还在安徽干老本行吧。我决心把这件事做好,来向中央和安徽省委汇报。"但时隔不久,同年4月25日,朱德总司令到安徽视察,在安徽省博物馆接见张锡祺,再次邀请张锡祺到中央去主持台湾民主自治同盟工作。张锡祺还是说:“安徽农村缺医少药,我在安徽干医学高等教育很合适,去台盟的事,还是请中央免了吧。我恳请总司令批准我的要求,让我安下心来把安徽医学高等教育的事办好。”周恩来、朱德都没能说服张锡祺去北京从政,所以后来在科技方面给他加了担子。同年9月,张锡祺在中国第一届科学技术大会上当选为全国科技协会常务理事。1959年6月19日,由周恩来签名的国务院任命书发到他手中,任命他为中国科学院安徽分院副院长。所有这些,都给张锡祺莫大的鼓舞,促使他不遗余力地为振兴安徽科学事业而奋发工作。

张锡祺一生过着平民生活,曾希圣要给他装电话,他谢绝了;配给他小汽车,他不坐。他对自己生活要求很低,烟酒不沾。

20世纪50年代后期,张锡祺由于劳累过度,高血压性心脏病日趋严重。1960年春天,张锡祺病情经治疗后有所好转。此时,他又参加学院、眼科工作的一些社会活动。同年5月19日夜,张锡祺突然心里难受,便坐在沙发上,连话也说不出来。当医生很快赶到时,张锡祺心脏已经停止了跳动,终年62岁。

张锡祺先生的座右铭“唯有善人,能为良医”,影响和激励着一代又一代安医人。(文/李阳新,有删节)

汤蠡舟传略

汤蠡舟(1896—1957),上海市浦东人。早年留学日本,毕业于日本千叶医学专门学校。回国后参加北伐军,任军医一年。后在上海与同学郭琦元等组建东南医科大学,任外科教授、医务长兼附属东南医院院长。抗战期间,参加红十字会救护队,任第三大队队长。新中国成立之初,随东南医学院内迁安徽,20世纪50年代初被评为一级教授。历任安徽医学院副院长、安徽省卫生厅副厅长。

汤蠡舟,又名汤纪湖,1896年6月7日出身于上海浦东三林镇的一个名门望族。汤蠡舟的父亲名为汤干臣，母亲名为周懿行。汤蠡舟兄弟4人，他排行第四。汤蠡舟的曾叔公汤学钊（1854—1924），字蕴斋，是三林乡荻山村人，他在三林镇开设米行、布庄、当铺等，生意做得很大；他曾任三林商会商董，善于理财，有“浦东财神”之誉，在三林当地很有威信和名望。汤蠡舟的外公周希濂，字景溪，是杨思人，少年时爱好武艺，清光绪二年（1876年）参加武科乡试，中举人。他体魄强壮，办事干练，热心兴学。汤蠡舟的表舅秦荣光（1841—1904），曾名载瞻，字炳如，号月汀，陈行人。秦荣光17岁为县学生员，54岁补为岁贡生，任县学训导，博学务实，精研史著，著书有《补〈晋书〉艺文志、学校志、水利志》、《同治上海县札记》（上海县即今上海市闵行区）、《南汇县志札记》（南汇县即今上海市南汇区）等10余部，留下大量地方材料。由于他待人温厚，做事果毅，死后被谥为“温毅先生”。现在的陈行还建有他的铜像，三林中学也设有温毅图书馆。

清光绪二十二年（1896年），汤学钊、周希濂和秦荣光共同在三林镇的文昌阁创办了“三林书院”，1953年1月，私立三林中学改为公立，更名为“上海县（今上海市闵行区，余同）三林中学”。1978年，被列为上海县重点中学，1993年学校随三林乡划归浦东新区，改称“上海市三林中学”。当年，汤蠡舟等四兄弟都曾就读于此，从小受到了优良的教育。

从三林小学毕业后，汤蠡舟来到上海市区，就读于上海南洋中学，1917年夏毕业。

1904年，清政府鉴于日本教育相当发达，曾派各省提学使赴日考察教育，后决定每年选派青年到日本东京高等师范学校、东京高等工业学校、第一高等学校、山口高等商业学校及千叶医学专门学校就读。

1917年9月初，汤蠡舟考入了日本千叶医学专门学校，成为一名中国公费留学生。1924年3月毕业后，还在日本千叶医学专门学校的外科做了一年多的外科助手，积累了很多做外科医生的经验。留学期间，中国爆发了五四运动。汤蠡舟等在日本留学的中国学生十分激动，为了吸收新知识、新思想,他们纷纷向日本丸善书店订购英美进步杂志,积极学习。在此,汤蠡舟也深受进步思想的影响。1925年,为了将学到的知识报效给祖国,他毅然回国。1925年到1926年7月,国内正值北伐战争时期,汤蠡舟便赴广州东山参加北伐战争,担任国民革命军第一医院的医务主任。

1925年,五卅运动爆发,反帝风潮席卷全国,学生纷纷罢课,开展反帝爱国宣传活动。学潮使很多学校因罢课而无法继续办学,上海的南洋医科大学与亚东医科大学相继停办,学生因而失去求学之所。1926年,原在上海亚东医科大学的教授郭琦元应亚东学生邀请从广州返回上海,邀请汤蠡舟、缪徵中等有识之士创办东南医科大学。

1926年5月,东南医科大学诞生于黄浦江边的上海南市沪军营。郭琦元为校长,汤蠡舟为医务长。设医学专业,学制6年,首期招生170人。1930年1月,东南医科大学改称为东南医学院。从此时到1937年8月,汤蠡舟一直担任外科教授和医务长,教授外科学和负责医疗工作,为东南医学院的发展和壮大做出了巨大的贡献。

1931年9月,日本帝国主义发动震惊中外的九一八事变,东北三省沦陷。全国抗日运动风起云涌,东南医学院的学生投身抗日运动,汤蠡舟也积极投身抗日战地救护工作。七七事变后,汤蠡舟毅然放弃了上海优厚的待遇和优越的生活条件,以民族利益为重,加入中国红十字会救护总队。这是抗战初期中国红十字会为了履行《日内瓦公约》的规则和救死扶伤的人道主义精神,根据战时医疗、战伤救护和医防的需要,于1938年6月将中国红十字会战时救护委员会及有关救护、医疗事业的人员、器材、运输工具等改组成立的。

汤蠡舟为参加总队的救护工作,举家一路西去贵阳,并随着部队内撤,辗转在衡阳、长沙、南昌、吉安和祁阳等地救护伤员,其间担任过队长、中队长和中区大队长等职务。1941年1—8月,救护总队驻在江西弋阳,汤蠡舟担任中国红十字会救护总队卫生人员训练所二分所的外科指导员兼军阵外科学组主任，训练服务于战地救护的卫生人员；1941年9月至1942年9月，他被调到四川重庆（今重庆市），担任了中国红十字会总会医务处长；1942年10月到1945年11月，又被调往贵州贵阳，担任中国红十字会救护总队副总队长，并先后担任过第三大队队长、总部材料股主任、总队长等职。

1941年1月，国民党制造的皖南事变前，汤蠡舟曾去过皖南新四军总部，送药品、器械，帮助训练医务人员。曾得到叶挺军长赠送的战利品：签有总部许多首长名字的大、小日本旗各一面。

抗日战争胜利后，中国红十字会救护总队解散，1945年12月到1946年12月，汤蠡舟担任了中国红十字会的副秘书长。1947年1月到1948年12月，担任国民党政府卫生部的医政司司长。1947年，他作为中国红十字会的代表，参加了《日内瓦国际红十字公约》的修订，还参加了巴黎红十字会联盟理事会。1949年，国民党溃逃台湾前夕，曾经动员汤蠡舟去台湾并许以卫生部次长的职位，但是，他深感国民党及其政府的腐败，毅然辞去国民党政府的职务，返回了他所参与创建的东南医学院，继续从事他的医疗和教学事业。

1949年暑假期间，担任东南医学院附属医院院长的汤蠡舟与华东军政委员会卫生部部长崔义田会晤，在探讨东南医学院未来发展时，双方都认为东南医学院及附属医院面向广大农村去发展是一条康庄大道。同年8月3日，东南医学院校务委员会召开会议，率先响应政府号召，一致通过了内迁的决议。随后，学院立即成立了内迁筹备委员会，汤蠡舟任主任委员。当时安徽比较落后，部分师生对内迁工作有消极情绪，思想顾虑比较多。他四处联系，想办法动员亲友和同事，还多次为师生做动员报告，最终让大部分的师生员工打消了顾虑。当年12月28日，东南医学院及其附属医院开始整体内迁，随迁340人。在汤蠡舟的率领下，连续两天两夜未休息，于12月29日到达皖北西门岗。1950年元旦，在汤蠡舟的组织领导下，东南医学院附属医院附设护士学校开学，汤蠡舟兼任校长。

1950年元旦，在汤蠡舟的组织领导下，东南医学院附属医院宣布开诊，设床位100张。

1951年2月，皖北行署派遣党政干部李广涛到东南医学院和附属医院开展工作。同年6月，经华东卫生部批准，东南医学院及其附属医院由私立改为公立，并委托皖北行署正式接管，得到汤蠡舟的积极拥护和支持。随后，他与李广涛等党政负责人一道开展基础建设，聘请师资和医务人员，从上海请来一批高级专家和教授。

在学院和医院繁忙而艰辛的搬迁、改造和新建过程中，汤蠡舟还参与了安徽省卫生事业的建设以及其他一些社会活动。如担任中华医学会合肥分会理事会理事长、安徽省科学技术普及协会副主席等。1953年4月，汤蠡舟参加了中国人民第三届赴朝慰问团赴朝慰问中朝人民军队和朝鲜人民，并担任第四分团的副团长。1954年，他被选举为安徽省第一届人民代表大会代表。1955年5月，汤蠡舟被国务院任命为安徽省人民政府卫生厅副厅长。

繁忙的工作，使他几乎没有空闲照顾到家庭。在汤蠡舟孩子们的眼中，父亲总是工作、工作，除了工作，还是工作；稍有空闲，就抓紧时间看书学习，唯一的兴趣就是种一些树木和花草，调剂一下紧张的工作和学习生活；在孩子们的印象中，几乎没有父亲陪自己游玩的情景。但是一有空，他也会和孩子们促膝谈心，讲一些人生道理，鼓励他们积极向上。汤蠡舟以他的实际行动，为孩子们树立了光辉的榜样。

1954年，长期的辛劳，使汤蠡舟终积劳成疾，被诊断为肝硬化，于1957年10月23日去世，终年61岁。在61年的生涯中，汤蠡舟经历了辛亥革命、五四运动、北伐战争、十年内战、抗日战争、解放战争、新中国成立、抗美援朝以及新中国成立初期的建设等多个历史时期，创立并推动了安徽医科大学的发展，为我国和安徽的医疗卫生事业做出了卓越的贡献，无愧于他当年留学日本时立下的报国救民的宏愿。（文/俞传芳，有删节）

李广涛传略

李广涛(1914—2017),安徽合肥人。幼时借读过私塾,少年考入安徽省立第一职业学校,青年时期进入黄麓师范学习。1936 年在上海参加“星海歌咏队”,宣传抗日救亡,从此走上革命道路。1937 年奔赴延安,1938 年加入中国共产党。先后任中共新蔡县、永城县(今永城市,余同)、灵北县、泗县、淮(阴)涟(水)泗(阳)中心县、淮阴县委书记等职。1949 年1 月任合肥市委副书记,1951 年任东南医学院军代表,1952 年任安徽医学院党委书记,1964 年再次出任安徽医学院党委书记。

1951 年春节前,曾希圣找李广涛谈话,要他去才迁至怀远不久的东南医学院负责开展工作。1951 年农历正月十五的晚上,按曾希圣的指示,李广涛身穿军装以军代表的身份来到了东南医学院。

此时的安徽省整个高等教育除了一所支离破碎的安徽大学外,其余是一片空白。当时,全国的高等院校大多数集中在沿海一些城市,而高等医学教育更是如此,仅在上海,公立和私立的医学院校就有 7 所,而这几所私立院校,由于时局和战争的影响,也正处在困苦窘迫、濒于破产的境地。因此走内迁这条路,不仅支援了内地的建设和发展,也为这些私立学校注入了新鲜血液,使它们得以新生。

从对敌斗争的战场转至和平建设,兴办高等院校,这对李广涛来说是一个全新的领域,但同时对他既充满了诱惑又充满了挑战。当时的东南医学院,除陈韧夫妇、俞洽成外,教师与学生中的中国共产党及共青团员有蒋本沂、聂振芳、姚静篁、张咏南、王维炯等,通过和他们进行交流座谈,李广涛对学校的基本情况有所了解。虽然师生的革命热情很高,但领导之间有矛盾,医学院原院长张锡祺已辞职。师资力量薄弱,很多课程开不起来,临床上虽有几十张床位,患者却不多。

为了改变这种局面,李广涛找到了当时设在蚌埠的治淮委员会,他们从全国各地征召了大批的民工。在治淮委员会的帮助下，东南医学院在蚌埠办了分院，突击盖起了十几间简易病房，大约有 50 张床位，设有内、外、妇科以及五官科等，用于收治患者。

李广涛来到怀远以后，和陈韧等同志一起，负责建立医学院的党、团以及工会组织。不久学校的党、团、工会工作逐步开展起来，教师、干部以及学生中的党员、团员数量也有了较大的增长，其中姚静篁、张咏南等都是首批新党员。

从 1951 年下半年起，李广涛开始酝酿将学校再次由怀远迁至合肥。为此事，他多次去合肥找曾希圣同志，最终皖北行署同意将东南医学院迁至合肥。

学校从怀远直至搬到合肥，面临一个重大难题，那就是很多基础课和临床课都缺少教师，更谈不上有学科带头人，因此解决师资是当时学校的头等大事。为此在 1952—1954 年间，李广涛奔波于上海、北京、合肥，其间他得到了陈同生以及崔义田同志的鼎力帮助。

由陈同生介绍，李广涛认识了上海同济大学医学院的裘法祖教授。当时他带了学校的聘书赶赴上海，本想请裘教授来安徽任教，但裘教授因家庭原因（夫人是德国人）无法来安徽，但他介绍了耿兆麟、刘春生二人（均是同济大学医学院毕业）来合肥。耿、刘二人来校后成为外科方面的骨干，1964 年学校还请了裘教授来附属医院做了十几台手术。

组织胚胎学课程的讲授，李广涛请来了广东第一军医大学的王凤振教授。他是裘法祖的老师，曾作为中国反细菌战专家被派往朝鲜，金日成主席授其红旗勋章。王凤振教授来校后集中时间上课，每年来两次，前后约两年。

生理课的讲授，李广涛请来了圣约翰大学的张鸿德教授（一级教授）。

由一位亲戚介绍，李广涛从上海第一医学院请来了吴绍青教授讲授肺科学课程，也是集中时间授课，每年来两次，前后约两年时间。

内科学方面，李广涛从上海请来了赵师震教授讲授。内科学的讲授先后请来了陈祖厘、欧克仁、江顺林(均为东南医学院的老校友),他们以及外科方面请来的李同度教授,后来都留在了安徽。

李广涛从上海还请来了陈卓人教授(日本留学生,东南医学院的创始人之一)讲授儿科学课程,后陈留校工作,主持儿科的临床和教学工作。1956 年,治淮委员会介绍了段荫祺同志来校工作,讲授儿科学课程,与陈共同主持儿科的工作。

继张鸿德教授之后,崔义田介绍了高春生同志来安徽医学院工作,讲授生理学课程。此外,还介绍了马怡晋、孙学成夫妇以及许学受、章健夫妇来校工作。

妇产科方面,内迁怀远以后,东南医学院仅有福建医学院毕业的高德正医生。迁至合肥之后,李广涛从上海第一医学院请来了司徒亮教授来校上课,后司徒亮因支援重庆医学院的建立无法继续留在合肥,他又介绍了上海市第一人民医院毕业的李其学来校主持妇产科临床与教学工作。

同时,由上海第一医学院著名专家苏德隆教授介绍了华东血吸虫研究委员会的陈超常教授来安徽医学院工作,主持寄生虫课程的讲授。寄生虫的研究尽管教学时数不多,但对安徽来说,皖南的 20 多个县是血吸虫感染的重灾区。卫生部极为重视安徽的血吸虫防疫工作,并分配全国医学高级师资班毕业的唐厚俊讲师来安徽医学院工作。唐来安徽后,长年在贵池指导血吸虫防疫工作,为安徽的血吸虫防疫做出了重要贡献。

由全国医学高级师资班毕业来安徽工作的还有吴系科、郑国豪、苏宝田、徐光尧、宗庭益、姚立人、季秀生、唐厚俊和刘文德等人,这是国家卫生部对安徽医学院师资建设的重大支持。

此后,李广涛又协助汤蠡舟教授从上海请来了万昕教授,讲授生物化学课程并主持生物化学教研组工作。原国民党国防医学院的邢文鑅教授在汤蠡舟的邀请下,也来到了安徽医学院,讲授药理学课程并主持安徽医学院药理教研室工作。与邢教授同时来安徽医学院的还有赵敏学教授,讲授解剖学课程。

1962年，由于安徽医学院一些干部和教师向安徽省委提出要求，经安徽省委研究，李广涛又回到了安徽医学院。

再次回到久别的安徽医学院，他激动的心情是不言而喻的。当时的他正值中年，且又有在西安医学院工作5年的经历和经验，更令人欣喜的是，安徽省委的领导班子换了新人。所有这一切都让李广涛浑身有一股使不完的劲，使他更加努力地工作。

在"文革"前两年半的时间里，李广涛为了学校的建设和发展，采取了一系列的措施和方法。

1964年夏，中央召开政治理论工作会议，要求5年制的高等院校要开党史、政治经济学、哲学三门政治课。李广涛在执行时，考虑到党史和政治经济学当时都没有高质量的、现成的教科书，经党委研究决定暂停开党史课与政治经济学课。党史课可由领导做大报告的形式来代替，只开一门以毛泽东主席的两部哲学著作《矛盾论》《实践论》为教材的政治课。

无论在大会或小会上，李广涛都要求教师、医生提高外语水平及业务能力，认为学校应坚持不懈地提高教学质量，普遍地提高教师外语水平，培养干部和医生应实行淘汰制。留校的毕业生业务不过硬的应淘汰，住院总医生不掌握一门外语的，不能升主治医生等。（文/惠继荣，有删节）

陈邦典传略

陈邦典（1901—1976），江苏嘉定（今属上海市）人，中国农工民主党党员，国际泌尿协会中国分会的发起人和组织者，国际泌尿外科学会会员。1926年毕业于上海圣约翰大学医学院，获博士学位。1929年留学美国，获得硕士学位后，留任美国宾夕法尼亚大学医科研究员，任泌尿外科副总住院医师。1931年，他放弃国外的优越生活，返回祖国，历任南京中央医院外科主任，上海仁济医院院长兼外科主任。先后曾兼任上海圣约翰大学医学院、同济医学院泌尿外科主任，并任上海市医师公会理事长、中国红十字会上海分会总干事、中华医学会上海分会理事长等职。

陈邦典是“沪上名医”，他积极参加社会活动，社会影响力大。抗美援朝期间，陈邦典是中华医学会上海分会、上海市医师公会和医院职工会三联会主任。他响应已内迁安徽的东南医学院提出的“华东 18 所医药院校联合起来，增产节约”的倡议，发动全市医师捐献“白求恩大夫号”飞机，并组织上海市抗美援朝志愿医疗手术队奔赴朝鲜前线救治伤员。1951 年 12 月，他作为赴朝慰问团团长，代表上海市医务界去朝鲜慰问伤病员和志愿医疗手术队全体成员。1953 年，他又任上海市卫生工作者协会副主任委员，协助人民政府做好团结中西医工作。

陈邦典在任上海仁济医院院长期间，致力于恢复整理院务工作，十分重视抓医院管理、医疗护理质量、病史书写及医务人员的职业道德教育。

陈邦典教授十分重视医德医风，努力改进医院的医疗作风，牵头制定了仁济医院医德信条 12 条，主要内容有“医者之一生，乃为他人非为自己，不思安逸，不顾名利，唯舍己救人而已。除保全人之生命、治愈人之疾病、宽解人之痛苦外无他。病者仅以病者视之，勿顾贫富贵贱或其他。不可固执，不可以患者做试验工作，应谨慎细密。除精研学术外，尚应注意言行，使患者信任，然倡诡诞之奇说，以求闻达者大耻也。与其劳乏而做粗陋之数诊，不如劳心而做细密之一诊，然不应妄自尊大而不愿复诊。对不治之症，仍求宽解其痛苦，保全其生命，乃医之职责者，弃而不顾者反于人道也，纵令不能救亦应安慰之，决不可告之以不治。尽量为患者减少费用。常笃实温厚、不多言、不赌博、不饮酒、不好色、不贪利，而得世人之好感。对于同业者，爱之敬之，虽不可容者亦应忍之，决不可议他医，论人之短，乃圣贤之所戒，老医敬重之，小辈亲爱之，若问前医之过失，则答以其治法之当否现症不能判断。若患者舍曾依托之医者，而窃就他医，则不可随便与谋必先告其前医，闻其说然后从事。医者应将患者隐情，严守秘密。纵使遭受威胁，亦决不利用医学知识做违反人类之行为”。这些信条成为陈邦典一生始终奉行的行医原则，至今仍激励着仁济医院人，并不失为当今医务工作者的行医道德指南。

1956 年 8 月，陈邦典教授响应人民政府支援内地建设的号召，到安徽工作，被任命为安徽医学院副院长，兼安徽医学院附属医院外科主任，并被选为安徽省人大代表、政协常委、中国农工民主党安徽省委常务委员。他的到来，为安徽泌尿外科事业注入了活力。

陈邦典作为我国现代医学泌尿外科的先驱和开拓者，是我国医学界著名的一级教授，又是国际泌尿外科学会会员、国际著名的泌尿外科专家。1958 年，在全国较早开展全膀胱切除＋回肠膀胱术、阴茎癌根治性切除＋双侧腹股沟深浅淋巴结及盆腔淋巴结清扫术以及全膀胱切除＋直肠膀胱＋结肠腹壁造瘘术，使得安徽省泌尿外科学科走在全国前列。

作为一名大学附属医院的临床医师，他十分重视临床教学工作，在 50 年临床教学实践中，逐步形成了一整套关于直观教学和形象教学的思想体系，是我国关于形象教学和直观教学理论的倡导者之一。例如膀胱镜相，如果单纯讲理论，学生不易理解。他自己动手设计了一个膀胱的教学模型，内景用工艺手段，塑造了各种膀胱内常见的病理。尔后用膀胱镜实地观察各种典型病变，使受教育者一目了然，不易遗忘。他花费了大量时间制作了一整套关于泌尿系统的教学模型，用于临床教学实践之中，受到了学生的欢迎。他主张精简教学内容，培养学生独立思考的能力，这一教学思想对深化临床教学改革影响深远。他编著的《泌尿学》一书成为新中国医学院校的重要教科书之一。1955 年，他与江鱼教授合编的《临床泌尿外科学纲要》一书，是中华人民共和国成立初期我国医学界培养泌尿外科人才的重要参考书之一。

“文革”期间，陈邦典教授遭迫害致疾，1976 年去世，1979 年被平反昭雪。（文/张蔚，有删节）

万昕传略

万昕(1896—1994),河南罗山人。1920年赴美,1925年毕业于美国衣阿华农学院(现爱简华州立大学)营养专业,攻读家禽家畜营养学及生物学,1927年获硕士学位,1929年回国。曾任北京协和医学院生物化学系助教,南京卫生署营养学专员,军政部陆军军医学校生物化学系教授、主任。1949年后随东南医学院到安徽,历任安徽医学院生物化学教研室主任、图书馆馆长。20世纪50年代被确认为国家二级教授。他是安徽九三学社最早创始人之一,曾担任安徽省侨联副主席,九三学社中央顾问,第三届、第四届全国政协委员等。

1896年,万昕出生在河南省罗山县。父亲万云衢是旧中国老式布行的管账先生,母亲徐氏为家庭妇女。万昕有两个哥哥和两个姐姐,童年的万昕在家乡私塾读书。1912年考入河南省立留学欧美预备学校学习。1918年,万昕怀着科学救国的朴素理想,发愤求学,东渡扶桑,在日本一所日文预备学校学习日文。1920年又漂洋过海转学美国。在美期间,他曾在福德汽车工厂当过两年时间的工人,勤工俭学,克服种种困难,以优异成绩完成学业。1929年,他放弃了较为富裕的异国生活,登上了归国的海轮,回到当时贫穷落后的祖国,矢志以他所学知识和才华为祖国的教育和科学事业做出自己的贡献。

回国后,原本受聘到河南大学担任农学教授,但他在美国一本世界权威生理杂志上看到在国际上负有盛名的吴宪教授发表的文章,决心到吴宪手下去工作。为进一步深造和研究,他放弃教授职位,到了协和医学院担任助教,改学医学,发愤苦读,在名师的指点下进步很快。1929—1934年,他在教学、科研享有盛名的北京协和医学院生物化学科先后任助教、襄教(讲师)、副教授等职,深受吴宪教授的器重。在协和医学院的5年,万昕的科研、教学能力得到很大的提高,为他后来的事业打下了坚实的基础。1935—1936 年，刘瑞恒教授(曾任协和医学院院长)聘他担任南京国民政府卫生署卫生实验处营养专员。1935—1941 年，任南京军医学校生物化学科教授兼主任。1937 年抗日战争全面爆发，他随军医学校辗转迁到贵州安顺，1940 年他兼任陆军营养研究所所长。抗日战争结束后，1947—1949 年初任上海国防医学院生物化学科教授兼主任及该院附属卫生实验院副主任。1949 年春，国防医学院迁往台湾，万昕教授不满当时的国民党政策，没有随同，而是来到当时上海的私立东南医学院生物化学科任教授兼主任，后随东南医学院内迁到安徽，经怀远到合肥。

从 1952 年开始，他一直担任安徽医学院生物化学科教授兼主任，曾一度兼任安徽省科学研究所副所长。1960 年起，他担任安徽医学院图书馆馆长，"文化大革命"时期靠边站，1979 年又复任学校图书馆馆长，后任校顾问等职，1982 年退休。

万昕是中国最早的营养学家，中国现代营养学创始人之一，他创办了我国第一个营养研究所，出版了我国第一本营养学杂志，他一生的科研工作主要在营养学方面。据南京大学生物化学系著名教授郑集的文章介绍，在协和医院工作的 6 年中，万昕负责从事一系列纯素膳、荤素杂膳营养价值的比较研究。吴宪教授领导的我国最早的荤、素膳食研究，万昕是主要成员和助手。他们观察的纯素膳与荤素杂膳对大白鼠的生长、生理、基础代谢、抗病力及寿命的影响，证明了纯素膳的营养价值略逊于荤素杂膳，对中国人传统的膳食结构提供了科学的指导。

新中国成立后，万昕在安徽医学院担任生物化学科教授兼主任，被中国营养学会推选为荣誉理事。他开始准备研究蔬菜的营养价值、素食与荤食的研究、学校及工矿之营养调查及安徽缺碘与鹅喉症流行地区的调查等多项课题，但遗憾的是被后来历次开展的政治运动打乱了。如在 20 世纪 50 年代，他针对安徽大别山区碘缺乏病开展研究，如尿碘、血碘碱灰化法的测定方法就是由万昕当年领导并建立的，他不愧为我国碘缺乏病防治研究的先驱。

万昕教授从事生物化学及营养学教学与研究达60年，学生遍布海内外，桃李满天下。20世纪50年代，那时万昕刚出版100多万字的大部头教科书《生物化学》并作为全国统一教材，很有名气，但他毫无架子，教学特别认真，以致经常拖堂，同学们都十分敬佩他。

万昕教授几十年如一日勤奋学习，不断进取，节假日也常不休息，为培养祖国的医学人才默默地贡献着自己的力量，给他的同事、学生们留下了终生难忘的印象。

1985年2月，学校隆重召开执教、从医35年以上的教授、专家表彰大会，表彰他们为安徽省医疗卫生事业培育了大批优秀医疗卫生人才，在41位受表彰的老教授、老专家中，数万昕教授执教时间最长，已有50多年，他第一个上台领奖。时任安徽省顾问委员会主任袁振、安徽省政协主席张凯帆等亲临大会，为他们颁奖并题词："教育恩德与日同辉""崇高的职业、非凡的贡献""夕阳无限好，华发倍精神"。（文/祖云，有删节）

邢文鑅传略

邢文鑅（1904—1971），上海市人，中华医学会会员，中国生物化学学会会员，安徽省政协委员，农工民主党安徽省副主委，中国药学会安徽省分会首任会长，中国生理学会安徽省分会理事长，原安徽医学院药理教研室主任、教授。1921年9月至1932年2月先后在德国哥廷根大学及法兰克福大学求学，获化学博士、医学博士学位。1946年8月至1947年10月，在美国哥伦比亚大学及药品食物检验局进修学习。1949年，来东南医学院任药理教研室主任、教授。20世纪50年代被确认为国家二级教授。

1904年12月24日，邢文鑅出生于上海，父亲是银行襄理，家境优裕。在繁华的上海，他度过了无忧无虑的童年时代。优裕的家境，给喜爱读书的他提供了良好的条件。1916年，他以优异成绩考入天津大营门中学(今天津南开中学),当时的校长是李金藻。李金藻重气节,轻名利,耻于标榜,在教育上尤其重视对学生的人格、道德培养,有着极强的民族自尊心,非常爱国。1919年五四运动爆发,5月13日,大营门中学学生就积极参加了天津学生声援五四运动的游行示威活动。在这样的氛围熏陶下,少年邢文鑅爱国热情遂被点燃,立志好好学习,将来以优异的成绩报效国家和社会。

1921年9月,怀着医学救国的宏愿,邢文鑅漂洋过海,远离祖国,前往他心目中的医学圣地——德国求学。他留学的第一站,是位于德国西北部的哥廷根大学,在医学前期部学习解剖。创办于1734年的哥廷根大学,在创办之初,即设有神学、法学、哲学、医学四大经典学科,学术自由风气甚浓。20世纪20年代初期,该校就有多名毕业生荣获诺贝尔奖,其中大部分为物理和化学奖。此时,哥廷根大学的化学研究在世界和德国都占有重要地位。为了学到世界上顶尖的科学技术,为了更好地提升自己的医学本领,1922年底,邢文鑅决定挑战自己,转到理科学习化学。在医学基础课程里,化学是很重要的一门功课,更是研究药学的必备学科,邢文鑅以极大的热情投入到了新的学科学习之中。在此期间,他还与同在哥廷根大学社会学哲学专业留学的朱德有过交往,接触到革命思想。1927年8月,邢文鑅以优异的成绩从哥廷根大学化学系毕业,获博士学位。

1932年学成回国后,他先后在河南大学医学院、山东省立医专、南京学兵队、广州陆军军医学校、上海国防医学院任教授、中校军医、上校主任教官等。1937年9月,邢文鑅来到位于广州的中央陆军军医学校任教。1938年,因为日本侵略战争的扩大,该校内迁贵州安顺。当时,军医学校既要教学又要做科研,国民政府对医学的投入很大部分都注入这所学校,它拥有当时最新的医疗设备。搬迁时都是最先撤运设备,一路辗转到安顺时,设备均未损坏。从广州迁走时,途经桂林、柳州、河池、贵阳等地,除伤病员外都是步行。1949年,作为上校主任教官,他不愿去台湾,而是到了当时的私立东南医学院任教。

新中国成立后，东南医学院内迁安徽怀远。邢文鑅作为第一批先遣队员，把自己的知识、智慧和热血全部无私地奉献给江淮大地，奉献给了安徽医学高等教育事业。

邢文鑅药理学造诣很深，成就巨大，在他的带领下，学校的药理学成就闻名全国。在教学的同时，邢文鑅还结合实际，学以致用。我省是血吸虫病重流行区的省份之一，为了老百姓的身心健康，他与学校广大师生一起积极参加到血吸虫病的防治工作中。同时，他还亲自赴血吸虫病流行区进行病源的调查及研究防治，奔赴淮南矿区救治矿难伤残人员，去阜阳救治大量棉籽饼中毒患者。他常常紧急应召到附属医院、省立医院、传染病院救治危重患者和中毒患者。他还兼任省公安厅法医顾问，经常协助法医，解决他们涉及中毒案件中遇到的疑难问题，为案件的侦破发挥了不可或缺的作用。

1964 年 2 月，邢文鑅主编的全国高等医学专科学校教材《药理学》，由人民卫生出版社出版，被选定为医药院校的教科书。他的《肺液流实验的改进》科研成果，1978 年被省委、省政府追授“科技进步奖”。

1968 年，学校 1 000 多名师生迁往凤台县马甸区接受再教育，开展“斗批改”。怀着对农民的深厚感情，在进行所谓的“斗批改”的同时，邢文鑅和药理学教研室的成员利用自己所长，为公社医院建立了药房与试剂室，为保护当地农民的身体健康做出了可贵的贡献。邢文鑅却没有能够再次走上讲台为学员授课，他于 1971 年元月病逝，终年 67 岁。

在 67 年的生涯中，他经历了五四运动、抗日战争、解放战争、新中国成立以及其成立初期的建设等多个历史时期，推动了安徽医学的发展，为我国和安徽的医疗卫生事业做出了很大的贡献，真正践行了他留学德国时立下的报国救民宏愿。

1978 年，在他逝世后的第七年被平反，恢复名誉。（文/惠继荣，有删节）

孔锡鲲传略

孔锡鲲(1905—1996),广东省五华县人,我国病理学奠基人之一,1926年加入中国共产党。1927年毕业于国立同济大学医科,1928—1931年留学德国佛莱堡大学,获医学博士学位。1931年回国后,先后在同济大学、济南山东省立医专、同德医学院、陆军军医学校、广西医学院等任病理学系主任、教授。1946—1948年赴美国密苏里州博尔纳癌症研究所深造。新中国成立后,在上海第二军医大学任病理学教研室主任、教授。1958年到合肥,在安徽医学院病理学教研室任主任、教授直至退休。20世纪50年代被确认为国家二级教授。

孔锡鲲在广东省梅县乐育中学毕业后,投奔在上海行医的长兄,先就读于同济大学附中,1922年8月考取同济大学医科,1927年8月大学毕业,留在同济大学病理科工作,并协助病理教学工作。

孔锡鲲教授精通德语、英语,这与他两次留学经历是分不开的。第一次留学是1928年8月去德国,当年23岁。

孔锡鲲在同济大学医科实习期间,在病理科做协助病理学工作。病理学教授是位德国人,他见孔锡鲲勤奋好学、踏实肯干,对病理学兴趣很浓,便十分喜欢这位中国青年,主动为他争取去德国留学的机会,并为他申请了一个德国药厂的助学金,每月100马克。1928年8月,在亲人的资助下,孔锡鲲告别了祖国,辗转来到德国佛莱堡大学病理研究所进修,该研究所所长是当时世界知名的病理学教授。在德国的三年里,孔锡鲲除了专修病理学之外,还由导师介绍到慕尼黑威廉帝精神病院学习神经病理学。他曾赴柏林佛斯恩学习心窦房结病理学,做心脏病学的研究,主要研究工作是明确心脏房室传导系统与窦房结的正常组织结构及其范围和各型房室传导阻滞的病理学组织改变。他通过利用6个有心脏传导阻滞的人的心脏做连续切片研究,发现各区的病变与临床心电图鉴定的传导阻滞部位相符。他创造性的研究体现在他的德国科研博士论文中，论文中首次证明：心脏的 A-V system 是由 4 个形态结构不同的节段所构成，这 4 个节段的形态或功能方面的病变是临床上各型房室传导阻滞的物质基础。1931 年 8 月，孔锡鲲学成回国。

第二次留学是 1946 年秋到美国，当年 41 岁。

1946 年秋，孔锡鲲受国防医学院院长林可胜委派赴美国留学，在密苏里州圣路易市博尔纳癌症研究所研究肿瘤病理学。后来在美国杂志上发表论文《人工产癌过程中酯酶活动性的鉴定》，这一研究利用组织化学测定法，将苯溶液作用于小白鼠皮肤一周后，酯酶活动性消失，皮肤上皮之化生继之，以后演变成癌痛。由此鉴定了酯酶活动性在人工产癌过程中各期的变化，指出了酯酶活动性消失与皮肤上皮的癌变的关系。他的另一项研究《高温环境对人工产癌过程的影响》，确定了高温环境加速人工产癌过程。

1948 年 8 月，他不愿随国防医学院迁往台湾，到上海第二军医大学(现海军军医大学)担任教授。

早在同济大学读书时，孔锡鲲就学习过孙中山的“三民主义”和“建国方略”。阅读了陈独秀、蔡和森、恽代英、瞿秋白等发表的进步文章，接受了早期的革命思想熏陶，还亲身聆听过恽代英、李立三等人反帝反军阀的报告。1926 年，由中共党员罗思周介绍，孔锡鲲在同济医院黄榕增同志的单人宿舍向党旗庄严宣誓，加入了中国共产党。

1927 年，蒋介石公开背叛革命，孔锡鲲的入党和单线联系人罗思周在杭州被蒋介石杀害，另一位同志也在上海被蒋介石杀害。由于白色恐怖，时局动荡，单线联系中断，孔锡鲲失去了与党组织的联系，在家长的一再劝说下，决定赴德国留学，寻求“科学救国”的道路，报效苦难的祖国。

特殊背景下的“脱党”，使他委屈了几十年。尤其是“文革”中，他更是受到冲击，交代历史问题、接受批判、关进“牛棚”，但他渴望重新回归党组织的念头一直没有改变。

1986年7月,在第一次入党的60年之后,孔锡鲲抱着对中国共产党不变的信仰,终又重新回到党组织的怀抱。这一天,他整整等了60年。

1958年9月,孔锡鲲来到合肥,任安徽医学院病理解剖教研室主任、国家二级教授,成为学校病理学科的带头人。他非常重视病理学科建设和教学工作,为培养病理学人才呕心沥血。他坚持认真备课,注重理论联系实际,亲自给学生授课。他治学严谨,看片子非常认真,为学生不厌其烦地讲解,一个细胞一个细胞看,有时一个细胞要看一个小时,一张片子要看一个上午,他是学生非常敬重的一位先生。

由于孔锡鲲教授在全国的影响,1981年,由他挂帅的安徽医学院病理科经国务院学位委员会批准,成为全国首批硕士学位授予权学科。1985年8月,全国第一份对广大基层临床病理工作者有较强实用指导价值的病理学杂志——《临床与实验病理学杂志》在安徽医科大学创刊。这也是全国第二份病理学杂志,孔锡鲲担任专家指导组组长并撰写发刊词,该杂志后获安徽省优秀科技期刊一等奖。迄今为止,该杂志仍在国内外病理学期刊收录引用统计中排名前列。

1986年,由孔锡鲲主编的《病理学》教材正式出版。(文/祖 云 周丽娜,有删节)

赵敏学传略

赵敏学(1907—2009),江苏南京人。中国民主同盟中央委员,民盟安徽省主委。任中国解剖学会理事、安徽解剖学会理事长、省科协委员等职;安徽省第四届政协副主席和第五届、第六届人大常委会副主任以及第三届、第五届、第六届、第七届全国人大代表。1928年7月至1935年5月在德国柏林大学、图宾根大学医学院读书,获医学博士学位。自1948年2月起,历任东南医学院、安徽医学院、安徽医科大学解剖教研室主任、教授,1950年被确认为国家二级教授。著有《实用运动生理学》《人体解剖学概要》《人体解剖实习指导》《航空生理学和体能测验》。

赵敏学出身于江苏南京市一个名医世家，父亲赵士法曾在南京晓庄师范当校医，与陶行知先生是挚友。在家庭的影响下，他于1926—1928年在南京金陵大学读医学预科，1928年怀着医学救国的宏愿，独自远离祖国，漂洋过海，来到他心目中的医学圣地——德国求学。他先入柏林大学医学院学习，后又到德国南部的威登堡，在著名的图宾根大学医学院度过了6年艰辛的学生生活，1935年5月以优异成绩获得医学博士学位。

1935年夏天，他回到了祖国的怀抱，在北平协和医院担任内科医师，实现了多年的心愿。1937年卢沟桥事变前夕，他离开北平回到家乡南京，为了抗战的需要，他选择了培养军医的医学教育工作，执教于航空委员会空军军医训练班。抗日战争全面爆发后，他又几经辗转，到达湖南，在湖南蓝田国立师范学院任解剖生理学教授，与也在这里教书的钱钟书先生十分要好。在战争时期的临时大学——湖南蓝田国立师范学院的近10年教书经历，尤其让他津津乐道，因为学院云集了来自各地的爱国知识分子。抗日战争胜利后，他返回故乡南京，担任中央大学解剖生理学教授。

1948年，他毅然应聘来到东南医学院，担任解剖学科主任、教授。新中国成立后，赵敏学教授作为东南医学院第一批先遣队，把自己的知识、智慧和精力无私地奉献给了安徽医学高等教育事业。安徽医学院在合肥初建时，条件极为艰苦。作为解剖学的专家，赵敏学为筹建解剖学教研室，四处奔波，带领工作人员千方百计地收集骨骼和尸体制成标本，购置教学设备，编写教材，指导学生实习，付出了辛勤的劳动。

赵敏学教授还在运动解剖学和临床解剖学方面刻苦钻研，拥有了很深的造诣，在20世纪40年代编写出版了《实用运动生理学》《人体解剖实习指导》等教材，20世纪70年代后期参加编撰500万字的《英汉医学词汇》解剖学名词部分和《医学百科全书解剖学分册》，并在多部解剖学方面的专著中担任编写和审稿工作，撰写了多篇有影响的解剖学方面的论文，为推进学校解剖学科的发展做出了重大的贡献。从1955年起，赵敏学历任安徽省解剖学会第一届至第四届理事长、第五届名誉理事长。

赵敏学教授献身医学高等教育50多年，长期坚持在教学第一线。他是国内最早招收解剖学专业研究生的教授之一，也使解剖学科成为我国首批硕士学位授予点之一。1956年，他开始招收研究生。1979年恢复招收研究生制度后，他又继续培养硕士研究生。他从临床应用的角度指导研究生，先后进行过脑血管、环池及其邻近结构、颅后窝手术中结构定位的外科解剖学研究。教学研究上，他总是反复告诫学生们："选题要得当，要有科学性、实用性；实验手段要创新，要使用多种先进技术和方法进行解剖学研究；实验数据要绝对准确可信。"几十年来，赵教授情洒教坛，教书育人，桃李满天下，他以对学生无比的慈爱和严谨的治学态度，为国家培养了一批又一批优秀的解剖学工作者。如今他们中有的远在美国、德国深造，有的成为国内一些高校解剖学教学和科研的骨干，有的担任学校和医院的领导。

赵敏学是一个乐于助人、与人相处融洽的人。他一贯待人宽厚、正直朴实。他心态平和，与世无争，不计较个人名利得失。担任安徽省人大常委会副主任、省政协副主席时，为他专门配有小轿车。但他除了偶尔去开会用一次外，从来没有私用过。对子女也是严格要求，多年来一直要求他们靠自己艰苦奋斗，唯一的儿子1966年高中毕业，1968年下放农村，一直到1973年才依靠自己的实干上了大学，回到城里。（文/祖云，有删节）

后记

本书缘于安徽省高等学校省级质量工程项目“医学生人文素质提升研究——以安徽现代医学教育史研究为例”，同时还得到“地方高水平大学建设奖补项目”中的“医学史”专项资助。上篇由俞传芳执笔，中篇由惠继荣执笔，导论和下篇由朱梅福执笔。它原本立足于文化传承，拟以安徽医科大学教育发展史为研究对象，通过钩沉挖掘、分析归纳、总结提炼，编出一本通俗易懂、适合学校师生特别是新生的通识教育读本。作为“文化简史”，本书的上、中、下三篇，叙述的时间、方式都不够统一，或许，“缜密的系统性”并非编著者的追求。这里，我们只想把安徽医科大学近百年办学历史中那些积极向上且具有非常鲜明的“文化符号”的人和事记录下来，在通识教育之外，若能给后来者深入研究提供些许帮助，我们也就心满意足了。

本书在写作过程中，得到学校方方面面的大力支持。校党委书记顾家山同志和校长曹云霞教授在审阅初稿后答应担任顾问，特别是顾家山书记还欣然作序，让我们感动；校原党委书记李俊教授对本课题的设计以及本书的架构提出了很好的意见和建议，对他们，我们要表示由衷感谢！不少有识者为本书提供了第一手资料，如冯睿提供了有关“三风”的阐释和扶贫方面的部分资料，王安珏提供了地方特色高水平大学建设和部委省共建高校相关资料，潘海峰提供了国家级教学名师的相关资料，姚育尚、江默、孙林等提供了安徽医科大学第一附属医院以及援外医疗队的相关资料，还借鉴了祖云和谢其勇在《安徽医科大学学报》上发表的相关文章。在此，我们向他们表示诚挚谢意！还有，本书附录文章所涉及的人和事，有不少也被正文引用，对于引用文章的作者，我们也向他们表示谢意！另外，还有一些校内外相关专家在本课题的开题和论证过程中以及本书的整体设计等方面给予了无私的帮助，在此，我们也表示谢意！对本书有贡献的还有校档案馆的张芳、校党委宣传部的方建宏、安徽医科大学第一附属医院党委宣传部的吴鹏伟、校人文医学系的胡成洋等，其他恕不一一列出，在此一并致谢！

由于编著者学识水平不高，学术视野有限，本书肯定存在不少讹误，包括还有不少遗漏。在此，我们除恳请大家提出批评之外，就是希望有识之士不吝赐教，以便本书再版时臻于完善。

编著者